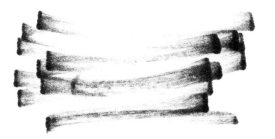

Ajustes de Yoga

FILOSOFÍA, PRINCIPIOS Y TÉCNICAS

Si este libro le ha interesado y desea que lo mantengamos
informado de nuestras publicaciones, puede escribirnos a
comunicacion@editorialsirio.com,
o bien suscribirse a nuestro boletín de novedades en:
www.editorialsirio.com

Título original: YOGA ADJUSTMENTS
Traducido del inglés por Antonio Luis Gómez Molero
Diseño de portada: Suzanne Albertson
Ilustración de portada: Beau Roulette

©   de la edición original
     2014, Mark Stephen

©   de la presente edición
     EDITORIAL SIRIO, S.A.

EDITORIAL SIRIO, S.A.	**NIRVANA LIBROS S.A. DE C.V.**	**DISTRIBUCIONES DEL FUTURO**
C/ Rosa de los Vientos, 64	Camino a Minas, 501	Paseo Colón 221, piso 6
Pol. Ind. El Viso	Bodega nº 8,	C1063ACC
29006-Málaga	Col. Lomas de Becerra	Buenos Aires
España	Del.: Alvaro Obregón	(Argentina)
	México D.F., 01280	

www.editorialsirio.com
sirio@editorialsirio.com

I.S.B.N.: 978-84-16579-21-1
Depósito Legal: MA-521-2016

Impreso en Imagraf Impresores, S. A.
c/ Nabucco, 14 D - Pol. Alameda
29006 - Málaga

Impreso en España

Puedes seguirnos en Facebook, Twitter, YouTube e Instagram.

[JUN 2 7 2017

MARK STEPHENS

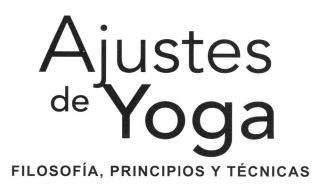

Ajustes de Yoga

FILOSOFÍA, PRINCIPIOS Y TÉCNICAS

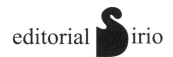

editorial Sirio

*Dedicado a quienes están en el sendero
del yoga sostenible y transformacional*

Prólogo
de Shiva Rea

*A*ño 1994, nos encontramos en Yoga Works, en la última clase nocturna de Vinyasa. Es-
*tudiantes procedentes de todos los ámbitos sociales, con diferentes niveles de experiencia y
cuerpos de diversos tamaños y formas se mueven al unísono creando un mar de flujo rítmi-
co y meditación profunda. En medio de estos mudras de cuerpo entero (posturas de pie que se van
transformando en torsiones y en flexiones posteriores y anteriores) está la inteligencia de la asistencia
práctica que, acompasada al flujo de la respiración, orienta a los alumnos. El lenguaje del tacto (el
conocimiento somático que fue nuestra primera manera de percibir el mundo) les da a mis instrucciones una connotación visceral: «Enraizad los muslos en la tierra», «Estirad la columna desde la
base», «Hundid los omóplatos en el cuerpo», «Llegad hasta la coronilla», «Sentid como el corazón
se expande por el espacio».*

Nuestras manos, que enseñan los fundamentos de la asana y ayudan al flujo del
yoga, reflejan un conocimiento y una sabiduría aplicables a la vida. ¿De dónde vienes?
¿Hacia dónde vas? ¿Cómo moverte de una manera que esté conectada a tu centro? La
asistencia práctica del profesor revela el potencial del alumno en espera de manifestar-
se. Y, como en la vida, unas veces esa asistencia práctica es firme y otras ligera y sutil;
nos ayuda a atravesar los lugares que tememos y nos guía hasta aquellos en donde nos
sentimos como en casa.

En aquellos días, Mark Stephens realizaba una labor extraordinaria como ayudante
en mis clases nocturnas. La magia era palpable en esas sesiones de las que fue surgiendo
la síntesis del estilo Vinyasa Flow que ahora, veintidós años más tarde, puedo decir con

orgullo que ayudé a introducir y desarrollar. Recuerdo la energía de la sala en aquellas clases nocturnas en donde el ajetreo mental de la vida urbana cedía con mayor facilidad al estado no verbal de flujo. Yo me situaba en un extremo y Mark en el opuesto y alzábamos la vista para contemplar la satisfacción con la que los alumnos profundizaban en la manifestación de su potencial y la fuerza serena que ofrecía la asistencia práctica a ese proceso.

Estaba agradecida de poder compartir con Mark y los estudiantes lo que me habían transmitido mis profesores, Sri Pattabhi Jois, Chuck Miller y Erich Schiffmann, extraordinarios maestros del arte de la asistencia transformativa. El proceso de prestar «asistencia» cubre un espectro que va desde impartir una base educativa y prestar apoyo diariamente hasta realizar intervenciones tan profundas que pueden transformar una vida. Ya en aquellos días podía ver cómo Mark absorbía todo este conocimiento en mis clases, y es por eso por lo que me alegra enormemente poder ofrecer hoy el prólogo a este compendio, fruto de su evolución, para todos los maestros del arte de la asistencia práctica.

La experiencia previa de Mark en el mundo académico, como director de educación alternativa y propietario de un centro de yoga, le ha proporcionado la fortaleza y el alcance necesarios para desarrollar un planteamiento honesto de este conocimiento que resulta digno de encomio por su complejidad y lucidez. Celebro que no se haya limitado a cubrir únicamente la biomecánica de la asistencia práctica y la escala que va desde el sencillo apoyo técnico hasta la dirección energética sutil, y que haya abordado además la dinámica interna y la ética que el poder del tacto saca a relucir en toda clase de personas. Mark ofrece dinámicas prácticas que comprenden los diferentes aspectos del respeto al proceso personal, el tratamiento de las lesiones y la realización de ajustes, así como la importancia de respetar los límites al adentrarnos en esta labor, a menudo comparable a la de una «partera de la experiencia corporal». Él nos hace entender el poder somático del tacto y el papel de la asistencia práctica en el desarrollo del yoga.

Mark continúa con este libro, al igual que con el anterior sobre la secuenciación, su labor de divulgación de las múltiples capas de este conocimiento en diversos estilos de yoga, lo cual constituye un verdadero logro. Valoro especialmente que siga resaltando la importancia de conocer primero en nuestro propio cuerpo las dinámicas de una asana (es decir, sus efectos principales, su vinyasa krama o fases de la práctica y sus contraindicaciones) con objeto de poder prestar una asistencia eficaz al alumno.

Gracias, Mark, por el tiempo y el esfuerzo consagrados a proporcionar este servicio a los profesores de yoga de todo el mundo. Escribo estas líneas cuando estoy a punto de finalizar mi primer libro, circunstancia que me permite apreciar la extraordinaria dedicación que se precisa para transferir el conocimiento vivo a la forma escrita.

Tu escritura transpira esas mismas cualidades que descubrí en ti en aquellas clases nocturnas. Vives con plenitud y comprometido con tu propia evolución, esforzándote y abriéndote a todo el proceso del yoga. Enhorabuena por esta maravillosa ofrenda al mundo del yoga que a buen seguro prestará durante mucho tiempo un gran servicio a los profesores.

Que todos los seres que emprenden este viaje se abran a su potencial a través del yoga y al don de nuestras manos para promover la conciencia, la sanación, el apoyo y la integración.

Sarva Mangalam. Dicha y prosperidad para todos.

Shiva Rea,
fundadora de Prana Flow® Energetic Vinyasa

Introducción

Este es un libro para cualquiera que se haya comprometido a dar clases seguras, razonables y transformadoras en la senda de la enseñanza del yoga. Solo en Norteamérica hay más de cien mil profesores de yoga y surgen nuevos programas de formación para ellos prácticamente a diario, con lo cual las filas del profesorado aumentan a una velocidad proporcionalmente mayor que las del alumnado. Aunque uno podría sentirse tentado a ver en esto una ventaja para el estudiante a la búsqueda de un profesor adecuado a sus necesidades, en algunos casos los propios profesores son estudiantes de yoga o tienen una experiencia o un conocimiento tan limitados de esta disciplina que suscitan una preocupación legítima sobre su capacidad. Quedaron atrás los tiempos en los que la mayoría de los profesores estudiaba y atravesaba un periodo de aprendizaje bajo la orientación de un mentor con gran experiencia, en un proceso que duraba años o incluso décadas; y el trabajo de mentor puede haber quedado limitado a aquellos profesores veteranos que no siguen el ritmo de los numerosos avances y perfeccionamientos de las técnicas y métodos de la enseñanza del yoga, especialmente cuando se están aunando esfuerzos para elevarla a la calidad de una profesión seria y ampliamente respetada, marcada por altos estándares de formación y competencia.

Al escribir mi primer libro para profesores de yoga, *La enseñanza del yoga: fundamentos y técnicas esenciales*, me centré en ofrecer un texto amplio que cubriese los elementos principales de la enseñanza de esta disciplina, entre ellos su historia y su filosofía, la energía sutil, los puntos destacados de la anatomía funcional, las técnicas generales, los métodos de enseñanza de las clases de asanas, el modo de enseñar diversas técnicas de pranayama y meditación y las bases de la secuenciación y del trabajo con estudiantes con necesidades especiales. Mientras tanto, al prestar una mayor atención a cómo los profesores diseñaban sus clases y oírles comentar sus mayores dificultades, me sentí inspirado a escribir *Secuencias de yoga: cómo crear magníficas clases de yoga*. Este segundo libro para profesores parte de una pregunta sencilla pero esencial para dar una clase equilibrada de yoga: «¿Por qué esto y después aquello?». La obra expone la filosofía, los principios y las técnicas para diseñar clases de yoga, explica detalladamente cómo secuenciar las propias instrucciones y ofrece sesenta y siete modelos de secuencias que cubren una gran variedad de necesidades y niveles de intensidad de los estudiantes, así como recursos prácticos para diseñar de un modo razonable tus propias clases de yoga.

Justo cuando el segundo volumen iba a entrar en imprenta, estalló la bomba del artículo sensacionalista que William J. Broad publicó en el *New York Times* bajo el título «Cómo puede el yoga perjudicar a tu cuerpo». Mi reacción ante estas afirmaciones, lo mismo que las de muchos otros miembros de la comunidad del yoga, fue tan rápida como visceral. Me pareció que Broad le había asestado un golpe bajo a esa comunidad y, como tantos otros, le respondí vehementemente por escrito. Asimismo me puse en contacto directamente con él para tratar de entender mejor su preocupación y conocer las fuentes en las que se basaba. Me envió una inmensa base de datos de lesiones relacionadas con el yoga recogidas mediante el Sistema Electrónico Nacional de Vigilancia de Lesiones, que forma parte de la Comisión para la Seguridad de los Productos de Consumo. Aunque en esa información descubrí algunos errores debidos a la mala interpretación de datos estadísticos y otros problemas relativos a la integridad de estos datos, el mensaje fundamental de Broad, es decir, que el yoga puede dañar al cuerpo, estaba plenamente justificado.[1] Tras examinar con mayor atención la información contenida en su siguiente libro, *The Science of Yoga*, y en muchos artículos similares publicados durante los últimos veinte años en la prensa popular, y escuchar además a muchos profesores que se desconciertan hasta por las afecciones más nimias de sus alumnos, me convencí de la necesidad de escribir la presente obra.[2]

Este libro trata de las sutilezas de la enseñanza de las asanas y de cómo hacerla lo más accesible y llevadera posible para los estudiantes de nuestra clase. Al enseñar asanas utilizamos principalmente tres medios para orientarlos: la demostración visual, las instrucciones verbales y las instrucciones táctiles. En la medida en que, como profesor, tengas claro lo que tratas de comunicar a tu alumno, cualquiera de estos tres medios servirá para guiarle a ajustar y perfeccionar sus movimientos, con lo que su práctica se volverá más segura, llevadera y transformadora. Este es el mantra principal de este libro: *seguro, llevadero, transformador*. A continuación examinaremos la utilización equilibrada y apropiada de estos modos de orientación, prestando una atención especial a cómo se interrelacionan al guiar cualquier asana.

Como profesores de yoga, nuestra misión es orientar e inspirar a los estudiantes en su práctica personal, hasta que lleguen a un punto en el que puedan seguir practicando durante su vida guiados por el mejor de todos los maestros: el que habita en su interior. Para esto es esencial crear una relación abierta, clara y respetuosa entre el profesor y el estudiante. Nuestra función como profesores no consiste en realizar ajustes forzados para corregir las posturas, ni en ayudar a los estudiantes a llegar más allá de donde son capaces de llegar solos. Somos, en el mejor de los casos, guías que les enseñan e inspiran, y quizá ese algo más grande que nos impulsa a dedicarnos a enseñar esta práctica con la seriedad que se merece.

En mi propia evolución y aprendizaje a lo largo de la senda del yoga, he tenido la suerte de contar con maestros competentes en diferentes aspectos de esta disciplina que no solo me contagiaron su profundo compromiso con la práctica, y el arte y la ciencia de transmitirla, sino que fueron una de las principales fuentes de los conocimientos fundamentales que aparecen en esta obra. Con mi primer maestro de yoga, Erich Schiffmann, aprendí a relacionar los ajustes que se realizan durante la práctica con los principios de alineamiento y las acciones energéticas en las asanas. Chuck Miller me enseñó a asistir a los estudiantes sin interrumpir el flujo de las secuencias de Ashtanga Vinyasa. Jasmine Lieb, de quien fui aprendiz durante medio año, compartió conmigo su profundo conocimiento sobre la enseñanza de estudiantes de nivel inicial, así como de aquellos con diversos problemas físicos, conocimiento procedente de su formación con Indra Devi, así como de su propia práctica y su educación como terapeuta física. Tras coincidir con Shiva Rea en las clases de Ashtanga Vinyasa, en los talleres de Iyengar y en sus innovadoras clases de Vinyasa Flow a principios de los años noventa, la ayudé en sus clases, talleres y retiros, en los que reveló algunas de las formas poderosamente inspiradoras en que un maestro puede compartir la práctica en sintonía con los ritmos y estaciones de la vida.

Muchos otros han influido a través de talleres en el desarrollo de las aptitudes y conocimientos que he sintetizado, expandido, pulido y presentado aquí: Kofi Busia, Tim Miller, Lisa Walford, Dona Holleman, Rodney Yee, Judith Lasater, Ramanand Patel, Richard Freeman y Patricia Walden, participantes de mis talleres de ajustes en la práctica durante los últimos quince años y extraordinarios estudiantes que han sido siempre mis maestros más perspicaces. Mi agradecimiento a todos ellos.

Al elaborar este libro he tenido, una vez más, el placer de trabajar con North Atlantic Books, muchos de cuyos miembros se encuentran en la senda del yoga o son almas afines que exploran la conciencia y el devenir. Doug Reil me animó a consagrarme a este proyecto cuando, en ocasiones, me planteé otros propósitos y me ofreció varias sugerencias que me ayudaron a darle al libro su forma actual. Mi editora de proyecto, Leslie Larson, dirigió todo el proceso que va del manuscrito al libro publicado. Christopher Church una vez más hizo mi escritura más clara y contribuyó a dotar de una mayor coherencia al manuscrito. La bella portada y el diseño interior del libro realizados por Suzanne Albertson hablan por sí mismos.

Varios amigos, compañeros y profesores de yoga me ofrecieron comentarios muy valiosos sobre los borradores de mi manuscrito original: Amy Hsiung, Andreas Kahl, Anne Tharpe, Erika Abrahamian, Jennifer Lung, Marcia Charland, Max Tarjan (cubierta), Michelle Naklowycz, Nadia Lewis (cubierta), Pat Tao, Ray Charland, Samantha Rae Boozer, Sean Lang, Shannon McQuaide y Tom Simpkins. James Wvinner tomó todas las fotos de asanas y de ajustes en la práctica.

Este libro no habría sido posible sin el apoyo lleno de cariño de Dianna Van Eycke, Melinda Bukey, Michael Stephens, Jennifer Stanley, Mike Rotkin, James Wvinner, Ralph Quinn, Siddha y Pi.

PRIMERA PARTE

Fundamentos

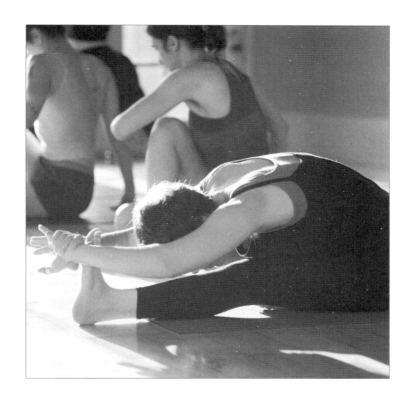

Capítulo 1

Filosofía y planteamientos de los ajustes de yoga

P arte de la idiosincrasia sublime del yoga consiste en que existen infinidad de posibilidades para profundizar y refinar la práctica. Podemos explorar los límites del esfuerzo y la comodidad, o el equilibrio entre el control y el dejarse llevar, y abrirnos a la comprensión y transformación de nosotros mismos; podemos avanzar ilimitadamente por la senda del despertar hacia una conciencia más lúcida, un bienestar más integrado y una mayor felicidad. Además, existen infinidad de estilos y enfoques en el yoga, incluso distintas ideas sobre lo que es esta disciplina, lo cual ha dado lugar a una gran variedad de prácticas entre las que cualquiera de los siete mil millones de habitantes de este planeta podría encontrar la que mejor se ajuste a sus motivos para explorar este ritual ancestral que nos enseña a vivir de la manera más saludable y consciente. Se trata de una senda fascinante, desafiante y, a menudo, misteriosa que en último término nos revela la profunda belleza inherente a cada uno de nosotros a medida que gradualmente encontramos el equilibrio que complementa y apoya de la mejor manera a nuestros valores e intenciones vitales. Si a lo largo del camino uno se convierte en maestro, en guía de la senda del yoga, la práctica florece todavía más ya que la enseñanza y la práctica se ayudan mutuamente.

Al hacer yoga, el mejor maestro que tendremos nunca es el que vive dentro de nosotros. El maestro interior nos ofrece orientación en cada respiración y en cada postura, así como en todos los momentos y transiciones entre una y otra. El tono, la calidad y el ritmo de la respiración se funden con la infinidad de sensaciones que surgen del cuerpo-mente para sugerirnos a qué punto prestar atención y cuál es la mejor forma de actuar.[1] No existe un método, una técnica, un conjunto de reglas ni una sola meta que sean correctos para todos; tampoco existe ninguna autoridad absoluta más allá de lo que siente el practicante a través del alma y el corazón por el simple hecho de estar ahí, escuchando a su interior y abriéndose a las posibilidades de las sorprendentes cualidades de estar plena y conscientemente vivo. Se trata de una práctica individual, aunque al realizarla descubramos un sentido permanente de conexión social o espiritualidad.[2]

Sin embargo, los maestros exteriores y la enseñanza del yoga tienen un propósito y un valor considerable. Aunque con una práctica consistente y depurada los estudiantes desarrollen en su interior la conciencia que hace las asanas más comprensibles, accesibles y llevaderas, y esto los lleve de forma instintiva y gradual a crear secuencias adecuadas, prácticamente todos nos beneficiamos de los conocimientos bien fundados de un profesor instruido y experimentado cuya orientación, aunque solo sea en materia de alineación postural y acciones energéticas, puede aumentar la seguridad y los efectos positivos de nuestra práctica de yoga. Además, un maestro puede orientarnos en lo referente a las técnicas y las cualidades de la respiración, la atención mental, las modificaciones y variaciones posturales, las secuencias en las familias de asanas y entre ellas, así como las adaptaciones para estados especiales como la debilidad, la tensión, la hipermovilidad o el embarazo, además de las patologías interrelacionadas de naturaleza física, fisiológica y psicológica. Dicho de otro modo, los maestros somos importantes; ahora hay que preguntarse: ¿cuál es la mejor manera de enseñar?

Los profesores de yoga utilizamos diversas técnicas para apoyar y guiar a nuestros estudiantes, entre ellas, a través de la manera energética o carismática en que solemos estar presentes en la clase, el uso de demostraciones físicas, instrucciones verbales e incluso metáforas y anécdotas para añadir inspiración y conocimientos. Cada uno de estos aspectos de la enseñanza implica recurrir a la totalidad de nuestros recursos internos además de un aprendizaje y una práctica constantes. Con el tiempo y la perseverancia en la senda del maestro, estas técnicas llegan a integrarse más profundamente en nuestro repertorio de conocimientos y habilidades en continua evolución, y esto nos permite orientar las prácticas específicamente a esos estudiantes con los que estamos trabajando, en lugar de enseñar de una manera uniforme, como si todos fuéramos iguales y la misma práctica sirviera para cualquier ser humano.

El aprendizaje y la evolución de un maestro no conocen límites. Fiel a la máxima del filósofo griego Aristóteles «cuanto más sé, más consciente soy de mi ignorancia»[3], cuanto más avanzas en tu formación, aprendizaje y experiencia como profesor de yoga, más consciente eres de la existencia de un universo infinito de conocimiento y sabiduría que puedes incorporar a la práctica. Esto se vuelve más patente a medida que conocemos y entendemos mejor a nuestros estudiantes, algo que resulta esencial para orientarlos bien en su práctica. Para hacernos una mejor idea, echemos un vistazo a la práctica misma y a los elementos y enfoques básicos de la enseñanza.

Una enseñanza diferente para unos estudiantes diferentes

Todos llegamos a la práctica del yoga con unas circunstancias distintas. Aunque tenemos en común el hecho de ser seres humanos, ahí es donde termina nuestra homogeneidad, ya que somos una especie con una maravillosa diversidad en cuanto a dotación genética, experiencia vital, estilo de vida, estado físico y propósitos. Piensa en los siguientes ejemplos de diferencias:

- Una analista financiera de treinta y cinco años, madre de dos hijos, con formación en danza que tiene los ligamentos cruzados anteriores corregidos quirúrgicamente y pasa muchas horas trabajando sentada.
- Una licenciada en astrofísica de veintitrés años, embarazada, con una excelente forma física, que padece trastorno bipolar.
- Una monja budista de cincuenta y cuatro años que lleva treinta practicando el yoga y padece una osteoporosis avanzada.
- Un estudiante universitario de veinte años con una pronunciada escoliosis torácica derecha.
- Un ingeniero de *software* de sesenta y un años, recientemente jubilado, que ha entrenado durante años con pesas y tiene una musculatura extremadamente rígida, que se está recuperando de cáncer de pecho.
- Un profesor de yoga principiante de cuarenta y un años, sin ningún tipo de lesiones, al que le encanta exhibir su capacidad gimnástica delante de toda la clase.

Así es como realmente son las cosas en la enseñanza del yoga. Si tu propósito es dar clases de yoga abiertas a todo el público, deberías prepararte para tener una gran variedad de estudiantes en tus clases, cada uno con un estado físico y unos propósitos diferentes: estudiantes serios para quienes la práctica del yoga es esencial para la vida diaria o para curar traumas y otros que únicamente vienen los fines de semana a hacer ejercicio físico; buscadores espirituales y estudiantes con unas sólidas creencias religiosas, así como otros para quienes la fe es un síntoma de debilidad intelectual; gente de todas las edades, con toda clase de intereses, perspectivas filosóficas y estados físicos. Dadas las enormes diferencias entre estudiantes, es importante proporcionar unas directrices que aborden las condiciones únicas de cada uno mientras enseñas de una forma que le resulte coherente a la clase entera. (Lo ideal es que los estudiantes asistan a las clases adecuadas para ellos; sin embargo, no lo des por hecho, cuenta más bien con la diversidad.) Por tanto, antes de plantearnos siquiera la cuestión de las instrucciones y los ajustes durante la práctica (así como otras formas de dar orientación), debemos resaltar otras cualidades que nos ayudan a asegurarnos de que los estudiantes practican de una manera conforme a sus circunstancias personales.

LA ESENCIA DE LA PRÁCTICA Y LAS DIRECTRICES DEL YOGA

Aunque parezca una obviedad decirlo, en el yoga todos partimos del punto en el que nos encontramos, no del punto en el que otro, o uno mismo, cree que se encuentra. Muchos profesores tienen ideas preconcebidas y erróneas sobre las capacidades o intereses de sus alumnos, mientras que muchos estudiantes sobrevaloran o menosprecian la capacidad real que poseen en el momento. Como maestros, ¿cuál es la mejor forma en que podemos hacer frente a estas situaciones? Orientando a nuestros alumnos para que cultiven una práctica personal que refleje sus propios valores, propósitos y estados físicos, aunque puedan (y probablemente lo hagan) evolucionar.

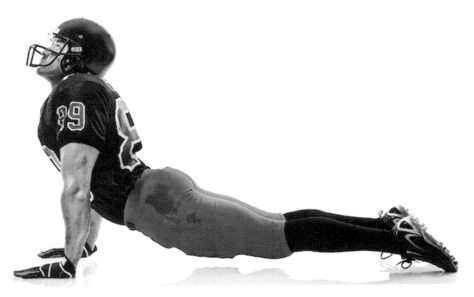

El yoga es una práctica personal, no un deporte de competición.

Existen varias nociones básicas que deberíamos transmitir a los estudiantes en cada práctica y que hay que explicar con mayor claridad a los más recientes.[4] Una de las más importantes es la idea de que el yoga no es una práctica comparativa ni competitiva, por más que algunos hagan todo lo posible por que lo sea.[5] Explorar la práctica con este planteamiento básico la hará más segura, llevadera y transformadora. Es un planteamiento, un valor básico del yoga, que refleja el único comentario que aparece en los frecuentemente citados *Yoga Sutras* de Patanjali: *sthira, sukham, asanam* —que significa «firmeza», «comodidad» y «presencia mental» (este último viene de la raíz *as*, que se traduce como «tomar asiento», que interpreto como estar aquí ahora, en perfecta sintonía con lo que sucede en el momento)—. Es útil referirse a estos conceptos como a cualidades que cultivamos siempre en la práctica. Observa que Patanjali no describe nada ni siquiera remotamente parecido a la clase de prácticas posturales que empezaron a evolucionar varios siglos más tarde y que dieron lugar al Hatha yoga, que ha evolucionado más en los últimos setenta y cinco años que en los mil anteriores.[6] No obstante, los planteamientos del yoga clásico vuelven a aparecer a mediados del siglo XIV en el primer texto verificado de la práctica Hatha, el *Hatha Yoga Pradipika*, en donde Swami Swatmarama recomienda al yogui tener «entusiasmo, perseverancia, discernimiento, fe inquebrantable y coraje» para que «el yoga sea fructífero» y «conseguir que el cuerpo y la mente se vuelvan firmes». Más tarde, (1984, 54, 67, 132) habla de «estar libre de fatiga al practicar la asana», sugiriendo el equilibrio entre la firmeza y la comodidad destacados previamente por Patanjali.

Para explicar estas ideas, supongamos que comenzamos una práctica de pie al frente de la esterilla (teniendo en cuenta que idealmente deberíamos desarrollar los mismos conceptos, cualidades y planteamientos sea cual sea la postura inicial: sentados, recostados boca arriba, etc.). Esta postura de pie podría ser la llamada Tadasana, o postura de la montaña. En ella nos abrimos para estar tan firmes, cómodos y presentes como sea posible (¡imagínate una montaña!) y, por tanto, nos abrimos con mayor naturalidad a una sensación más profunda de equilibrio y ecuanimidad que queda bien expresada en otro término sánscrito: *samasthiti* (literalmente «postura ecuánime»). Para algunos estudiantes esta sencilla postura entraña cierta dificultad, especialmente si se mantiene durante varios minutos o si quien la realiza padece un desajuste postural general, esclerosis múltiple, longitud desigual de las piernas o debilidad, o bien si se encuentra en un estado avanzado de embarazo. Es probable que con la práctica, principalmente con las acciones energéticas y el alineamiento apropiados, se vuelva más fácil cultivar y mantener una sensación de *samasthiti* en esta postura. Si nos limitáramos a permanecer de pie (o bien sentados o recostados boca arriba) y a profundizar en la ecuanimidad, esto se convertiría en una práctica meditativa. Sin embargo, fundamentalmente estamos en la senda de las asanas, prácticas posturales que se exploran mejor a través de la respiración consciente y de la presencia mental (cuyos efectos recíprocos comentaré más adelante como aspectos adicionales esenciales de dichas prácticas).[7]

Cuando mantener una asana deja de suponer un gran esfuerzo o de afectarnos de manera significativa, podemos sencillamente quedarnos ahí, permanecer en esa postura, abrirnos a una variación de ella o hacer la transición a otra en la que sea necesario esforzarse más, siempre en una estabilidad y comodidad que nos permitan sentirnos tan firmes, relajados y presentes como en la anterior. Una opción es practicar siempre sin hacer esfuerzos; sin embargo, si seguimos esta senda, podríamos perdernos la oportunidad de alcanzar una iluminación y una transformación más profundas gracias a la intensidad y la diversidad de experiencias que nos ofrece el yoga. Practicar Hatha yoga, cuyos efectos son más profundos y duraderos cuando se hace con autodisciplina (*tapas*), requiere dar lo mejor de sí en cada respiración, cada asana, cada práctica, cada día, explorar los límites de nuestras posibilidades y descubrir lo que sucede durante el proceso. Si perseveramos en la práctica (*abhyasa*), seguiremos adelante; si nos comprometemos totalmente, profundizaremos en la experiencia y en la reflexión, nos abriremos a su intensidad y aprenderemos de ella con cada respiración.

Esto implica permanecer cerca de los límites de la posibilidad en lo que hacemos en nuestra práctica, un enfoque que describe con gran belleza y detalle Joel Kramer, innovador y pionero del yoga contemporáneo que tuvo una influencia significativa en la evolución de la práctica durante los años sesenta y setenta del siglo XX. Cuando empezamos a realizar una asana, llegamos a un punto en el que sentimos que algo comienza a suceder, lo que Kramer (1977) denomina «el límite primordial» (yo lo llamo el «momento ajá»).[8] Al seguir avanzando, llegamos a otro «límite» en el que el cuerpo-mente manifiesta dolor, malestar, o sencillamente bloquea una mayor amplitud de movimiento (lo llamo el «momento no no»). Si perseveramos en la práctica, «exploraremos el límite» al trascender el «ajá» sin salirnos del «no no» para tener un espacio en el que ensayar, lenta y pacientemente, pequeños movimientos de perfeccionamiento. Con cada respiración, los límites tienden a expandirse, abrimos más espacio y creamos una comodidad más prolongada; de esta manera movemos con mayor facilidad la energía activadora por el cuerpo-mente. Si tratamos de llegar directamente al último límite de posibilidad o de avanzar con excesiva rapidez, nos faltará el espacio y el tiempo necesarios para que se produzcan este perfeccionamiento y activación basados en los sentidos; en cambio, es probable que nos lesionemos, que reforcemos hábitos poco saludables o que sencillamente nos agotemos con la práctica.

Por más que practicar de forma constante y explorar los límites de la posibilidad y de la perfección sean fundamentales para hacer yoga, hay otra cualidad imprescindible para la práctica, lo que Patanjali denomina *vairagya*, o desapego. Con ella nos damos permiso para practicar con la sensación de que cualquier cosa es posible, con espontaneidad y autodisciplina a la vez, mientras nos identificamos más con nuestro propósito profundo (ya sea la salud, la satisfacción, la felicidad...) que con realizar una postura o alcanzar alguna meta permanente o determinada de antemano. Por tanto, *abhyasa* y *vairagya* son elementos interrelacionados de una práctica de yoga segura, llevadera y transformadora, que nos permiten avanzar de un punto a otro con firmeza y comodidad. En conjunto nos ofrecen uno de los principios yóguicos más básicos: *no se trata de lo lejos que llegas, sino de cómo llegas*.

Para que los estudiantes se sientan apoyados en su práctica sin la presión de unas expectativas acerca de sus resultados, es preciso orientarlos en las asanas con una actitud equilibrada de *vairagya* y *abhyasa*. Cuando uno transmite esta actitud en todos los aspectos de su enseñanza, entre ellos las instrucciones táctiles, los estudiantes encuentran de una forma más natural el camino hacia su maestro interior; utilizan la intensidad de la sensación física y el barómetro de la respiración para guiar sus esfuerzos en la práctica personal.

Efectivamente, un elemento esencial de este enfoque equilibrado de la práctica llevadera y transformadora del yoga lo encontramos en la respiración. Es curioso que, aunque los textos clásicos sobre Hatha yoga resaltan principalmente la importancia del pranayama (de *pra*, «promover», *an*, «respirar», y una combinación de *ayama*, «expandir», y *yama*, «controlar»), en muchas clases de yoga contemporáneo apenas se suele prestar atención a esta práctica, la respiración yóguica básica.[9] Es importante desarrollarla, como sucede con la práctica de la asana, de forma gradual, con firmeza y comodidad:[10] todo el mundo, incluidos los principiantes, las embarazadas y quienes padecen problemas de presión arterial, debilidad u otras afecciones, puede practicar sin riesgos ujjayi pranayama (estimulante) por su suavidad, delicadeza y sutilidad. La misma respiración nutre nuestras células y todo nuestro ser. El sonido leve de ujjayi nos ayuda a mantenernos atentos a la respiración facilitando el desarrollo de un flujo constante, equilibrado y estable en cada inspiración y espiración, lo que nos proporciona una información inmediata sobre nuestros movimientos al entrar y permanecer en las posturas, así como al salir de ellas. Por tanto, es un barómetro perfecto para detectar y cultivar el equilibrio energético cuando realizamos prácticas de asana. Si la respiración es forzada, se trata de una señal inequívoca de que nos alejamos de la firmeza y la comodidad. Lo ideal sería que, en lugar de tratar de encajar la respiración en las asanas y en los movimientos que realizamos en ellas y entre unas y otras, nuestra práctica se manifestara en la integridad de la respiración y a través de ella. Esto también es esencial para orientar la práctica, como veremos más adelante. Al acercarnos al final del puente que une la práctica del yoga con su enseñanza, todas estas cualidades de la práctica pasan a integrarse en la senda del maestro.

La clave para dar más relevancia a estos elementos en todas nuestras técnicas y métodos didácticos consiste en abordar al estudiante de una manera que le ayude a avanzar más firme, cómoda y alegremente en la progresión adecuada de su práctica. Para esto, hemos de tener en cuenta cómo diseñamos nuestras clases. Al dar una clase de yoga, lo ideal sería crear una estructura de arco con asanas específicas secuenciadas de tal modo que resulten accesibles, seguras y llevaderas y, por tanto, más profundamente transformadoras.[11] A lo largo de la senda de la práctica conviene ir de las posturas sencillas a las más complejas, para lo cual normalmente se realiza un calentamiento del cuerpo mientras se centra la atención en las partes que van a ser objeto inmediato de exploración y en las que se va a profundizar. Las asanas anticipatorias abren y estabilizan los músculos y las articulaciones que intervienen más en la cumbre, ayudando a despertar la inteligencia recóndita, a la que accederemos al explorar las asanas cumbre más profundas y complejas.

Este enfoque refleja el concepto de vinyasa krama, que procede de los términos *vinyasa*, «colocar de una manera especial», y *krama*, «etapa», que se refiere a la secuenciación eficaz de las acciones. La esencia de vinyasa krama es la sabiduría de la progresión gradual, de explorar y evolucionar consciente y metódicamente, pasando con firmeza y sencillez de donde estamos a donde queremos llegar con las cualidades integradas de *abhyasa* y *vairagya*. Para dar una mayor integración a esta práctica, hacemos pratikriyasana, de *prati*, «opuesto», y *kriya*, «acción», resolviendo cualquier tensión que surja en el camino que lleva hacia Savasana (la postura del cadáver) y más allá por medio de asanas compensatorias. Con cada respiración evolucionamos en la práctica y a través de ella.

CRUZAR EL PUENTE ENTRE LA PRÁCTICA Y LA ENSEÑANZA

Durante una práctica de yoga pasamos por varias asanas y desde el mismo momento en que las abordamos empezamos a experimentar sensaciones. Si de verdad estamos haciendo yoga, en lugar de un mero ejercicio físico, respiramos conscientemente y usamos la respiración para perfeccionar nuestra exploración de la asana. Esto significa que prestamos mayor atención al cuerpo-mente, y lo ideal sería que lo hiciéramos siguiendo las sensaciones que surgen en el momento y que adaptáramos nuestros movimientos y nuestra posición para sentirnos más estables, relajados y presentes. De manera que se produce una danza entre la respiración y el cuerpo-mente en la que ambos elementos ejercen una influencia recíproca; esto lo experimentamos como algo que forma cada vez más parte de la totalidad de nuestro ser. Esta es la práctica básica de integrar y activar constantemente y para siempre que constituye la esencia de la práctica de la asana de yoga. En ella podemos probar diferentes técnicas de respiración, posiciones y visualizaciones, explorar sus diversos efectos, como el diálogo interno y las reacciones que reflejan cada vez con mayor claridad las cualidades más profundas del ser.

Cuando les transmitimos a nuestros alumnos conocimientos sobre la mejor manera de enfocar y explorar su práctica para que refleje y encarne los principios de firmeza, comodidad, perseverancia y desapego, podemos utilizar varios recursos: hablar, hacer demostraciones, tocar e incluso cantar, para tratar de hacerlos entrar de lleno en esta práctica introspectiva y potencialmente transformadora. La combinación específica de técnicas que utilicemos en una situación determinada debería reflejar nuestros planteamientos personales y todo nuestro sentido común para aconsejar a los estudiantes la mejor manera de explorar y aprender en concordancia con sus propias intenciones y planteamientos. Ciertamente, la forma en que aprendemos está ligada estrechamente a lo que Howard Gardner (1993) denomina «las cualidades de inteligencia múltiple», que varían considerablemente en cada clase. Algunos estudiantes aprenden por medio de mensajes verbales, mientras que otros requieren un modelo visual para «captar» la enseñanza con su cuerpo-mente. Asimismo, hay otros que para interiorizarla plenamente tienen que percibir sensaciones con su cuerpo, es decir, aprenden de una forma primordialmente táctil o cinemática. Esta amplia variedad de estilos de aprendizaje ha de tenerse siempre en cuenta en las clases de yoga, ya que en ellas están presentes elementos conceptuales, emocionales, físicos y espirituales.

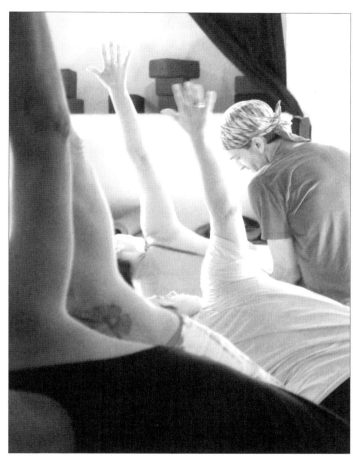

Aunque el mejor maestro de yoga con el que uno puede contar está dentro de sí mismo, la labor del maestro exterior puede ayudar a los estudiantes a descubrir su maestro interior.

Al mismo tiempo, un ser humano es más que sus facultades intelectuales o intuitivas; la motivación, la personalidad, las emociones, la salud física y la voluntad personal son más importantes que un determinado estilo de aprendizaje para perfilar cómo, dónde y cuándo aprendemos. Esto sugiere que una enseñanza eficaz de yoga debería tener en cuenta estas variables al tratar con los estudiantes aunque siga reconociendo y respetando la rica variedad de estilos de aprendizaje. De este modo, podemos orientarlos, ayudarles a perfeccionarse y apoyar el desarrollo de sus prácticas trascendiendo las expresiones y limitaciones de la palabra hablada y la demostración visual. En otras palabras, las diversas circunstancias, intenciones y estilos de aprendizaje sugieren la conveniencia de plantearse un enfoque de la enseñanza variado y rico en matices.

GUIAR CON LAS MANOS

Utilizar las manos para recalcar y precisar lo que tratamos de comunicar a los estudiantes mediante palabras o demostraciones físicas puede influir decisivamente en su capacidad de comprensión e interiorización del mensaje. (Al tratar de los ajustes, la orientación, la asistencia y el contacto con las manos, empleo el término *manos* en un sentido general —referido a la orientación táctil, que puede implicar el uso de las manos, los brazos, los hombros, el torso, las caderas, las piernas o los pies— y específico —que se refiere solo a las manos—. A menos que se indique, el uso del término se refiere a su significado general). Con una comunicación más clara y variada surge un aprendizaje más profundo, y con él se cumple plena y gradualmente la promesa del yoga de mantenernos sanos, integrados y totalmente despiertos. Por tanto, el contacto físico, que llega inmediatamente a nuestros estudiantes de una manera directa y personal, puede ser un método eficaz para comunicarnos directa, sencilla y específicamente con ellos.[12] La palabra hablada y las demostraciones físicas de asanas son formas fundamentales de comunicarnos con ellos y deberían constituir el punto de inicio (y a menudo de finalización) de la enseñanza de asanas. Sin embargo, al combinarlas con un contacto físico preciso e instruido, estas herramientas pueden llegar a transmitir aún más, ya que:

- Aclaran una instrucción verbal o una demostración de alineamiento.
- Destacan una acción energética.
- Proporcionan una sensación de apoyo a los estudiantes.
- Llevan conciencia a una parte inconsciente del cuerpo.
- Ayudan a estabilizar, facilitar o profundizar una asana.
- Te ayudan como maestro a ser más consciente del estado general de un estudiante.
- Crean una sensación de conexión con una mayor confianza y apertura entre los estudiantes y tú.
- Ofrecen apoyo y alivio en los momentos más intensos.

Sin embargo, aunque el contacto físico sea una de las herramientas más eficaces para enseñar y aprender el yoga, también puede ser una de las más problemáticas. Ofrecer una orientación táctil debería ayudar a los estudiantes a desarrollar una práctica segura, llevadera y transformadora, pero si se hace de forma inapropiada, puede afectarles física o emocionalmente. Las instrucciones prácticas con una intención instruida e inequívoca pueden aclarar las dudas que susciten otras formas de orientación, mientras que aquellas que ponen de manifiesto la falta de preparación del maestro pueden confundir a los alumnos al tratar de realizar por sí mismos una asana y perfeccionarla. Cuando las instrucciones físicas se ofrecen de una manera adecuada, los estudiantes aprenden a confiar en su maestro interior; en cambio, cuando se dan en exceso, pueden hacer que el estudiante se vuelva dependiente de una fuente externa de orientación, y alejarlo así de la cualidad de *tapas* (autodisciplina) al hacer yoga. La orientación práctica puede propiciar una mayor apertura, inspiración y gozo; sin embargo, posiblemente cause malestar, trauma o desilusión con el yoga si las instrucciones de un maestro transmiten juicios o si no respetan los límites personales.

El propósito principal de las instrucciones táctiles es ayudar a los estudiantes a perfeccionar su práctica de yoga entendida como un proceso personal de cultivo del bienestar, el autodescubrimiento y la autotransformación. No obstante, esta disciplina

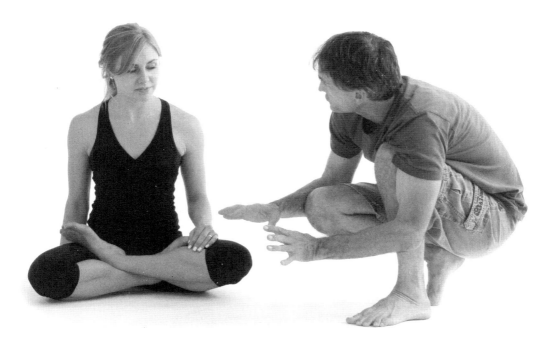

Ten en cuenta siempre que estás enseñando a seres humanos, no a poses.

es, en último término, un proceso interno que se dirige mejor desde dentro a través de los prismas entrelazados de la respiración y la atención al cuerpo-mente.[13] Como maestros, podemos apoyar mejor a nuestros estudiantes ayudándoles a escuchar su interior y a honrar a su maestro interno; por tanto, solo los orientaremos con las manos cuando estén dispuestos a aceptar esa orientación y les resulte beneficiosa. Para hacerlo bien hay que empezar por enseñarles que están haciendo una asana, no una pose.[14]

Las poses son representaciones estáticas de formas idealizadas, algo que los modelos hacen frente a las cámaras con objeto de proyectar un mensaje externo. Normalmente suelen retocarse para mejorarlas, de manera que no son en absoluto reales. Por el contrario, las asanas están vivas y son personales; constituyen la expresión de un ser humano orgánico que vive, explora y evoluciona de forma intencionada en el templo del cuerpo-mente. Cuando reconocemos a un estudiante, desde la sabiduría de nuestro corazón, observamos más espontáneamente la belleza intrínseca expresada en su práctica. Desde este punto de partida podemos ejercer como maestros de una forma más espontánea y proporcionarles a nuestros alumnos el espacio para florecer en la plenitud de su yoga, incluso mientras aplicamos nuestros conocimientos a la estructura básica, rasgos y carácter de la asana, reconociendo la belleza y la originalidad expresadas por cada alumno.

Con las instrucciones táctiles ofrecemos orientación a los estudiantes para que puedan descubrir una base más estable, alinear su cuerpo de forma segura y cómoda y fomentar una exploración más profunda mientras siguen conectados a la respiración y el cuerpo-mente como principales fuentes de orientación. Los dirigimos a lo largo del viaje que cada uno establece principalmente con su propia intención, ya sea de naturaleza física, emocional, mental o espiritual. Tratarlos y orientarlos con esta actitud los

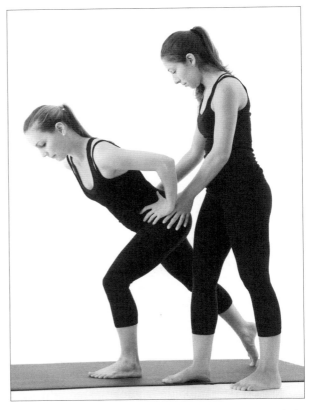

Las instrucciones táctiles son una parte integral de la enseñanza en la mayoría de los enfoques del Hatha yoga.

capacita para profundizar en la medida en que deben hacerlo en ese momento de su práctica; además, esclarece su relación con el profesor y refuerza la apertura y la sinceridad de la experiencia de hacer yoga. En esta relación los maestros de yoga participan en una interacción social que forma una parte importante del entorno de la práctica del estudiante, y de su ser, y que transforma tanto al maestro como al estudiante. Examinaremos esto en mayor profundidad retrocediendo ligeramente con objeto de avanzar con más claridad.

Estilos que admiten el contacto físico

El papel del contacto físico varía ampliamente en los diversos estilos y tradiciones del Hatha yoga. La orientación y el apoyo táctiles se consideran una herramienta esencial en Kripalu, Svaroopa, Phoenix Rising, Viniyoga y otros enfoques principalmente curativos o terapéuticos del yoga.[15] Asimismo se usa mucho en Ashtanga Vinyasa, Iyengar y la mayor parte de Vinyasa Flow; sin embargo, en Bikram, YogaFit y algunos otros estilos prácticamente no existe.

Es posible enseñar cualquier estilo de yoga con orientación y apoyo táctiles o sin ellos. Admitiendo que el mundo del yoga está en continua evolución, sometido a la fertilización cruzada y a la diversificación, la mayoría de los profesores descubrirán que hay una gran probabilidad de que su propio enfoque evolucione y de que, a medida que avanzan por la senda de la enseñanza del yoga, el conocimiento y las aptitudes para hacer ajustes apropiados y eficaces se conviertan en una parte cada vez más importante de su repertorio como maestro.

CONTACTO FÍSICO, SOMÁTICA Y AUTOTRANSFORMACIÓN

Tanto si uno busca el sentido o el propósito del yoga en los escritos ancestrales del *Bhagavad Gita*, los *Yoga Sutras* de Patanjali o el *Hatha Yoga Pradipika* como si busca su orientación e inspiración en fuentes más modernas o contemporáneas, la respuesta es la misma: despertar o cultivar una conciencia más lúcida, un ser más despierto, una vida mejor y más sana. El príncipe Arjuna se encontraba petrificado al borde del mítico campo de batalla de la guerra Mahabharata porque interpretó erróneamente la naturaleza de su ser; al descubrir su senda (*dharma*), su conciencia se volvió más lúcida y pudo actuar más consciente y directamente en su vida.[16] Asimismo, Patanjali identificó la fuente del sufrimiento humano (*klesha*) que nos motiva a hacer yoga, la ignorancia de nuestra verdadera naturaleza (*avidya*); dicha ignorancia hunde sus raíces en un cuerpo-mente confuso. Para subsanarla, el sabio nos ofrece un método que consta de ocho fases e incluye prácticas morales y personales, asana, pranayama, pratyahara (despejar los sentidos de distracciones externas) y la meditación como senda específica para alcanzar la dicha (*samadhi*). Once siglos después (a mediados del xiv), Swatmarama elaboró un régimen específico de técnicas de autopurificación al que seguía una secuencia de prácticas de asanas (describe quince, la mayor parte sentadas), pranayama, mudra y bandha diseñadas para mejorar la salud, reducir la confusión mental y abrirnos a la liberación (*moksha*).

En lo que por aquellos tiempos parecía la otra punta del mundo, el filósofo griego Platón abogaba por «un equilibrio igualitario y saludable [entre cuerpo y mente]», como su maestro Sócrates, que afirmó que «ningún ciudadano tiene derecho a ser un aficionado en materia de entrenamiento físico [...] Qué desgracia es para un hombre envejecer sin haber conocido la belleza y la fortaleza de la que es capaz su cuerpo». Para perfeccionar su cuerpo-mente Sócrates se formó en danza, en concordancia con la práctica filosófica corporizada de su época.[17] En sus palabras: «Todo el mundo sabe que incluso en el acto de pensar, que se supone que es el que requiere menos ayuda del cuerpo, los errores graves se producen cuando falla la salud física». Aunque impregnada de una perspectiva coherente con el dualismo del yoga clásico que considera el mundo material como una ilusión (*maya* en los Vedas y los Upanishads, «ideas» en el pensamiento de Platón), también nosotros encontramos aquí la senda hacia una vida más lúcida, libre, feliz y mejor mediante la integración del cuerpo y la mente, el esclarecimiento y las prácticas transformadoras.

A continuación explicaré brevemente y en mayor profundidad estas cuestiones de la filosofía y la corporización que pueden arrojar más luz sobre nuestro tema principal: la orientación de la práctica. La mayor parte del desarrollo subsiguiente de la filosofía occidental negaría la importancia de la esfera física.[18] Sin embargo, a fines del siglo xix empezamos a encontrar el reconocimiento de que la cognición corporizada tiene relevancia para comprender lo que sentimos y mejorar nuestra vida. William James (1976, 86; 1890, 306-311), filósofo pragmático y psicólogo pionero, confirmó la influencia dominante del cuerpo sobre la conciencia y la dimensión corporal del pensamiento y la emoción, aun cuando, en consonancia con la tradición dualista occidental, situaba la fuente definitiva de conciencia fuera del ser humano orgánico. Según esta perspectiva, corporizamos nuestra experiencia, y el proyecto restaurador de la filosofía pragmática (mejorar la vida) debe tener en cuenta que la emoción y el pensamiento están íntimamente entrelazados en nuestros tejidos y se expresan en todos los aspectos de las posturas corporales y del lenguaje.

El filósofo y educador estadounidense John Dewey (2008a, 29-30) bebió del pensamiento de James y fue más lejos al abogar por la integración del cuerpo-mente en formas experimentales como «la cuestión más práctica que podemos plantearle a nuestra civilización». Nos ofrece una perspectiva holística de un universo espiritual y filosófico dominado por el pensamiento dualista y varias formas de predeterminismo teológico en el que un ego autónomo o una fuerza sobrenatural lo manifiesta todo. Dewey trazó con audacia una senda diferente, asegurando que verdaderamente tenemos la posibilidad de elegir, aunque la realidad de nuestra vida está poderosamente condicionada por unos hábitos del ser que en la filosofía del yoga tradicional se definen como *samskaras* heredados de vidas pasadas y encarnados en la totalidad de nuestro ser.

Dewey (2008b, 21-22) escribió: «Los hábitos son exigencias de ciertos tipos de actividad», la predisposición a los cuales constituye «una parte de nosotros inmensamente más íntima y fundamental que las elecciones conscientes vagas y generales». En otras palabras, desarrolla y trasciende la idea de

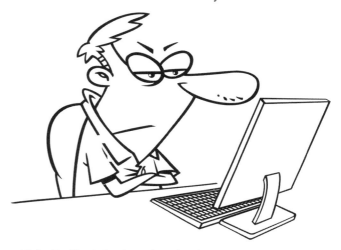

«El Sr. Duffy vivía algo alejado de su cuerpo». James Joyce, *Ulises.*

James de que la vida mental y emocional está corporizada al situar la conciencia en el cuerpo-mente pese a que esté condicionada por su entorno, incluidas las fuerzas sociales, dándonos la idea de una conciencia corporal reflexiva abierta a una evolución constante por medio del esfuerzo intencionado.[19] Reclama una «práctica consciente» no en aras de una noción idealizada de un ser primordial o de la trascendencia de nuestro ser actual, sino de la realidad de este ser, aquí y ahora. Para explorarla Dewey emplea una práctica diaria, que aprendió de Frederick M. Alexander, creador de la famosa técnica Alexander, centrada en reconocer y liberar los comportamientos perjudiciales y auto-limitadores del cuerpo-mente.

Aquí tomamos una senda diferente: el Hatha yoga del siglo XXI. La evolución de nuestra conciencia es uno de los aspectos integrales del yoga como práctica transformadora. En Hatha yoga (la denominación genérica que engloba todos los estilos, marcas y linajes que utilizan técnicas posturales y de movimiento) esta práctica consiste en un despertar pleno y una integración más profunda en la senda hacia una vida más holística, congruente y saludable. Dicho de otro modo, hacer yoga es una práctica para despertar a nuestra encarnación como seres humanos orgánicos que se produce desde el momento en que nos volvemos presentes en la experiencia de respirar y estar en este cuerpo-mente. Para muchos esta es y será siempre una senda espiritual que consiste en «estar en» (una perspectiva de unidad) o en «conectar con» (una perspectiva dualista) una percepción del infinito o de la consciencia más allá del cuerpo-mente; quizá (o quizá no) como un camino hacia la trascendencia. Para otros, aunque no se refieran específicamente al yoga, se trata de despertar plenamente al espíritu y a la realidad de estar vivo, encontrar un sentido, como Mark Johnson (1989,10) propone, «al flujo de la experiencia que no puede existir sin que un organismo biológico conecte con su entorno». Johnson (1989, 271-278), en lugar de defender la postura de que la percepción interna y el pensamiento humanos son esencialmente ilusorios, o de alguna manera están desconectados del mundo, señala hacia una «perspectiva corporizada y experimental del significado» expresada a través de este «cuerpo portentoso»; no el concepto popular en el que el cuerpo se reduce a su funcionamiento biológico, sino uno en el que cuerpo y mente forman un todo.[20] Practicar el yoga nos ofrece la oportunidad de sentir y cultivar directamente esta sensación de totalidad en la realidad de nuestra vida.

Al conectar este planteamiento con la práctica y la enseñanza del yoga, descubrimos el concepto de la somática. La somática, del griego *soma*, que significa «sujeto corporal, consciente, viviente», supone que somos, en esencia, seres completos en lugar de un cuerpo y una mente separados, idea esta predominante en la filosofía y la medicina occidentales así como en la filosofía y la metafísica orientales, que suelen ubicar la fuente de la conciencia fuera del ser humano orgánico. El campo de la somática ha desarrollado una amplia gama de prácticas basadas en la obra pionera de William James y Wilhelm Reich y dirigidas a la consciencia holística del cuerpo-mente; entre ellas figuran el método Feldenkrais, la educación somática de Hanna, la ideokinesis, el Bodymind Centering, la integración postural y el enfoque de Rolfing y Trager.[21] Estas y otras prácticas somáticas comienzan, como sucedía con la técnica Alexander que practicaba Dewey, con la premisa de que la experiencia mental y emocional está «corporizada», en lugar de residir únicamente en la materia gris del cerebro o en algo separado del cuerpo. A su vez se considera que los complejos emocionales y mentales corporizados agravan las disfunciones o patologías físicas, bloqueando la plena manifestación interna de lo que Reich denominaba «fuerza vital», un concepto de la respiración que se asemeja al *prana* del yoga. Ciertamente gran parte de la somática resuena con el yoga como práctica de autotransformación, comenzando por la idea de las adherencias psíquicas (las *samskaras* del yoga) que bloquean el saludable despertar en el camino hacia una conciencia lúcida (el *samadhi* del yoga).

Bajo la perspectiva de la somática, la autotransformación debe ocuparse de liberar la tensión acumulada, haciéndonos así más plenamente conscientes de cómo se manifiestan nuestras sensaciones en el cuerpo, de tal manera que nos permita una integración gradual de nuestra vida. Normalmente, la somática utiliza técnicas prácticas, entre ellas la manipulación de tejidos profundos para liberar la tensión más arraigada. Asimismo, hace un uso abundante de la estimulación o manipulación física de determinadas áreas del cuerpo para resaltar las respuestas al estrés (reacciones de ataque o huida) que surgen de la activación del sistema nervioso simpático. Mediante la utilización de técnicas respiratorias específicas (algunas de ellas parecidas a los pranayamas ujjayi, kapalabhati y bastrika), empezamos a percibir la vida de una forma cada vez más sutil y a experimentar toda la riqueza de las sensaciones del cuerpo-mente, lo que a su vez activa el sistema nervioso parasimpático, produciendo una calma más profunda.

REVISANDO LA PRÁCTICA Y LA ENSEÑANZA DEL YOGA

Volvamos a la práctica y la enseñanza del yoga. El ámbito de la somática trata en gran medida del trauma emocional y las terapias relacionadas con él. Buena parte del entorno del yoga contemporáneo rechaza esta labor y prefiere concebir esta disciplina como un ejercicio físico sobrevalorado e idealizado. Sin embargo, el yoga surgió, y este ha sido siempre su objetivo principal, como una práctica de autotransformación para lograr una conciencia o un ser espiritual más lúcidos, lo cual significa para algunos trascender el ser mortal. En los Yogas Sutras de Patanjali se describe esta finalidad como *citta vrtti nirodaha*, «calmar las fluctuaciones de la mente», que se consideran la fuente de la ignorancia de la realidad de nuestro verdadero ser y por tanto la causa directa del sufrimiento existencial.[22] El enfoque de Patanjali sobre el yoga, pese a que solo requiere la práctica de asanas sentadas, nos ofrece la primera muestra de psicología yóguica al describir el estado de una mente confusa seguido de un conjunto de acciones (un método yóguico) que podemos emprender para cultivar una mente sana y despejada. Como vimos anteriormente, los hatha yoguis elaboraron varios siglos después un sistema de prácticas posturales, técnicas respiratorias y mudras con objeto de proporcionarnos una senda más sencilla hacia esa misma meta, aunque su recorrido nos lleva a una integración más completa de

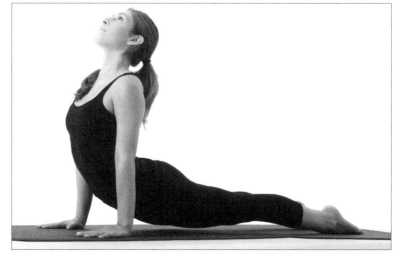

Respirando por el corazón en Urdhva Mukha Svanasana.

la respiración con el cuerpo-mente, dando lugar así al florecimiento de la conciencia lúcida que prometía el método de Patanjali.

El encanto de la práctica del asana yoga reside en parte en que todas y cada una de las distintas posturas acentúan la tensión y otras sensaciones corporales. Además, cuando prestamos una mayor atención, advertimos que cada asana provoca diferentes reacciones emocionales y mentales; una postura determinada, dependiendo de la forma o el momento en que se ejecuta, o de otras circunstancias, tiende a afectar a la mente de una manera distinta. Asimismo, cada asana tiende a afectar a la respiración de diversas formas, por muy sutiles que sean. Al permanecer atentos a la respiración mientras la sentimos en el cuerpo, advertimos que podemos respirar de manera consciente, dirigiendo deliberadamente la respiración hacia los puntos de tensión o retención, y al hacerlo sentimos en nuestro interior cómo esta transforma las sensaciones corporales, las emociones y la conciencia.

Los antiguos textos sobre yoga explican esta idea con el modelo *kosha*, en el que el *prana*, la fuerza vital que cultivamos a través de la respiración, es la fuerza que media entre el cuerpo y la mente para unificarlos —*vayu tattva* en la rama Samkhya de la antigua filosofía india— (Gambhirananda 1989). En lugar de partir de la premisa de que el cuerpo y la mente están de algún modo separados, enfocamos esta disciplina como una práctica para despertar a la realidad de que el cuerpo-mente forma un todo. Puede que no lo creamos, o que no nos parezca así debido al estado de la naturaleza interna del mismo cuerpo-mente y a todo el condicionamiento sociocultural recibido.[23] Al practicar, cuando, guiados por la tensión que se pone de manifiesto en una asana determinada, respiramos conscientemente en una parte del cuerpo, estamos creando la oportunidad de despertar deliberadamente la conciencia en ese punto. Si hacemos esto en cada una de las ochocientas cuarenta mil asanas (la cantidad mencionada en el *Hatha Yoga Pradipika* para expresar que existen infinitas posibilidades), activamos gradualmente la conciencia de la totalidad de nuestro ser y despertamos y expandimos la conciencia corporizada que, aunque relativamente oculta, aturdida o confusa, existe ya en nosotros.

Como maestro de yoga, tienes la oportunidad de orientar a tus estudiantes de una manera que apoye el desarrollo más completo de estas cualidades de conciencia. Muchos, como comenté anteriormente, aprenden con mayor facilidad, y por tanto se abren más plenamente al potencial transformador y a los efectos del yoga y otras prácticas para el despertar, a través del contacto físico; de manera que este es uno de los recursos que podrías utilizar en tu enseñanza. La forma específica en la que la inteligencia encarnada de determinados individuos se manifiesta en su ser puede hacer que les resulte prácticamente imposible entrar y salir por sí mismos de las asanas de una forma segura, llevadera y eficaz, y mucho menos alcanzar una conciencia más lúcida, ocasionando que se refuercen sus hábitos posturales y vitales limitadores en lugar de los sanos y transformadores. La parte del sistema neuromuscular a la que debemos en gran medida nuestras funciones de autopercepción interna, también llamadas propioceptivas («percepción de uno mismo»), suele ser inexacta, lo que hace que nuestra conciencia quinestésica de los movimientos y de nuestra posición en el espacio carezca de precisión.[24] El contacto físico, con conocimiento de causa y realizado de la manera apropiada, puede ayudar a los estudiantes a desarrollar y perfeccionar su conciencia mientras aprenden a respirar más conscientemente en su cuerpo-mente. Esta respiración, acompañada quizá de un contacto físico claro y sencillo del profesor, puede llevarlos a despertar a una conciencia aún más profunda y lúcida de sí mismos. En tu papel de orientador, tomando la posición del maestro, puedes ofrecerles a tus alumnos apoyo para que mejoren durante toda la vida y dicha en su práctica personal.

LA ÉTICA DE LA ENSEÑANZA Y EL CONTACTO FÍSICO

La función del maestro de yoga es proporcionar un apoyo estimulante y una orientación instruida a los estudiantes que persiguen objetivos diversos y variables con esta práctica. Cuando los profesores crean unas clases de yoga seguras y estimulantes en las que los estudiantes puedan explorar y volver a sentir su cuerpo-mente, comienzan a suceder cosas sorprendentes. Surgen nuevas sensaciones. Respirar conscientemente se convierte en una herramienta potente para despertar la conciencia. El cuerpo-mente

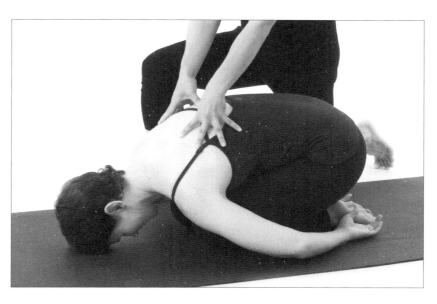

Guiando a un estudiante en Balasana (la postura del niño).

se vuelve más despejado y más fuerte, las emociones se nivelan, el corazón se abre y el espíritu se eleva. Sencillamente nos sentimos mejor, más vibrantes, más vivos.

Lo que hagamos con esto (cómo establezcamos y cultivemos nuestro objetivo al hacer yoga y vivir nuestra vida) puede verse profundamente afectado por la relación entre el profesor y el alumno. Y, sea cual sea la influencia de esta relación, se amplificará a través del contacto físico.[25] Ciertamente la intimidad física del contacto humano pone en primera fila consideraciones éticas y personales al enseñar y realizar ajustes con las manos. Cada uno experimenta la intimidad física de una manera distinta. El mismo ajuste puede ser aceptable para un estudiante y a otro puede parecerle una invasión de su intimidad. Lo que es agradable para uno, en otro puede activar un trauma emocional profundamente arraigado. Lo que hoy resulta aceptable para un estudiante podría no serlo mañana, o incluso en otro momento.

Es útil comenzar por los *Yoga Sutras* de Patanjali al hablar de las instrucciones físicas, empezando por los valores entrelazados de *ahimsa*, no hacer daño, y *satva*, sinceridad. Para respetar *ahimsa* al ofrecer orientación táctil, tienes que empezar por ser sincero contigo mismo acerca de lo que sabes y lo que no sabes, así como sobre tu intención al tocar. Es importante, como sucede con la enseñanza en general, compartir y dar con un estado de comprensión sincera, cariñosa amabilidad y respeto. Si no entiendes lo que sucede con un estudiante en una asana, no estás preparado para darle instrucciones físicas. Cuando permitas que la claridad de tu intención surja de tu conocimiento y aptitudes para ver a los estudiantes en sus asanas y relacionarse con ellos (lo que significa, como mínimo, un conocimiento básico de anatomía funcional, riesgos y contraindicaciones de las asanas que enseñas), podrás darles instrucciones adecuadas que les ayudarán de forma más eficaz a profundizar en su práctica.

El carácter íntimo del contacto físico puede también provocar reacciones que entran en la esfera de *brahmacharya*, el *yama* que se podría traducir aproximadamente como «el uso adecuado de la energía» o «la moderación» pero que originalmente significaba «celibato» (un término ciertamente inequívoco) en las prácticas de renuncia del yoga clásico y en algunos enfoques contemporáneos. Hay muchos puntos de vista acerca del sexo y el yoga, y sobre las relaciones sexuales entre profesores y estudiantes. En un extremo está la insistencia en el celibato, especialmente en los linajes donde el renunciamiento es más pronunciado, lo cual podría resolver la cuestión (pero con frecuencia no lo hace). En el otro extremo vemos que se da una libertad prácticamente total a los profesores para responder a la atracción sexual con los estudiantes, como en el consejo conflictivo que John Friend (2006, 92) ofrece en su manual de formación del profesor de Anusara: «Cuando se produzca la atracción sexual entre tú y un estudiante, espera algunas semanas antes de responder a esa atracción».

Tal y como subraya Esther Myers, los sentimientos sexuales tienden a surgir espontáneamente en muchos estudiantes, profesores, o entre ambos, provocando sentimientos de atracción, transferencia y proyección, o intensificando esos mismos sentimientos si ya existían desde el principio. Myers (2002,3) observa: «Mientras que la mayoría de los profesores de yoga actuales no eligen el celibato, nuestra disciplina ética como profesores requiere *brahmacharya* en relación con nuestros estudiantes». Cuando esta sea una actitud intrínseca en nuestra intención, estaremos mejor preparados para dirigirnos a cualquier alumno expresando una claridad en nuestra energía física que transmita sin ambigüedades nuestra actitud comprensiva y libre de pensamientos o sentimientos confusos, inapropiados en algún otro sentido o que constituyan una fuente de distracción. Si sur-

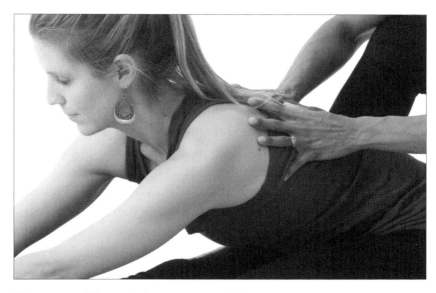

El contacto físico es inherentemente íntimo.

gieran estos pensamientos o sentimientos, interprétalo como una señal de que ha llegado el momento de que tomes distancia y reexamines tu intención y tu propósito al trabajar de cerca con tus estudiantes. Si percibieras que en uno de ellos surgen esos sentimientos, podrías crear más distancia entre tú y él y hacerle solo esos ajustes que tengas la seguridad de que ve claramente como apoyo a su práctica y no como expresión de interés personal o deseo.

Estos planteamientos y consideraciones son formas de orientación externa surgidas de lo que la mayoría considera textos autorizados y a las que se da énfasis en las declaraciones éticas adoptadas por la Yoga Alliance y otras organizaciones profesionales de yoga. Sin embargo, como sabiamente nos recuerda Donna Farhi (2006,18), para que las normas éticas se manifiesten en la realidad de las relaciones, deben operar desde un *locus* interno del ser ético que nos permita comprender las implicaciones éticas de una situación determinada. Nos ofrece el ejemplo de abrazar a un estudiante que está afligido y que ha pedido que lo abracen, en contraste con abrazar a un estudiante que ha expresado interés romántico o sexual. Cuando el *locus* interno es claro y fuerte, uno sabe lo que es apropiado hacer sin necesidad de consultar códigos, normas o patrones externos. Aunque los estándares son importantes para crear un consenso a escala comunitaria que ayude tanto a los profesores como a los estudiantes a entender mejor en qué consiste una interacción responsable y aceptable, y a establecerla, la realidad es que nos encontramos lejos de haber alcanzado ese consenso, y al final los valores internos tenderán a imponerse sobre las reglas externas.

Como se ha indicado anteriormente, todos experimentamos el contacto físico de distinta forma. Es de vital importancia reconocer que la relación de muchos estudiantes con el contacto físico está profundamente condicionada por algún trauma, y muchos de ellos hacen yoga como forma de sanar y vivir con un equilibrio y una dicha mayores. A algunos cualquier forma de contacto físico puede resultarles desagradable, traumática o una invasión a su intimidad, lo cual podría ocasionar que resurgieran sentimientos reprimidos de experiencias traumáticas.[26] Como expondré en el siguiente capítulo, esto pone de relieve el principio básico de que todos los profesores de yoga deben pedir siempre permiso antes de tocar a un estudiante.

Cuando, más adelante, volvamos sobre estas y otras cuestiones éticas, es importante que pienses en tus propias experiencias y prácticas al dar y recibir contacto físico y que reflexiones sobre ellas mientras enseñas y practicas el yoga. Hoy en día, al encontrarnos cada vez más profesores que aplican el Hatha yoga para sanar heridas físicas y emocionales interrelacionadas, esto adquiere una importancia creciente. Para algunos el contacto físico es una parte absolutamente vital del proceso de sanación y transformación, mientras que para otros puede ser una causa de dolor o de trauma. Como sucede con la misma práctica del yoga, encontrar y mantener un equilibrio entre ofrecer una orientación considerada y apropiada y mantener unos límites respetuosos es un proceso que dura la vida entera y que evolucionará en la medida en que tú evoluciones en tu conciencia como profesor y practicante.

El maestro interior

Se cuenta una historia sobre algo que le ocurrió al Buda al poco tiempo de su iluminación. Caminaba por el campo y se acercó a una pequeña aldea cuyos habitantes sintieron una energía increíble en su entorno. Picados por la curiosidad, se aventuraron a salir hasta la senda por la que transitaba para comprender mejor lo que sentían. Con mucha cautela, se acercaron al Buda y uno de los aldeanos preguntó:

—¿Quién eres? ¿Un dios, una deidad?

El Buda contestó:

—No.

Otro, sobrecogido por su luminosidad, quiso saber:

—¿Eres un hechicero o un mago?

De nuevo el Buda respondió:

—No.

Como su aspecto era muy parecido al de un hombre, alguien le preguntó:

—¿Eres un hombre?

Y el Buda volvió a decir:

—No.

—Entonces, ¿quién eres? —preguntó otro campesino.

A lo que el Buda contestó:

—Alguien que ha despertado.

Esto nos lleva de vuelta a donde empezamos este capítulo. Al hacer yoga despertamos gradualmente a una comprensión más lúcida y verdadera de quiénes somos en nuestro ser más profundo e íntimo. ¿Cómo despertó el Buda? Escuchándose a sí mismo. En el yoga es igual: el mejor maestro que tendrás nunca es el que vive en tu interior. Gran parte de la práctica consiste en llegar a oír a ese maestro interior, en escuchar y respetar las enseñanzas más profundas. Muchos buscadores espirituales han perseguido la fuente de su iluminación en maestros externos. Con frecuencia se pide a los buscadores que caminen alrededor de una montaña sagrada. Si después de hacer esto, el alumno regresa sin estar iluminado y sigue haciendo preguntas, el maestro vuelve a pedirle lo mismo, una y otra vez. No se trata de caminar alrededor de la montaña sino

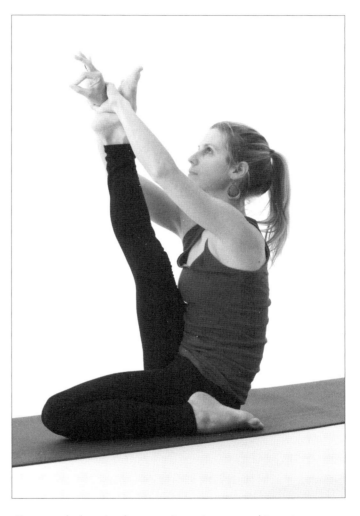

Centrando la mirada para sintonizar con el interior.

de conectar con el interior. Finalmente uno llega a este punto, o no. Dependiendo de cómo enseñemos yoga, y esto incluye ofrecer una orientación apropiada y eficaz con las manos, podemos apoyar a cada estudiante para que aprenda a encontrar y a respetar a su maestro interior, estimulando el desarrollo seguro y permanente en su práctica.

Capítulo 2

Los siete principios de la enseñanza con las manos

Los profesores de yoga pueden ofrecer a sus estudiantes una orientación esclarecedora en la senda de la práctica siempre que cuenten con una intención y un propósito claros, una práctica firme y consistente, una experiencia y un conocimiento como mínimo general del yoga, una observación continua de la anatomía funcional y de las patologías humanas básicas y una comprensión de los requerimientos y los efectos interrelacionados de las asanas que enseñan para crear secuencias apropiadas y bien fundamentadas. Aunque algunos tienen tendencia a dar las clases de forma improvisada y, por consiguiente, a ser imprecisos o confusos en muchos aspectos de la enseñanza del yoga debido a errores de comprensión o a una actitud despreocupada (o, por el contrario, a ser enteramente rígidos al aplicar un enfoque universal o determinado de antemano a todos los estudiantes y clases), todos podemos aprender y perfeccionar nuestro repertorio de conocimientos y aptitudes, volviéndonos gradualmente más claros y eficaces mientras expresamos creativamente nuestras ideas, basadas en la experimentación y en la formación, para explorar y perfeccionar mejor el yoga, convirtiéndolo en una experiencia segura, llevadera y transformadora. Esta es una parte esencial de la senda del profesor como orientador del yoga.

Del mismo modo que en lugar de secuenciar las asanas aleatoriamente preferimos hacerlo basándonos en los principios que trazan la senda básica de una clase equilibrada e integrada, lo ideal sería plantearnos la enseñanza de las asanas a la luz de esos claros principios en los que se basan, entre ellos considerar a quién se ofrecen los ajustes, cuáles son los propósitos específicos de ofrecerlos, qué ajustes hacer y cuándo, dónde y con qué técnicas se podrían ofrecer y realizar de la mejor forma. Si no seguimos estos principios orientadores literalmente, como mínimo, deberíamos tenerlos en cuenta, de acuerdo con nuestra comprensión global del yoga, nuestra manera de entender el contacto físico como medio de apoyo y orientación y nuestros propios valores y principios al enseñar yoga. Empezaremos aquí, con los siete principios básicos de los ajustes prácticos y cómo puede aplicarse cada uno de ellos de la mejor manera posible.

Los siete principios de los ajustes prácticos

1.er principio: enseña lo que sabes

2.º principio: pide permiso para tocar

3.er principio: ten un propósito claro

4.º principio: muévete con la respiración

5.º principio: respeta la seguridad de la biomecánica

6.º principio: enseña los elementos esenciales de la asana

7.º principio: ayuda a mantener unos cimientos firmes

1.er PRINCIPIO: ENSEÑA LO QUE SABES

Para ser un profesor de yoga bueno y auténtico lo más importante es enseñar lo que sabes y no tratar de enseñar lo que no sabes. Como principio de ajuste práctico, enseñar lo que sabes implica tener una comprensión clara de los elementos de la asana que puedan hacerla más segura y accesible para un determinado estudiante. No es necesario, aunque resulta útil, entender las variaciones que desarrollan la asana; sin embargo, no deberías enseñarlas sin entenderlas.

Para enseñar lo que sabes tienes que empezar por conocer las asanas a través de años de práctica, una formación con una buena base y un análisis en profundidad. Solo porque alguien sea capaz de hacer algo no significa que entienda su esencia o que pueda guiar a otros a hacerlo. Muchos estudiantes de yoga físicamente dotados pueden hacer prácticamente cualquier asana; sin embargo, esta capacidad no les confiere automáticamente la profundidad de comprensión que les permitiría orientar con claridad y lucidez a quienes la están explorando. En realidad, normalmente a los profesores a los que les ha resultado fácil dominar ciertas asanas en su práctica personal les cuesta más entender los desafíos que otros con diferentes capacidades físicas tienen para explorar estas mismas asanas. Por consiguiente, el profesor con mayores aptitudes físicas naturales con frecuencia se encuentra perdido a la hora de guiar a los estudiantes con un físico más problemático a hacer lo que a él le resulta sencillo y sin complicaciones. Al mismo tiempo, los profesores con menos facilidad a nivel físico, que han pasado años explorando y desarrollando la capacidad de realizar ciertas asanas, suelen aprender más sobre ellas y por tanto están mejor preparados para ofrecer conocimientos útiles a todos sus alumnos.

Al aplicar este principio a la práctica deberíamos enseñar dentro de las limitaciones de nuestra experiencia, conocimiento y aptitudes. Esto nos ayuda a asegurarnos de que, como profesores, estamos honrando tanto a nuestros estudiantes como a nosotros mismos. Reconocer lo que sabemos y lo que no sabemos nos capacita, ya que nos aceptamos como los profesores que somos en el momento presente. Este reconocimiento refuerza esa parte de la senda del maestro que es una experiencia interminable de aprendizaje, abriéndonos a ver más claramente lo que podemos ofrecer y cómo podríamos desarrollar más todos los aspectos de nuestra enseñanza.

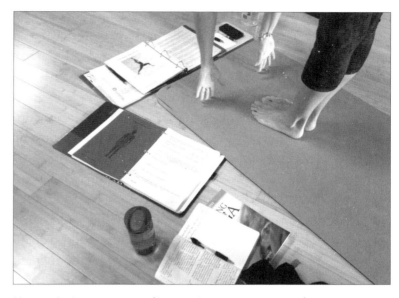

Una práctica y un estudio continuos son esenciales para ser un profesor competente.

Hay varias maneras de aprender más sobre las asanas y sobre cómo enseñarlas. El primer paso es practicar sistemáticamente y utilizar tu propia experiencia en la esterilla de yoga para desarrollar tu comprensión. Aunque esta es la base sobre la que descansa todo lo demás, es importante tener presente que lo que experimentas es solo eso; otros tendrán experiencias diferentes en sus esterillas (o en una silla, o en cualquier otro lugar en el que puedan estar practicando). Obtendrás una mayor comprensión al practicar en diferentes circunstancias, como cuando sientes cansancio, ansiedad, frío o estás lesionado, así como a lo largo de diferentes momentos del día, en entornos variados y en todas las estaciones, entre ellas las de tu propia vida, en las que vas de joven a viejo. Desarrollarás aún más tus aptitudes y tu conocimiento estudiando el yoga en profundidad, con tu formación inicial de profesor y siguiendo con la educación durante todo el tiempo que dediques a enseñar en tu vida.

Como mínimo deberías aprender los elementos básicos de las asanas que estás enseñando: sus beneficios, riesgos, contraindicaciones, asanas preparatorias, principios de alineamiento, acciones energéticas, problemas comunes con las asanas, modificaciones, uso de apoyos y contraposturas integradoras. Esto, a su vez, implica el estudio y aprendizaje de los fundamentos de la anatomía y la biomecánica del yoga junto con el de las patologías comunes que están presentes entre al menos algunos estudiantes en casi todas las clases, además de tener o bien el conocimiento para guiar a estos estudiantes de forma inteligente y apoyándolos o bien la apertura para permitirles saber que no tienes ese conocimiento. Asimismo es importante contar con un asesoramiento y una práctica dilatados para aprender a ver y entender a los diversos tipos de estudiantes que es probable que haya en tus clases y, de ese modo, relacionarte con ellos de forma significativa. Así, el popular dicho del maestro de yoga Pattabhi Jois «practica y todo lo demás vendrá» es tanto el punto de inicio como el hilo conductor que uniría los años en los que vas profundizando en tu experiencia de la enseñanza del yoga, aunque lo ideal sería que estudiaras todo lo relacionado con la práctica en mayor profundidad que lo sugerido por la fórmula de Jois de noventa y nueve por ciento práctica, uno por ciento estudio.

En el próximo capítulo examinaremos con atención técnicas manuales específicas. Deberías practicar extensamente todas estas técnicas antes de utilizarlas en la enseñanza. Lo ideal sería que, antes de ofrecer orientación táctil a los estudiantes en una clase, ejercitarás las instrucciones prácticas bajo la orientación directa de un profesor mentor experimentado, como parte de tu entrenamiento y formación continuos. Esa práctica te ayudará a aprender a reconocer cómo diferentes estudiantes responden a tus instrucciones táctiles en diversas circunstancias relacionadas con la emoción, el mantenimiento de una asana, la interacción, la gravedad, la resistencia y la posición. Al explorar el uso de otras partes de tu cuerpo para apoyar y orientar a los estudiantes, te será de gran ayuda tener bastante experiencia en la asistencia práctica y hacerlo con confianza y comodidad. A medida que ganas más experiencia y pericia, puedes intentar trabajar con distintas modalidades y realizar otros tipos de ajustes que vayan más allá de los básicos, y mientras lo haces dedicarte a enseñar lo que sabes y no lo que no sabes.

2.º PRINCIPIO: PIDE PERMISO PARA TOCAR

Durante siglos, los gurús se han sentido con plena libertad para tocar a sus discípulos, aunque dirigidos, al menos en apariencia, por un *locus* interno de comportamiento ético e instruidos por una comprensión certera de las verdaderas necesidades del estudiante (de hecho, con frecuencia se consideraba más acertada que la propia opinión del estudiante). En los años en que practicaba el estilo Mysore de yoga Ashtanga Vinyasa e Iyengar, me acostumbré a que los profesores utilizaran sus manos, pies, rodillas, pecho, codos y espaldas para empujar mi cuerpo, tirar de él o manipularlo de alguna otra manera para llevarlo a una postura preconcebida y aparentemente «correcta» sin ni siquiera hacerme una señal con la cabeza para pedir permiso o preguntarme cómo me sentía mientras me hacían el ajuste. La sumisión era (y desafortunadamente sigue siendo) parte de la cultura del yoga: veíamos vídeos que mostraban a los maestros de nuestros maestros, a los que se denominaba siempre *guruji*, haciéndoles lo mismo a ellos, a menudo con técnicas extremadamente agresivas (como la de levantar enérgicamente la barbilla para empujar la coronilla y alinearla con las plantas de los pies al tiempo que empujaban los pies hacia la cabeza en las flexiones posteriores avanzadas, hiperextendiendo a la fuerza la columna vertebral). En muchos programas de formación de profesores, se les dice a los estudiantes que no cuestionen los métodos de los formadores y nunca se les da un solo ejemplo de un formador pidiendo permiso antes de asistir u orientar con las manos.

Hay varias razones para pedir siempre permiso antes de tocar. En primer lugar, respetar los límites personales es una cuestión de respeto fundamental hacia los demás. Puedes mostrar respeto a tus estudiantes sencillamente preguntando: «¿Puedo ofrecerte una orientación con las manos?» o «¿Puedo tocarte?». Aunque la primera vez podrías sentirte violento al pedir permiso antes de tocar, cuanto más lo haces, más natural se vuelve, hasta el punto de que si no pides permiso, sentirás que falta algo.

En segundo lugar, está el carácter íntimo del contacto físico y el hecho de que todo el mundo trate este asunto de una forma distinta: algunos lo aceptan (a veces o siempre) y otros no (casi nunca o nunca). La experiencia del contacto físico varía entre el vasto paisaje de las diversas culturas, religiones e historias personales.[2] Puede que no conozcas los valores culturales, religiosos y personales de todos los estudiantes de tu clase ni sus preferencias o sensibilidad. Tal vez tengas estudiantes para los que cualquier contacto físico con alguien del sexo opuesto que no sea su esposo o esposa suponga una violación de sus convicciones religiosas. Es probable que algunos de tus alumnos hayan experimentado traumas físicos que tiendan a resurgir cuando alguien los toca (especialmente sin antes pedir permiso de forma explícita) y que pueden o no estar dispuestos a participar en esta forma de interacción entre profesor y maestro, o a aceptarla. Podrías tener estudiantes que estén viviendo y quizá sufriendo problemas de transferencia o proyección contigo, que quieran estar en tu clase y, no obstante, se sientan confusos y necesiten que actúes enérgicamente para apoyarlos en el mantenimiento de unos límites más claros y cómodos en vuestra interacción mutua.

En tercer lugar, la gente cambia. Podrías tener un estudiante habitual que siempre acepta el apoyo que le das con las manos. Sin embargo, no tienes por qué saber lo que le está sucediendo en un momento determinado. Los estados de ánimo pueden cambiar, también durante una práctica: podemos sentirnos receptivos al contacto físico en un momento y al siguiente preferir que nos dejen a solas. También cambia nuestro estado físico, ya sea durante una práctica o por algo que ha sucedido fuera de la esterilla. Por ejemplo, un estudiante habitual se ha torcido ligeramente el tobillo; no necesita en absoluto que le insistas en enraizar ese pie como lo haría normalmente en Trikonasana (postura del triángulo).

La manera más sencilla de pedir permiso para tocar es pedir permiso para tocar. Sí, lo has leído bien. Puedes probar con diferentes variaciones a la pregunta: «¿Puedo utilizar las manos para guiarte?», «¿Te importa si te aprieto aquí para que puedas entender mejor lo que estoy tratando de decir?», «¿Me permites que te haga ajustes con las manos?»... Con los estudiantes tienes que llegar a saber bien quién está siempre abierto a tu orientación táctil —quizá al principio sea reconfortante para ambos posar levemente las manos sobre ellos de una manera que ya han experimentado contigo muchas veces antes y preguntarles simplemente... «¿Te importa?»—. Fiel a tu ética, en tu integridad como profesor y respetando la integridad de tus estudiantes, descubrirás una manera de compartir esta clase de comunicación con ellos que te resulte natural y que para ellos sea espontáneamente clara y sin ambigüedades.

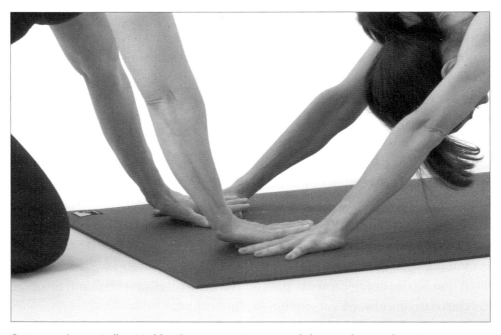

Orientando en Adho Mukha Svanasana (postura del perro hacia abajo).

Existen algunos métodos no recomendables para pedir permiso. En primer lugar, no les pidas a los estudiantes que alcen las manos para indicar quién quiere recibir asistencia táctil y quién no. Esto crea presión de grupo. Algunos no se sentirán cómodos levantando la mano, y otros quizá más tarde cambien de opinión en la clase, y además puede que olvides quién dijo sí o no. En segundo lugar, no cuentes con que al rellenar la ficha de inscripción en tus clases te concedan su autorización para todo el curso; una vez más, las condiciones y la gente cambian. Por último, utilizar tarjetas rojas por un lado y verdes por el otro y pedir a los estudiantes que muestren la tarjeta para indicar su preferencia no solo los saca de la práctica, también da por hecho que recordarán lo que indica y que seguirán siendo de la misma opinión. Simplemente pide permiso para tocar.

Mientras haces un ajuste, pregunta: «¿Te importa?». Esto es importante porque pueden cambiar de idea acerca del contacto físico cuando lo estén recibiendo. Una vez más, también al trabajar con estudiantes con quienes tienes confianza y cuya práctica conoces bien, es decir, aquellos con quienes, previo consentimiento mutuo y explícito, ves que normalmente no existe ningún problema con el contacto físico y a los que has preguntado «¿te importa?», al iniciarlo, cerciórate de que siguen aceptando tu intervención preguntándoles durante la orientación física.

3.ᵉʳ PRINCIPIO: TEN UN PROPÓSITO CLARO

Antes de acercarte a un estudiante y pedirle permiso para orientarlo táctilmente, sé lo más claro posible al examinar tu intención. Plantéate, basándote en tus conocimientos y en lo que veas en ese momento, cómo puedes utilizar una instrucción verbal individualizada y más demostraciones físicas para conseguir el efecto deseado, antes de ofrecer la asistencia o los ajustes táctiles. Concédele la oportunidad de responder a tus palabras y de guiarse por tu ejemplo antes de ofrecerte a utilizar las manos. Basándote aún más en su conocimiento y su observación, cerciórate de lo que quieres hacer antes de ponerlo en práctica mientras permaneces en sintonía con él y abierto a cambiar tu curso de acción si sientes la necesidad de hacerlo. Una vez que el estudiante te haya dado permiso, explícale lo que estás fomentando y haciendo al empezar a tocarlo.

Reconoce que los cuerpos de los estudiantes responderán de distintas formas y sé lo más claro y específico que puedas al dar instrucciones o hacer ajustes, sin apegarte a ningún resultado preconcebido, aunque tu intención sea clara. Para perfeccionar tu interacción con ellos déjate guiar por su respuesta. Siente, comunica y adáptate sobre la marcha. *Aparigraha*, el *yama* que significa «no ambicionar» al hacer yoga, se aplica igualmente a tu propósito de dar asistencia y guiar a tus alumnos a dejar que la asana se abra a ellos de manera espontánea sin forzarla. A veces los profesores, en vez de fijarse en cómo se presenta la asana al estudiante y cómo evoluciona con cada respiración, se apegan a una idea preconcebida de lo que un estudiante puede o debe hacer para perfeccionarla o profundizar en ella. Esto podría dar lugar a que se excedan empujándolos, sacándolos de su práctica y minando así su confianza en la apertura a su conciencia y orientación internas.

Igualmente, los estudiantes suelen estar apegados a su propia idea de hasta dónde deben llegar y puede que pidan ajustes excesivamente intensos para los que su cuerpo aún no esté preparado. Para poder darte cuenta de esto debes tener presente tu intención y propósito como profesor y alentar a tus alumnos a que vean la práctica de asana como un proceso de profundización en su propia conciencia y de autotransformación en el que la frase «menos es más» cobra mucho sentido. En un mundo en el que la mayoría nos sentimos juzgados con excesiva frecuencia, las clases de yoga deberían ofrecer un espacio en el que los estudiantes se sintieran plenamente aceptados por lo que son, seres intrínsecamente bellos y perfectos en ese momento. Sin embargo, como profesores, tenemos la responsabilidad de transmitirles honestamente nuestras opiniones más francas sobre lo que están haciendo en su práctica y cómo podrían perfeccionarlo, simplificarlo y profundizar en ello. Esto implica, inevitablemente, valorar que el estudiante haga algo diferente de lo que podría estar haciendo en esos momentos y transmitirle esa idea por medio de palabras u otras acciones.

Por ejemplo, si la rodilla adelantada de una estudiante está abierta hacia dentro y se proyecta más allá del talón en Utthita Parsvakonasana (postura del ángulo lateral extendido), valorarás y reconocerás el beneficio de realinear la rodilla para que se centre sobre el talón como un modo de proteger el ligamento anterior cruzado y los ligamentos colaterales medios (y el tendón rotuliano así como los efectos estructurales relacionados con él en la cadera, la pelvis y la columna). En lugar de transmitir esta idea como una «corrección», trata de encontrar las palabras y el tono que comuniquen la belleza de lo que está haciendo, en armonía con el apoyo que le ofreces, mientras le sugieres que realinee su postura e incluso la diriges físicamente para hacerlo. Por ejemplo, podrías decir: «Bien, sigue enraizando por el pie, y fíjate en lo que sientes al adelantarlo un poco más y alinear la rodilla justo por encima del talón, que es una posición mejor y más estable para tu rodilla». Podrías darle una instrucción táctil ligera animándola a presionar ligeramente hacia fuera la rodilla para alinearla hacia el centro del pie y añadir sencillamente: «Estupendo. Céntrate en la respiración». (Sí, decir «estupendo» supone juzgar y existen razones para no decir nada que suponga un juicio; no obstante, me quedo con estos juicios positivos con moderación).

Tanto si los estudiantes con los que estás trabajando son nuevos como si tienen experiencia, concédeles espacio para que exploren las asanas por su cuenta sin que estés pendiente de ellos. Los más nuevos pueden sentirse abrumados por la novedad de las posiciones básicas, por ujjayi pranayama y por todos los múltiples detalles que han de tener en cuenta en la práctica: alinear, mirar, respirar, hacer transiciones, prestar atención a sus sensaciones para dejarse guiar por ellas en última instancia y muchas otras cosas. Con frecuencia la mejor manera de tratar a los nuevos es dejarlos prácticamente a su aire a menos que los veas haciendo algo que podría causarles una lesión, dándoles así la oportunidad de sentir lo que es estar en tu clase, y en su cuerpo-mente, de una forma distinta. Que esto sea parte de tu intención. Cuando tengan más experiencia y les hayas dado más orientación individual, ofréceles de vez en cuando periodos de varias clases, o incluso de semanas, en los que los observas con atención a distancia, dejándoles espacio para explorar más por su cuenta. Ten claro también al trabajar con estudiantes más experimentados que debes prestar la misma atención a cómo responden sus cuerpos y negarte a hacer ajustes fuertes y agresivos, aunque te lo pidan. Céntrate en tu intención.

4.° PRINCIPIO: MUÉVETE CON LA RESPIRACIÓN

Lo que distingue al yoga de la mayoría de las expresiones de la cultura del cuerpo-mente y las prácticas físicas es la respiración consciente en la práctica de asana. Eso es lo que contribuye en mayor medida a dotar al yoga de su potencial transformador y abre las ventanas de la percepción a una conciencia más clara y a una vida más equilibrada y despierta. Al hacer yoga deberíamos centrar nuestra conciencia en la respiración y utilizar esa conciencia para dirigir la respiración como nos sugieran las sensaciones que genera la asana. Siguiendo este planteamiento, al enseñar yoga, deberíamos guiar a los estudiantes empezando por: «Al inspirar...», «Al espirar...», «Centrándote en la respiración...», o utilizando otras maneras de verbalizar la conexión de la respiración con el movimiento y las acciones energéticas en las asanas y entre ellas. Lo ideal sería que a las palabras *inspirar* y *espirar* les siguiera una instrucción verbal relacionada con ellas para hacer algo en lugar de simplemente decir «inspira, espira». Por ejemplo, al guiar la transición de Tadasana (postura de la montaña) a Urdhva Hastasana (postura de las manos arriba) y luego a Uttanasana (postura de flexión anterior de pie), uno debería dar las siguientes instrucciones: «Espirando completamente, gira las palmas de las manos hacia fuera. Al inspirar, extiende lentamente los brazos hacia fuera y por encima de la cabeza; al espirar, zambúllete hacia delante y hacia abajo lentamente hasta Uttanasana».

Cuando usamos las manos para enseñar y cuando, de alguna otra manera, trabajamos cerca de un estudiante, es importante sintonizar con el ritmo de su respiración. Observar su respiración te proporciona una información más acertada sobre lo que está sucediendo con el estudiante y su práctica. Como barómetro de la práctica, la respiración refleja diversas características. ¿Está respirando profunda y suavemente? ¿Su respiración tiene una cualidad de ujjayi? ¿Se producen pausas naturales entre las inspiraciones y las espiraciones? Si no crees que puedas dar una respuesta afirmativa a todas estas preguntas, es probable que el estudiante no esté presente en la práctica, se esté esforzando, o ambas cosas. En cualquier caso, pídele que regrese a la respiración, lo cual puede requerir que salga de la asana que está haciendo o que la modifique para dejar que la respiración fluya de manera más constante y cómoda, alentando una vez más un sentido permanente de que las asanas encuentran su expresión a través de la integridad de la respiración, y alrededor de esta, en lugar de tratar de encajar la respiración en las posturas y en los movimientos de transición.

Al dar orientación práctica, lo ideal es respirar al unísono con el estudiante y sincronizar nuestras instrucciones físicas con su respiración. Tras detectar su pauta de respiración o pedirle que respire profundamente, sincroniza tu respiración con la suya. Así te asegurarás de que tus instrucciones siguen su respiración. Ahora, tanto si continúas con las instrucciones verbales para conectar la respiración con la acción como si no, tus manos guiarán al estudiante para que perfeccione su posición o sus acciones energéticas con el apoyo natural que surge en las fases de la respiración.

Por ejemplo, al trabajar con un estudiante en Paschimottanasana (postura de flexión anterior sentada o de estiramiento hacia el oeste), inicialmente podrías tener una o ambas manos presionándole la pelvis para enfatizar el enraizamiento firme de los isquiones, que es la acción energética principal de todas las flexiones anteriores sentadas, abridores de caderas y torsiones. Mientras tanto, deberías alentar al estudiante a que estire al máximo la columna y a que siga abriéndose por el centro del corazón, para lo cual es conveniente que eleve un poco el torso con cada inspiración y luego, elevando el esternón, se incline más hacia delante y quizá hacia abajo mientras espira. Con tus manos sobre las suyas, observando y sintiendo el ritmo de su respiración, deberías respirar al unísono con él mientras le das instrucciones táctiles para acentuar las instrucciones verbales de moverse como una ola conectado a su respiración, soltándose con cada respiración cada vez más profundamente en la asana con la columna estirada.

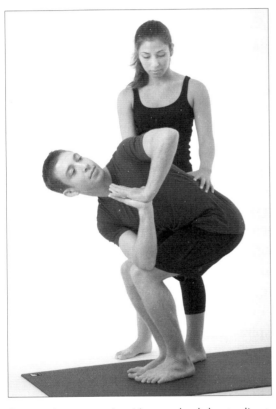

Sincroniza tu respiración con la del estudiante.

Enseñar al ritmo de la respiración tiene otra ventaja valiosa: tu propia presencia mental y tu atención a tu estudiante. Al inspirar profundamente conectando tu propia respiración con su pauta respiratoria, serás espontáneamente más consciente de lo que te sucede y de lo que le sucede a él y al resto de la clase. En esta práctica tanto tú como profesor como el estudiante en su práctica sentiréis un despertar interior más claro, ya que la respiración consciente crea una apertura más profunda a la totalidad del cuerpo-mente.

5.° PRINCIPIO: RESPETA LA SEGURIDAD DE LA BIOMECÁNICA

Existen determinadas maneras de mover o mantener el cuerpo en su posición con más facilidad y estabilidad. Asimismo hay maneras de moverlo o mantenerlo en una posición que causan dolor, inestabilidad o lesiones. Por ejemplo, si al estar de pie en Tadasana, rotamos completamente los brazos hacia dentro y tratamos de extenderlos hacia fuera y por encima de la cabeza, la parte superior de los huesos del brazo (la cabeza del húmero) quedará encajada contra la parte superior de los hombros (la apófisis acromial) en la inmensa mayoría de los estudiantes. Si antes rotamos externamente los brazos, se crea el espacio necesario en las articulaciones para que se alcen por encima de la cabeza sin sufrir esta presión. Igualmente, en Salamba Sirsasana (el pino sobre la cabeza) tiene una importancia vital apoyar la parte superior de la cabeza sobre el suelo y mantener la extensión neutral de la columna cervical; colocar la cabeza de otra forma puede dañar el cuello.

Al trabajar con estudiantes es importante entender y respetar el funcionamiento biomecánico ideal del cuerpo. Esto empieza, una vez más, por la práctica, el estudio y el aprendizaje, pero su aplicación se basa en el compromiso del profesor de tener presente este conocimiento al orientar a sus alumnos en sus prácticas de asana. Hay varios aspectos específicos de la biomecánica que son extremadamente importantes.

En primer lugar, antes de guiar a los estudiantes a una posición alineada de manera segura, siempre debes orientar y fomentar el movimiento activo de articulaciones (consciente y voluntario, creado por ellos mediante la acción muscular) para que creen movimiento y sientan sus efectos antes de plantearte proporcionarles u ofrecerles un movimiento pasivo de articulaciones (ajuste práctico). En otras palabras, procura no interferir, permitiéndoles estar en su práctica con la mayor autonomía posible, explorar y aprender desde dentro a encontrar la estabilidad y la comodidad mientras siguen tus instrucciones visuales y verbales, y solo entonces y con su permiso ofréceles orientación táctil.[3] (Como veremos en el capítulo 3, el movimiento pasivo de articulaciones es solo un tipo de instrucción táctil, mientras que muchos otros no implican movimiento).

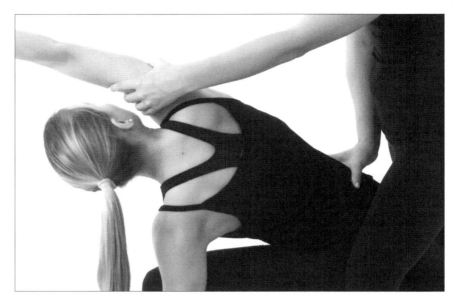

Dando una instrucción con proximidad en Utthita Parsvakonasana.

En segundo lugar, al hacerle un ajuste a un estudiante en una asana, trabaja con tanta proximidad (cerca del eje central de su cuerpo) como sea apropiado y limita tus instrucciones a sugerencias muy ligeras cuando el contacto se produzca a cierta distancia. Dicho de otro modo, nunca des una instrucción táctil fuerte alejado del centro, como girar la mano para crear rotación externa o cualquier otro cambio de posición del brazo en Utthita Parsvakonasana, que pueda dislocar el brazo de un estudiante con las articulaciones del hombro hipermóviles. Al trabajar alejado del centro gozas de una mayor ventaja mecánica y, sin darte cuenta, puedes causar una lesión.[4] Unos cuantos ejemplos más para aclarar mejor este punto:

- ♦ Tirar de los hombros hacia atrás en las flexiones posteriores como Urdhva Mukha Svanasana (postura del perro hacia arriba) o Bhujangasana (postura de la cobra). Este ajuste se realiza a distancia del segmento lumbar de la columna, causando una presión excesiva y posiblemente lesiva a la parte inferior de la espalda. Si crees que a un estudiante le puede beneficiar tirar hacia atrás de los hombros, dale instrucciones verbales para que lo haga, con una demostración o con un toque sugestivo muy ligero, mientras resaltas las raíces de la asana y sus acciones energéticas en los pies, las piernas y la pelvis junto con la amplitud subiendo por la columna y expandiéndose por el pecho.

♦ Tirar de la mano hacia atrás en Parivrtta Trikonasana (postura del triángulo invertido). Este ajuste se realiza a distancia del hombro y puede causar un estiramiento o una amplitud de movimiento excesivos en la articulación glenohumeral, lo cual es especialmente problemático para los estudiantes con inestabilidad o pinzamiento en el manguito rotatorio o alrededor de él; la ventaja mecánica con palanca que tiene uno en esta clase de ajuste está también alejada del área lumbar de la columna y puede causar una rotación excesiva en esa zona.

♦ Tirar hacia arriba del talón elevado en Utthita Hasta Padangusthasana (postura de la mano extendida hasta el dedo gordo). Esto está alejado de los orígenes tendinosos de los músculos de los tendones de las corvas en las tuberosidades isquiáticas (los isquiones) y puede causar un estiramiento excesivo en este punto, que es el más vulnerable a las torceduras de tendones, así como en los cuerpos y puntos de inserción de los músculos de los tendones.

En tercer lugar, no apliques una presión directa sobre las articulaciones y los órganos vulnerables ni las áreas dañadas. En vez de eso, descubre las zonas naturales para asir el cuerpo en una postura determinada (las veremos todas en la segunda parte). Al hacer ajustes en las articulaciones o cerca de ellas, debes empezar por conocer, entre otras cosas, qué clase de articulación es, cuáles son sus movimientos y cuál es su rango seguro de movimiento. Raramente tiene algún valor que coloques las manos sobre el abdomen del estudiante o sobre algún punto que esté cerca de sus órganos internos. Cuando lo hagas, las instrucciones deben ser ligeras, específicas y sugestivas, nunca fuertes, generales o motrices. No presiones los órganos (¡recuerda que estás enseñando yoga, no dando un masaje!). Presta especial atención a las lesiones (de toda clase) de los estudiantes y escucha muy atentamente lo que te expresan sobre ellas antes de plantearte cualquier forma de contacto físico.

En cuarto lugar, nota cómo responde a tus instrucciones verbales y táctiles el cuerpo del estudiante y observa, entre otras cosas, si hay cambios en otras partes de su organismo y señales de un aumento de tensión. Es importante reconocer que al prestar atención a una parte de una asana, solemos fijarnos menos en todo lo demás. Al perfeccionar el alineamiento o las acciones energéticas, o hacer algo diferente en una parte de una postura, aquello que deja de ser nuestra principal fuente de atención tiene tendencia a cambiar. Por ejemplo, al dar instrucciones para una acción más fuerte en la pierna atrasada en Virabhadrasana II (postura del guerrero II), la rodilla de la pierna adelantada tiende a abrirse hacia dentro y la cadera adelantada a abrirse hacia fuera. Al dar instrucciones para rotar más el torso en Parivrtta Parsvakonasana (postura invertida del ángulo lateral), el enraizamiento del pie atrasado tiende a desequilibrarse, la cadera adelantada a desplazarse hacia fuera y esa rodilla a abrirse hacia dentro. Con la práctica y la experiencia aprenderás a anticipar las consecuencias involuntarias de centrar tu orientación en un aspecto e incorporarás este conjunto de consideraciones en la instrucción en la que en el momento te estés centrando con tu alumno.

Y quinto, si en tu observación descubres desajustes fundamentales en su alineación u otras causas de inestabilidad o de posible desgaste, plantéate pedirle al estudiante que salga parcialmente o por completo de la asana. Sé paciente, explícale lo que te preocupa y luego vuelve a guiarlo a la postura para ocuparte de solucionar los fallos que te llevaron a pedirle que saliera de ella. Si realizas esta observación poco antes de llevar a la clase a hacer la transición al otro lado de la misma asana, trata de trabajar directamente con ese estudiante en la preparación y transición en ese otro lado para no interrumpir el ritmo de la clase.

6.º PRINCIPIO: ENSEÑA LOS ELEMENTOS ESENCIALES DE LA ASANA

Al enseñar asanas lo ideal sería crear espacio y ofrecer a los estudiantes una orientación que les ayude a percibir la totalidad de la práctica así como los elementos que hacen que las asanas puedan ser llevaderas y transformadoras. Al hacerlo, es importante dar las instrucciones físicas de tal manera que transmitan claramente los elementos esenciales de cada asana, del siguiente modo:

♦ **Firmeza y comodidad:** prácticamente todas las asanas tienen unos cimientos diferentes que crean oportunidades únicas para que los estudiantes experimenten y aprendan acciones de enraizamiento. En la medida en que uno esté continuamente enraizándose para establecer unos cimientos más firmes, se crea espacio en las articulaciones, y con ello, una mayor comodidad general. Cuando no hay un enraizamiento consciente, normalmente perdemos firmeza y comodidad o a crear una tensión innecesaria. Por ejemplo, una tendencia común al hacer Paschimottanasana es centrarse con tal intensidad en el movimiento de flexión anterior que uno pierde el enraizamiento firme de los isquiones, que es la acción energética principal para enraizar e iniciar todas las flexiones anteriores, torsiones y abridores de caderas que se realizan sentado. Esto causa compresión (y posiblemente desgaste) en el segmento lumbar de la columna vertebral y dificulta el estiramiento más completo de la espalda, la expansión del centro del corazón y la plenitud de la respiración. En un sentido más general, lo más importante al dar las instrucciones es prestar atención en primer lugar a aquello que podría correr mayores riesgos, lo cual puede implicar el uso de apoyos o de otras modificaciones, y luego centrarse en establecer los cimientos firmes y relajados de la asana a través de una presión enraizadora específica basada en los principios de alineamiento y en las acciones energéticas más amplias de dicha asana. Hay acciones de enraizamiento igualmente importantes en todas las familias de asanas a las que se debería prestar atención inicialmente durante las instrucciones. Una vez más observa cómo, al prestar atención a un aspecto de una asana, existe la tendencia a dejar ser conscientes de otros de sus aspectos y, por tanto, a dejar de esforzarse en ellos, especialmente en lo referente a la estabilización y relajación de los cimientos de la postura. Así, al dar instrucciones físicas, permanece pendiente de los efectos de esa instrucción en los cimientos básicos de la asana.

♦ **Principios de alineamiento:** la anatomía funcional y la biomecánica de cada asana nos dan sus principios de alineamiento, que nos dicen cuál es la mejor forma de colocar el cuerpo en cada una de ellas.[5] Cuando los principios de alineamiento de una determinada asana se manifiestan en la práctica, a los estudiantes les resulta más fácil encontrar la firmeza y la comodidad al tiempo que afianzan aún más los mayores beneficios de su práctica. Cuando uno malinterpreta o ignora los principios básicos de alineamiento, los beneficios de la asana pueden perderse casi por completo mientras que sus riesgos se incrementan. Por tanto, al guiar a los estudiantes a una asana tiene una importancia vital hacer demostraciones acompañadas de instrucciones verbales concisas y claras. Es igualmente importante adaptar los principios básicos de alineamiento a las diferentes circunstancias de cada uno en lugar de insistir en un solo planteamiento para todos. Estas adaptaciones se deberían ofrecer solo cuando estén basadas en una comprensión del estado del estudiante y de los elementos y efectos de la posición modificada. Esto puede reforzarse con instrucciones que guíen a los estudiantes a unas posturas seguras y llevaderas, lo que abarcaría el uso de apoyos y otras modificaciones.

♦ **Acciones energéticas:** como comenté anteriormente, es importante establecer primero los cimientos de cada asana. Desde los cimientos que creamos por medio de las acciones de enraizamiento y alineamiento es más fácil crear otras acciones energéticas que nos ayuden a perfeccionar la integridad del conjunto de la asana. El concepto de acciones energéticas se amplía en la idea de las corrientes de energía. Las acciones energéticas empiezan con dirigir corrientes de energía para aumentar el enraizamiento y ayudar a crear apertura; luego desde estos cimientos pasa a la extensión, flexión, rotación, flexión lateral, contracción y expansión, todo lo cual se puede resaltar con instrucciones específicas. Por ejemplo, en Bakasana (postura de la grulla, con frecuencia traducida erróneamente como «postura de la vaca», que es Kakasana), los dedos están muy abiertos (los pulgares no tanto para no estirar excesivamente los ligamentos y someter a una presión indebida a los nervios del espacio tenar entre el índice y el pulgar) e idealmente debería haber la misma presión a lo largo de toda la extensión de cada mano así como hacia fuera y abajo a través de los pulgares y demás dedos. Mientras tanto, debemos trabajar desde estos cimientos para enraizar más plenamente los omóplatos contra la parte posterior de las costillas, extender los codos totalmente, encoger las rodillas apoyándolas contra los extremos de los hombros (realzados por la acción energética de pada bandha en los pies mientras los talones y los lados de los metatarsos están apretados contra los del otro pie), elevar los talones hacia las nalgas, tensar ligeramente los músculos abdominales y, por consiguiente, alzar más la pelvis. En Utthita Parsvakonasana, dirigimos una fuerte corriente de energía que baja por la pierna y el pie atrasados mientras se remonta desde ese pie enraizado hacia el brazo que está estirado por encima de la cabeza. A esto le añadimos varias acciones energéticas: pada bandha en los pies; movimiento isométrico externo en espiral del pie adelantado para fomentar el alineamiento de la rodilla, el muslo y la cadera adelantados; extensión de la pierna atrasada; rotación del torso; rotación externa de la parte superior del brazo; alargamiento del lado inferior del torso; una corriente de energía desde el hombro bajado hasta la mano y el suelo, y expansión del centro del corazón, todo lo cual puede darse con instrucciones prácticas sutiles y que en conjunto conduce a la firmeza, comodidad, continuidad, perfección y profundización de los efectos de esta asana.

♦ **Hacer la transición a una asana, perfeccionar y hacer una transición desde una asana:** la forma en que enfocamos una asana determina cómo la experimentamos y cómo podemos perfeccionarla, lo que a su vez ejerce una influencia en la experiencia de salir de ella con firmeza y comodidad. Al hacer la transición hacia una asana, primero es importante establecer los cimientos iniciales con el alineamiento apropiado de cualquiera que sea la fuente del enraizamiento junto con acciones energéticas que mejoren estos cimientos y faciliten un movimiento de transición firme, seguro y cómodo. Una vez en la asana, empleamos la respiración y las acciones energéticas para perfeccionar y profundizar nuestra exploración y la expresión de la postura. Luego aplicamos acciones energéticas específicas para hacer la transición desde ella de una manera más simple y fácil. Por ejemplo, enraizar fuertemente por las piernas y los pies en preparación para Utthita Trikonasana (postura del triángulo extendido) despierta los músculos de la pierna y crea los cimientos desde los que se alarga el torso por encima de la pierna adelantada. Una vez ahí, la acción energética ligera de girar hacia delante el pie adelantado (sin moverlo realmente) ayuda a empujar hacia abajo la cadera de esa pierna hacia la otra cadera; esto, al combinarlo con el hecho de presionar la pierna atrasada más fuertemente en extensión hace de esta asana un abridor de cadera. Durante la preparación para salir de una asana, si uno dirige una corriente fuerte de energía desde la cadera hasta el talón de la pierna atrasada, ayudará a la zona inferior de la espalda a enderezar la parte posterior del torso. Las instrucciones deberían resaltar cada una de estas fases de la práctica y la orientación, no solo lo que está sucediendo en la asana.

7.º PRINCIPIO: AYUDA A MANTENER UNOS CIMIENTOS FIRMES

El punto de partida físico para dar asistencia y orientación es cultivar unos cimientos firmes, empezando por tus cimientos físicos como profesor. Si estos no están firmes, sacrificarás el apoyo que de otra manera podrías darles a tus estudiantes además de exponerte a una posible lesión. Si dedicas al menos una respiración a colocarte de manera firme, cómoda y apropiada para dar el apoyo que estés ofreciendo, estarás en una mejor posición para darlo y seguir haciéndolo durante toda tu vida como profesor.

Una vez establecidos tus propios cimientos y tras prestar una atención principal a lo que podría correr más riesgo en el estudiante al hacer la asana, dirige tu atención y tus instrucciones a sus cimientos en la postura, o durante la transición hacia o desde ella, según proceda. Si no se establecen adecuadamente los cimientos, se sacrificará algo más de la asana o de la transición. De manera que, aparte de atender inmediatamente esos riesgos principales, no tiene ningún sentido centrarte inicialmente en nada que no sean los cimientos de la asana cuando la estás enseñando; de lo contrario socavarías aún más esos cimientos y crearías problemas innecesarios. Por ejemplo, solemos encontrarnos

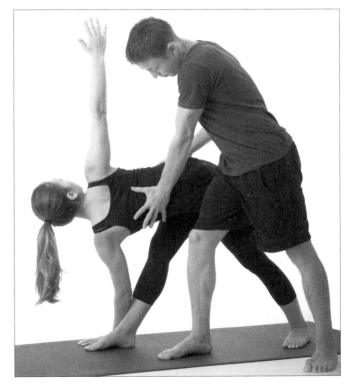

Consigue siempre una base estable para apoyar a tus estudiantes.

con una instrucción sin conocimiento de causa en la que el profesor trata de guiar a los estudiantes hacia un mejor alineamiento en Parivrtta Trikonasana centrándose primero en cómo recolocar el torso, la columna, los hombros y los brazos, e incluso dando instrucciones para prescindir de la base de los pies y las piernas con objeto de alcanzar lo que el maestro considera un mejor alineamiento en esas partes de la zona superior del cuerpo, socavando así los mismos cimientos sobre los que está construida la asana.

El enfoque de prestar atención primeramente a los cimientos empieza por la posición y las acciones en los pies, las piernas, las caderas y la pelvis desde el suelo hacia arriba, y luego desarrolla la asana por la parte superior del cuerpo con las modificaciones y la utilización de apoyos que ayuden más al estudiante a alcanzar una mayor firmeza, comodidad y apertura sin ni siquiera cambiar los cimientos de la asana. Si parece (y lo que es más importante, si al estudiante le parece) que el problema radica en los mismos cimientos, vuelve a empezar modificándolos, por ejemplo con apoyos, para que estén firmes y sigue a partir de ahí. Si dejas a un lado tu ego, tendrás más interés en enseñar a tus alumnos a que avancen adecuadamente (empezando y continuando con la firmeza y la comodidad) que en lo lejos que pueden llegar, sobre todo porque perjudicar la base perjudica todo lo demás.

Los principios que te presento aquí representan una síntesis de un conocimiento compartido basado en la práctica, el estudio, el entrenamiento y años de enseñanza y en formar a profesores en diversos entornos. Sin embargo, en último término son solo principios, mientras que al enseñar yoga somos seres humanos tratando con otros seres humanos; por tanto, lo ideal sería que nos dejáramos guiar más por los valores esenciales que llevamos a nuestra práctica y a nuestra labor de servicio que por los principios que podrían guiar nuestras palabras y acciones. Empezar por tus valores esenciales y permanecer fiel a ellos hará que los principios que te ofrecemos en esta obra y los que tú descubras en el universo inmenso de los recursos del yoga se vuelvan más significativos y útiles cuando compartas tu conocimiento y tus aptitudes como profesor de yoga. Con tus valores y principios vivos en la inteligencia y el espíritu de tu cuerpo-mente, la forma específica en que te muestras ante tus estudiantes al guiar sus prácticas evolucionará espontáneamente hasta ser la mejor posible.

Capítulo 3

Fundamentos y técnicas al hacer ajustes de yoga

Para dar una orientación práctica eficaz hay que empezar por una preparación que te permita trasladar más fácilmente los conceptos, planteamientos y principios comentados en los capítulos anteriores a la realidad práctica de trabajar con distintos estudiantes. Esta preparación incluye aprender técnicas específicas para utilizar las manos y otras partes del cuerpo, técnicas que se abordan en detalle en este capítulo y se aplican a asanas concretas en la segunda parte del libro. El primer paso de la preparación consiste en tomar distancia para analizar varios factores importantes que determinarán en gran medida lo que hacemos o no al dar instrucciones físicas.

Ante todo, es importante conocer mínimamente al estudiante antes de ofrecerle orientación (verbal o no verbal). Dicho de otra manera, el arte y la ciencia de tocar al realizar ajustes prácticos comienza por ver, y entender lo que ves. Lo primero es hablar con él acerca de cualquier lesión o circunstancia física que pueda ser significativa en su práctica de asana o al recibir asistencia. Lo ideal sería hacerlo antes de que empiece la clase y volver a hablar con él de vez en cuando durante todo el tiempo que asista al curso. Es importante preguntar específicamente sobre cualquier dolor, esguince, dislocación o enfermedad recientes o crónicos, sobre un embarazo actual o reciente o cualquier otra circunstancia física que se deba tener en cuenta durante las prácticas de asana o pranayama, en lo que estés enseñando. Habla cada cierto tiempo con los estudiantes habituales para ver si ha habido algún cambio importante desde la última vez que les preguntaste. Tanto con los nuevos como con los habituales, trata de prestar atención al lenguaje corporal, la expresión facial y las pautas respiratorias para evaluar mejor su estado.

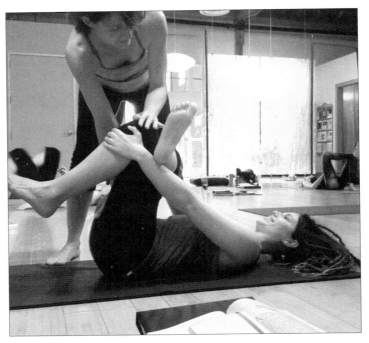

Establece una comunicación clara y abierta con todos los estudiantes

Al presentarte a un nuevo estudiante, trata de hacerle las preguntas que vienen a continuación para evaluarlo y saber cómo poder orientarle mejor en la práctica.

Cuestionario inicial para el estudiante

- *¿Has practicado yoga alguna vez? Y, si es así, ¿qué tipo de yoga? ¿Durante cuánto tiempo? ¿Con cuánta frecuencia?*
- *¿Tienes alguna lesión o alguna enfermedad o estado que deba tener en cuenta? ¿Cómo están tus tobillos, rodillas, caderas, espalda, hombros, cuello y muñecas?*
- Si un estudiante reconoce que tiene una lesión o algún problema, continúa haciendo preguntas más específicas: *¿qué le sucede a tu rodilla? ¿Te han operado? ¿Cuándo? ¿Cómo estás ahora?* Basándote en sus respuestas, ofrécele alguna orientación inicial sobre cómo podría modificar su práctica. Emplea tus conocimientos, pero

también has de estar preparado para reconocer que no sabes lo suficiente sobre la lesión o el problema y aconsejar al estudiante que se cuide.

- *¿Estás embarazada o has dado a luz recientemente?* Pregúntale esto a cualquier alumna que creas que puede estar en edad de tener hijos y luego explícale las precauciones básicas del trimestre descritas en el capítulo once de *La Enseñanza del yoga* y las secuencias para las diferentes circunstancias y fases del embarazo que aparecen en el capítulo ocho de *Secuencias de yoga*.

- *¿En qué trabajas o cómo es tu vida cotidiana?* Esta pregunta puede descubrirte un estado crónico de estrés, dolor, rigidez o debilidad, así como circunstancias vitales más generales que afecten a la práctica del estudiante.

- *¿Qué ejercicio haces?* Esto te puede aportar mucha información sobre la rigidez o el dolor crónicos. Si el estudiante te responde que no hace ejercicio, también es una información importante.

Aprender a ver y a entender a los estudiantes en las asanas

Lo que alguien dice de sí mismo no te garantiza que llegarás a obtener una información acertada o completa sobre su estado; mucha gente siente rechazo a compartir información personal con alguien que es relativamente desconocido, o bien no es consciente de alguna afección o no quiere reconocer su importancia. Tu capacidad de ver y entender mejor a los estudiantes en las asanas empieza por aprender a mirar los cuerpos de una manera más general, lo que ayuda a entender específicamente distintos cuerpos desde varias perspectivas. Esta capacidad esencial se desarrolla mejor a través de seminarios especiales de observación anatómica y de las asanas en los talleres de formación de profesores, que incluyen los métodos básicos de observación de la pareja de pie, observación del laboratorio de asanas y practicar la enseñanza de la observación —el conocimiento que obtengas a través de ellos lo ampliarás al hacer un aprendizaje con un profesor mentor y lo ideal es que lo sigas desarrollando durante todo el tiempo que estés enseñando—. Este desarrollo de la capacidad observacional se lleva a cabo mejor en conjunción con el aprendizaje de los fundamentos de la anatomía funcional en el contexto de la formación de profesor de yoga.

Primer paso: observación de la pareja de pie

Emparéjate con otro profesor o con alguien que esté en prácticas, uno en el papel de «observador» y el otro como «observado». El observador usa una ficha con tres ilustraciones del cuerpo en posición anatómica (frente, espalda y costado) para registrar

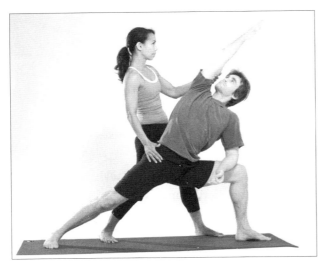

Practica el aprendizaje de la observación de tendencias posturales.

sus observaciones. No hay juicio sobre ninguna de las conclusiones. El observado avanza unos cuantos pasos hacia el frente y luego se detiene y permanece de pie en una posición normal como si estuviera haciendo cola para ver una película. Seguirá en esta posición durante unos cuantos minutos. No debe cambiar ni corregir su postura mientras el observador lo mira y escribe. Lo ideal es que la ropa de quien está siendo examinado permita que su postura pueda observarse fácilmente de los pies a la cabeza. El observador se coloca en cuclillas tras su pareja y la observación comienza por los pies:

- **Los pies:** ¿están rectos? ¿Un pie hacia fuera, otro hacia dentro? ¿Pies planos o con un arco excesivo?
- **Los talones:** ¿están alineados y rectos o desviados hacia el eje central o hacia los lados?
- **Los tobillos:** mirar y tocar. ¿Hay más tensión en un tobillo que en el otro? ¿Hay más tensión en la parte exterior del tobillo o en la interior?
- **Las rodillas:** ¿la parte trasera de la rodilla está dura o blanda, flexionada, extendida o hiperextendida?
- **Las caderas:** coloca las palmas hacia abajo y rectas sobre las caderas con los pulgares rectos a lo largo del sacro. ¿Están niveladas las caderas?
- **Los brazos:** ¿cuelgan uniformemente a los costados, o una mano está más adelantada que la otra? ¿Hacia dónde miran las palmas? ¿Hay un ángulo en el codo?
- **Los hombros:** ¿están igualados o nivelados? ¿Está uno de los hombros más alto que el otro?
- **La cabeza:** ¿está centrada entre los hombros? ¿Está inclinada o rotada hacia un lado?

Ahora el observador se coloca al lado de su pareja, en perpendicular, y se fija en lo siguiente:

- ¿El orificio del oído (conducto auditivo externo) está alineado con el hombro?

♦ ¿La cabeza se mueve por delante o por detrás del hombro?¿Los hombros están caídos hacia delante o echados hacia atrás?

♦ ¿El hombro está alineado con la cadera?

♦ ¿La parte superior de la espalda está encorvada (cifosis)? ¿El pecho está hundido?

♦ ¿La cadera está alineada con la rodilla?¿La pelvis está inclinada hacia delante o hacia atrás?

♦ ¿La rodilla está alineada con el tobillo? ¿Está hiperextendida?

♦ ¿El orificio ocular está alineado con el tobillo?

Ahora dedica unos cinco minutos a compartir los resultados con tu pareja, sin hacer ningún juicio, e intercambiad los papeles. Si se hace como parte de un proceso grupal, juntaos y preguntad: «¿Quién tenía la postura perfecta?». Descubrirás que casi todo el mundo presenta alguna anomalía postural.

Segundo paso: observación del laboratorio de las asanas

Para el profesor de yoga, el laboratorio de las asanas es uno de los métodos más eficaces para aprender a mirar, ver y relacionarse con los estudiantes en la práctica de las asanas. La preparación para este ejercicio incluye la lectura previa sobre la asana en la que nos centramos, el estudio de su anatomía funcional básica, los principios de alineamiento y acciones energéticas, así como la experiencia practicando la asana bajo diversas condiciones (momento del día, estación del año, estados de ánimo, calidad de bienestar, etc.). El método básico es mirar separadamente a cada uno de los tres o cuatro estudiantes «modelo» (normalmente copartícipes del programa de formación de profesores o de un taller de educación continua) cuyas expresiones de la asana seleccionada muestran las distintas dificultades que suelen encontrarse habitualmente en una clase: tirantez, debilidad, hipermobilidad, inestabilidad, falta de coordinación, etc. Sigue los pasos que vienen a continuación; aquí se usa el ejemplo de Parivrtta Trikonasana (postura del triángulo invertido):

♦ Antes de pedirle a alguien que haga de modelo para una asana, anímale a honrar su propia necesidad de seguridad y comodidad; esto incluye la opción de modificar la postura o salir de ella cuando lo desee. Alienta al resto del grupo a formular preguntas y ofrecer ideas con delicadeza y sensibilidad.

♦ Pídele al modelo participante que realice la asana basándose en su intuición. No ofrezcas ninguna instrucción verbal inicial, permítele guiarse por sí mismo en la realización de la asana. Aconséjale que cambie de lado cada vez que

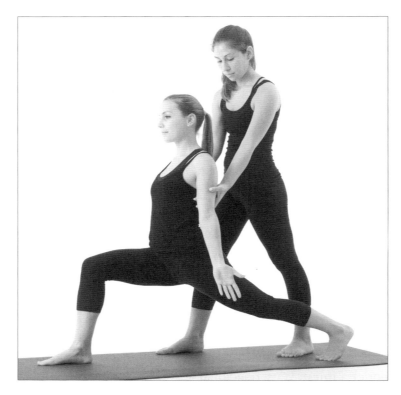

Sal de la esterilla para ver más claramente a los estudiantes.

sienta la necesidad de hacerlo pero que intente permanecer en cada lado todo el tiempo que pueda sentirse cómodo. Si modifica la posición que esperas que realice (por ejemplo, una rodilla hiperextendida), guíalo a adoptar esa postura en la medida en que le resulte cómodo para que los observadores puedan verla.

◆ Tómate un minuto para observar al estudiante caminando en un círculo completo a su alrededor. Recuerda que las asanas son una expresión de seres humanos únicos, no una «pose» o forma estática ideales.

◆ Lleva tu observación primero a lo que se encuentre más en riesgo en la asana. Mientras te preguntas a ti mismo qué está sucediendo ahí, pregúntale al modelo participante cómo se siente en esa parte de su cuerpo.

Ahora mira más exhaustivamente toda la expresión de la asana del estudiante modelo:

Respiración y sensación general: ¿cómo respira? ¿Parece cómodo? ¿Ansioso? ¿Equilibrado? ¿Firme? ¿Tranquilo?

Los pies y los tobillos: ¿cómo están alineados? ¿El pie adelantado está girado noventa grados? ¿Parece que los pies están enraizados y se están activando con pada bandha? ¿Dónde parece que descansa el peso: en el interior del pie, en el exterior, o está equilibrado? ¿Los pulgares están enraizándose suavemente o encogidos? ¿Qué sucede con los arcos?

Las rodillas: ¿la rótula está alineada hacia el centro del pie adelantado? ¿Está la rodilla doblada en flexión o hiperextensión? ¿La rótula revela activación del cuádriceps?

La pelvis: ¿está nivelada e igualada, inclinada hacia delante en rotación anterior, hacia atrás en rotación posterior o casi neutral? ¿Parece que está tirando hacia atrás y hacia abajo del isquion de la pierna adelantada como hacia el talón del pie atrasado?

La columna: ¿cuál es su posición en el área lumbar cuando se alarga desde la pelvis? ¿Está visiblemente curvada o torcida hacia un lado? ¿Parece que hay alguna compresión en la columna? ¿Qué curvas ves ascendiendo por las secciones torácica y cervical de la columna?

La caja torácica: ¿las costillas frontales inferiores sobresalen o se meten hacia dentro? ¿Las costillas posteriores están redondeadas? ¿Sobresalen las costillas laterales superiores? ¿Qué es lo que estas observaciones te dicen sobre la columna?

El pecho y la clavícula: ¿el torso está alineado con la pierna adelantada o está desviado? ¿El torso se abre al rotar, lateral con respecto al suelo, o girado hacia el suelo? ¿El pecho es ancho? ¿Las clavículas se separan?

Los hombros, los brazos, las manos y los dedos: ¿los omóplatos están empujando hacia abajo contra la parte posterior de las costillas o tienden a tirar de los hombros hacia las orejas? ¿El hombro inferior está rotado hacia delante o echado hacia atrás y hacia abajo? ¿Los brazos están extendidos separados entre sí y perpendiculares al suelo? ¿Están completamente extendidos? ¿Los codos están rectos, doblados o hiperextendidos? ¿Las palmas están completamente abiertas con los dedos totalmente extendidos?

¿Dónde está la energía del modelo?: ¿dónde parece estar aplicando su fuerza? ¿Enraizándose fuertemente desde el extremo superior del fémur hacia los pies? ¿Extendiéndose a lo largo de la columna y saliendo por la parte superior de la cabeza? ¿Irradiando a través de las puntas de los dedos desde el centro del corazón?

Si estás dirigiendo este proceso con otros profesores o estudiantes en prácticas, este es un momento oportuno para tratar las instrucciones verbales específicas y los ajustes durante la práctica que reflejan las observaciones. Este proceso debería incluir la secuenciación clara de las instrucciones, cómo combinar las instrucciones verbales y físicas y dónde y cómo hacer demostraciones de lo que estás enseñando. Durante el curso de un taller o un programa de formación, esto se podría hacer en un estilo circular en el que todos participen, con cada participante haciendo turnos para exponer la instrucción que considera más importante, hasta que el grupo haya guiado colectivamente al estudiante modelo en la realización y en la salida de la asana.

Tercer paso: practicar la enseñanza de la observación

La práctica guiada de la enseñanza es un componente integral de cualquier programa creíble de formación de profesores y una parte esencial de aprender a ver y guiar a los estudiantes en su práctica de las asanas. Empieza por enseñar una sola asana a otro participante. Simulando la realidad de una verdadera clase, tú adoptas el papel del profesor y tu pareja el de estudiante. Empleando lo que sabes (sin recurrir a instrucciones que no entiendes), guía a tu estudiante hasta la asana. Atraviesa el mismo proceso descrito para la observación del laboratorio de asanas, con la excepción de que ahora estás observando e instruyendo. Comienza con instrucciones puramente verbales.

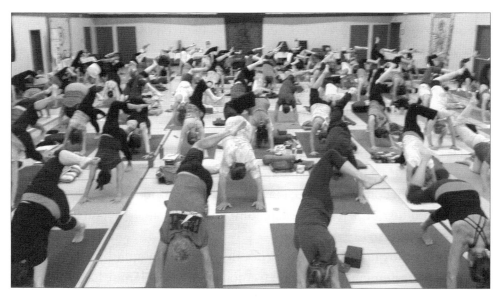

En las clases muy concurridas es más difícil observar a los estudiantes.

Conforme te va resultando más cómodo observar y dar instrucciones verbales simultáneamente, empieza a practicar las demostraciones de las asanas mientras guías a tu pareja (hablaré sobre la demostración más adelante). Tómate tu tiempo (teniendo en cuenta también sus necesidades), permanece atento a lo que tu pareja está haciendo y dale instrucciones verbales basadas en lo que ves y entiendes como los principios de la asana. Ve entrelazando las instrucciones verbales y las físicas, refiriéndote siempre a lo que estás alentando con tus instrucciones físicas.

Conforme progresas desde enseñar una asana a un estudiante a enseñar varias asanas a un pequeño grupo, nota lo que sucede con tu práctica observacional, instrucciones y demostraciones. Ahora experimentarás ver a cada estudiante haciendo algo ligeramente diferente, o muy distinto, de los demás de tu grupo. Emplea esta oportunidad para perfeccionar tu capacidad de observación visual. Continúa prestando una atención inicial a las áreas con mayor riesgo. Intenta tratar esos riesgos mientras te mantienes consciente de lo que está sucediendo con el resto de tu grupo. Nota la tendencia a volverte tan absorto en algo con un estudiante que momentáneamente pierdes de vista a todos los demás y desaparece tu conexión con ellos. Aquí llegamos a un punto en el que nuestra práctica personal de concentración y atención (estar concentrado y al mismo tiempo ser ampliamente consciente) tiene un beneficio tangible en la enseñanza.

Permite que tus facultades de observación se intensifiquen a medida que progresas en el aprendizaje y en la enseñanza independiente. Aplícalas al momento en el que por primera vez te encuentras y saludas a un estudiante nuevo. Mientras realizas la observación extensiva descrita anteriormente, fíjate en su postura natural al preguntarle sobre su experiencia. Uno de los beneficios de llevar a tus alumnos a Tadasana (postura de la montaña) al principio o cerca del principio de la clase es que te permite observar más fácilmente su postura básica. Luego expande tu observación con cada asana. Observa cómo las tendencias evidentes en Tadasana probablemente se manifiestan de una forma más pronunciada al pasar a asanas más complicadas. Usa esta observación para mejorar tu comprensión de cómo las distintas asanas incrementan las dificultades que se ven en las posiciones más básicas.

A lo largo de todo este proceso de aprender a ver y a relacionarte con los estudiantes, recuerda que estás enseñando yoga, no intentando que la gente realice unas posturas determinadas. Remítete una y otra vez al principio de yoga como *práctica de conciencia y despertar*, no como el logro de unos resultados. Trata de mirar a cada estudiante como el ser humano único y hermoso que es en ese momento. Explora cómo puedes compartir lo que estás viendo de una manera que ayude a ese estudiante a ver más fácil y claramente y a sentir su propio cuerpo, respiración y práctica. Recuerda el principio de *sthira*, *sukham*, *asanam*. Aplícatelo a ti mismo mientras lo fomentas en tus estudiantes. Sigue observando, sigue respirando, siente tu corazón y sigue entrenando tus facultades de observación.

Mejorar el acercamiento, la evaluación y la comunicación con los estudiantes

A medida que se acerca el momento de dar orientación táctil a tus alumnos, es importante que te preguntes cuál es la mejor manera de tratarlos, evaluarlos y comunicarte con ellos. Sigue estos tres pasos para la preparación de la asistencia y orientación táctiles:

1. Primero busca la belleza interna y externa. Muchos profesores se apresuran a buscar «faltas» en lugar de apreciar la belleza intrínseca y extrínseca del estudiante haciendo lo que esté haciendo en una determinada asana. Encuentra la belleza y reconócela ante ti y ante el estudiante. Esto ayudará a reforzar la idea de que estás trabajando con un auténtico ser humano en la práctica de asana en lugar de con un modelo que posa para una cámara; el primero es completamente real mientras que el segundo es una actuación artificial.

2. Luego, mira y trata lo que pueda correr un mayor riesgo, en caso de haberlo. Lo ideal es tratar los riesgos cuando damos instrucciones verbales y hacemos demostraciones para guiar a los estudiantes hasta una asana y su forma modificada o básica. No obstante, muchos acabarán en posiciones que podrían ser perjudiciales para ellos o causarles algún otro problema. Cuando observes a la clase al hacer la transición a una asana y desde ella, fíjate principalmente en cómo se mueven y en qué posiciones adoptan en relación con lo que corre un mayor riesgo. Si ves a estudiantes que aparentemente no siguen tus instrucciones relacionadas con la prevención de riesgos, refuerza estas instrucciones verbalmente y con una demostración física antes de ofrecer una instrucción táctil.

3. Busca la firmeza, la comodidad y la entereza en el rostro, los ojos, la respiración y la presencia energética en general. El rostro, los ojos y la respiración proporcionan una fuente de conocimiento instantáneo sobre cómo se siente y cómo le está yendo a alguien con una asana. La tensión se refleja inmediatamente en el rostro y los ojos nos ofrecen más información sobre la concentración de un estudiante en la práctica. También la respiración refleja el estado energético y nos aclara aún más si un estudiante está sintiendo estrés o agotamiento. Aconseja las modificaciones para hacer que la asana resulte lo bastante sencilla y accesible para que el alumno esté calmado y presente y sea por tanto más capaz de mejorar la forma de hacer lo que está haciendo.

LAS CUALIDADES DEL CONTACTO FÍSICO

Cómo tocamos es tan importante como cuándo y dónde lo hacemos. Es la forma de tocar lo que convierte este acto en una herramienta para la enseñanza. Las diversas cualidades del contacto físico ofrecen distintas formas de comunicación táctil en las que el profesor y el estudiante participan activamente para mejorar la comprensión y la experiencia de este último en la práctica de la asana. Algunas cualidades son definitivamente más sutiles que otras; cuanto más sutil es la cualidad, mayor puede ser la co-participación consciente del estudiante en esta experiencia compartida. Como vimos anteriormente, al dar instrucciones físicas más que hacer ajustes a los alumnos, lo que hacemos es trabajar individualmente con ellos guiándolos y ayudándoles a perfeccionar su práctica en consonancia con su objetivo y su estado físico. Estas son las formas básicas en que mejor podemos emplear la comunicación táctil con ellos.

Activadora o relajante: con un contacto activador podemos alentar la activación muscular y reforzar las instrucciones relacionadas con la dirección de la intención en el cuerpo. Por ejemplo, palpar ligeramente la parte superior de la cabeza en Tadasana mientras le dices al estudiante que empuje la cabeza contra tu mano ayuda a que la corriente de energía salga por esta área, mientras que presionar el talón del pie de la pierna enraizada en Supta Padangusthasana ayuda a la extensión y la acción energética a través de esa pierna y ese talón. Podemos utilizar cada uno de los ejemplos dados anteriormente para ilustrar el contacto clarificador aplicando más presión para crear instrucciones activadoras o relajantes, presionando los músculos con las yemas de los dedos de tal manera que el estudiante pueda sentir más plenamente la activación o relajación de los músculos.

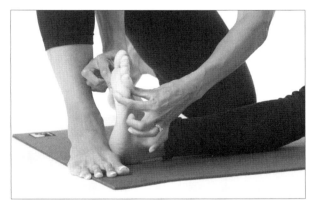

Activar el pie y la pierna en Supta Padangusthasana (postura del pulgar del pie recostado).

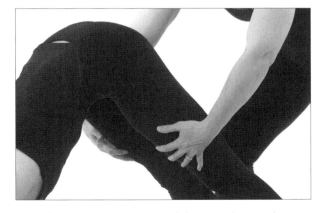

Clarificar la participación del músculo cuádriceps en Adho Mukha Svanasana (postura del perro hacia abajo).

Clarificadora: esta cualidad del contacto físico te permite averiguar si tu estudiante está activando ciertos músculos o realizando determinadas acciones energéticas, y conocer en qué medida lo hace. Por ejemplo, en Adho Mukha Svanasana, queremos ayudar a los estudiantes a activar los músculos cuádriceps como medio de estabilizar las piernas y estimular la inervación recíproca que permite a los tendones relajarse y extenderse; podemos hacerlo presionando ligeramente en los cuádriceps mientras le pedimos al estudiante que eleve la rótula y fijarnos para ver y sentir la reacción. Con Urdhva Dhanurasana (postura del arco hacia arriba), podemos aplicar el contacto clarificador prácticamente a la inversa: para ver si las fibras superiores del glúteo mayor están relativamente relajadas y por tanto hay menos presión alrededor de la articulación sacroilíaca.

Estabilizadora: aunque como principio general de enseñanza deberíamos siempre esforzarnos por ayudar a los estudiantes a ser independientes, a veces nos acercamos más a la meta por medio del apoyo activo. Muchas asanas implican desafíos al equilibrio que se acentúan aún más cuando el profesor sugiere una modificación o variación. Aquí podemos usar nuestro cuerpo para proporcionarle más estabilidad al estudiante, dándole solo lo poco o mucho que necesite para alcanzar ese propósito. Por ejemplo, podrías apoyar ligera pero firmemente tu cadera contra la suya en Ardha Chandrasana (postura de la media luna) o Vrksasana para ayudarle a mantener el equilibrio mientras utilizas las manos para ofrecer otras instrucciones físicas.

Enfática: con el contacto enfático, ligeramente más sugerente o directivo que el contacto activador o relajante, ofrecemos una ligera instrucción superficial para ayudar a un movimiento específico, como el estiramiento y rotación del torso en Utthita Parsvakonasana. Aquí podemos aplicar más o menos presión táctil dependiendo de lo que percibimos al tocar, o de alguna otra forma, en la reacción del estudiante. La intención de esta cualidad del contacto es ayudarle a entender mejor la dinámica de la estabilidad, la

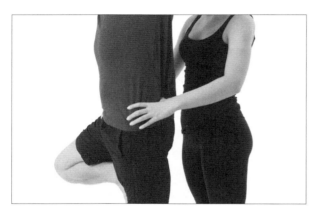

Estabilizar el equilibrio de un estudiante en Vrksasana (postura del árbol).

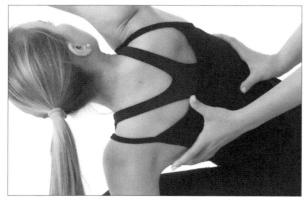

Enfatizando la expansión y rotación en Utthita Parsvakonasana (postura del ángulo lateral extendido).

comodidad y el movimiento en la asana (o durante la transición al entrar o salir de ella) y sugerirle cómo podría mejorar su postura o su acción energética.

Movilizadora: si nuestras instrucciones verbales y demostraciones son claras, casi nunca tendremos que ayudar a un estudiante a cambiar de manera esencial la posición de su cuerpo. Normalmente es mejor pedirle que salga de la asana para abordarla de nuevo prestando atención a la posición deseada. Cuando cambiamos de forma significativa la posición de una parte de su cuerpo, efectuamos un cambio en su alineamiento básico. Por ejemplo, en Jathara Parivartanasana (postura de torsión invertida) muchos estudiantes no desplazan la parte inferior de la cadera hacia el centro de la esterilla mien-

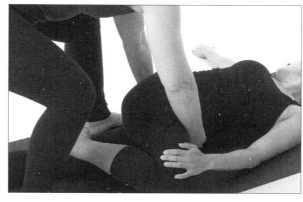

Moviendo a una estudiante para colocar la parte inferior de su cadera en el centro en Supta Parivartanasana (postura reclinada invertida).

tras hacen la transición hasta esa asana, creando por tanto una especie de curvatura posterior en la columna que desvirtúa la torsión más auténtica que de otro modo crea esta asana. El toque movilizador de este ejemplo implica levantar al estudiante y desplazar la parte inferior de su cadera hacia el centro.

Enraizadora: el esfuerzo de avanzar o profundizar en una asana suele perjudicar a sus cimientos y, por tanto, hay más probabilidades de crear tensión. Con el contacto físico enraizador presionamos una parte del cuerpo para mejorar los cimientos, permitiendo así que el estudiante explore la postura de forma más segura. Por ejemplo, muchos alumnos se esfuerzan tanto para tratar de inclinar su torso en Paschimottanasana que los isquiones pierden su enraizamiento activo, lo que afecta al espacio del área lumbar de la columna mientras se crea más presión en los discos intervertebrales y tensión en los ligamentos lumbares. Al presionar firmemente hacia abajo en la parte posterior de la pelvis (el hueso ilion), le proporcionamos al estudiante el enraizamiento que le permitirá un mayor estiramiento de la columna.

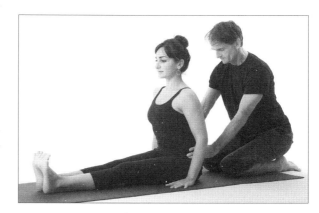

Contacto enraizador para mantener los isquiones de una estudiante enraizados en el suelo en Paschimottanasana (postura de flexión anterior sentada o de estiramiento hacia el oeste).

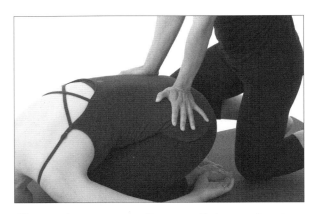

Alentando a una estudiante en Balasana (postura del niño).

Alentadora: ofrecer un contacto humano alentador puede transmitir apoyo emocional y compasión. Por ejemplo, apoyar sencillamente la mano en la espalda de un estudiante en Balasana puede ayudarle a conseguir una relajación más profunda y transmitirle una sensación de cariño. Es importante tener claros tus motivos y tu acción al ofrecer este tipo de contacto para que sea alentador en lugar de inapropiadamente sensual.

CÓMO NO TOCAR

Saber cómo tocar es importante, pero saber cómo no tocar es fundamental. Aunque saber cómo tocar nos proporciona pistas e información sobre cómo no hacerlo, muchos profesores de yoga no tienen del todo clara la importancia de permanecer en la esfera de las instrucciones físicas apropiadas y con conocimiento de causa o no se han comprometido lo suficiente a reconocerla. Vamos a examinar varios tipos comunes de contacto inapropiado durante la práctica:

- ◆ **Desde lejos:** en el capítulo 2 comenté la importancia de trabajar con una biomecánica segura, entre otras cosas, al hacer ajustes cercanos a los estudiantes. Hacer un ajuste práctico alejado del cuerpo en el que guíes al alumno o lo muevas tomando y moviendo su brazo o su pierna desde la mano o el pie es sencillamente innecesario y ofrece un gran peligro a las articulaciones hipermóviles o afectadas. Asir desde lejos una parte del cuerpo crea un efecto de palanca excesivo. Así, tomar la parte superior de la mano en Utthita Trikonasana (postura del triángulo extendido) para modificar la posición del brazo puede causar la subluxación del hombro; presionar hacia abajo sobre las manos en Prasarita Padottanasana C (flexión anterior con pierna extendida C) crea un efecto de palanca excesivo contra la articulación del hombro al tiempo que causa una mayor hiperextensión en el codo de los estudiantes con problemas de hipermovilidad, o tirar hacia arriba de los hombros en Urdhva Mukha Svanasana (postura del perro hacia arriba) o Bhujangasana (postura de la cobra) es un movimiento que se hace lejos del área lumbar y puede causar daños en la zona inferior de la columna.

- **Con fuerza:** al explorar los límites en las asanas y entre ellas, lo ideal es que los estudiantes sintonicen con su respiración y se dejen guiar por ella en su práctica como una fuente principal de orientación que respeta su propia intención mientras cultivan la firmeza y la comodidad. Todo esto puede verse gravemente afectado por un ajuste realizado con fuerza, o peor aún, la fuerza puede causar una lesión cuando se empuja a un estudiante, se tira de él o se le hace rotar más allá de su ámbito seguro de movimiento. Un ajuste forzado común se produce cuando un profesor ayuda a un alumno a envolver y asir algo en asanas como Marichyasana C (postura del sabio Marichi C), las variaciones de Ardha Matsyendrasana (media postura del señor de los peces) o Utthita Parsvakonasana. La asistencia forzada en cada uno de estos ejemplos puede dañar fácilmente el rodete glonoideo, alrededor del hombro, y los ligamentos a lo largo de la columna vertebral.

- **Vacilante:** nuestras instrucciones prácticas deberían ser específicas e intencionadas. Cuando movemos erráticamente las manos debido a nuestra propia confusión o indiferencia, es probable que el estudiante al que estamos tocando se sienta confuso y por consiguiente pierda la concentración en su práctica. La causa más común de estas instrucciones vacilantes es la falta de certeza sobre lo que uno quiere conseguir con la instrucción y la mejor forma de alcanzar ese propósito. Si enseñas lo que sabes, en lugar de detenerte a hacer conjeturas mientras estás enseñando, sencillamente no harás un ajuste hasta que conozcas tu objetivo y cómo lograrlo (todo esto surgirá en el momento al conectar con el estudiante durante el proceso de comunicación entre ambos).

- **A ciegas:** parte del arte de enseñar consiste en estar totalmente presente en lo que estás haciendo. Al dar orientación táctil es importante prestar atención al estudiante con el que estás trabajando, aunque al mismo tiempo seas consciente de lo que sucede con los demás asistentes a la clase. Mientras posas las manos sobre un estudiante y luego empiezas con la instrucción que vayas a darle, permanece completamente presente con él y el ajuste para ver y notar lo que estás haciendo y cómo responde él. Si intentas guiar a ciegas, es presumible que tus instrucciones sean poco útiles y probablemente confusas; y lo que es peor, haciendo ajustes a ciegas hay más probabilidades de que presiones articulaciones y órganos vulnerables e inconscientemente toques de forma inapropiada.

- **Desestabilizador:** a veces nuestras mejores intenciones como profesores pueden ocasionarles problemas a nuestros estudiantes. Mientras les ofrecemos apoyo con la intención de estabilizarlos fácilmente podemos provocar justo lo contrario. Por ejemplo, al proporcionarle un apoyo añadido al equilibrio de un estudiante en Parivrtta Trikonasana mientras le dan instrucciones para estirar y rotar la columna vertebral, es frecuente que inconscientemente los profesores hagan que se vuelva dependiente de ellos para su equilibrio general; cuando el profesor se aleja del estudiante, este tiende a perder la estabilidad del equilibrio y puede incluso llegar a caerse. Se trata principalmente de concentrar la atención: en las asanas en las que juega un papel importante el equilibrio presta una mayor atención a apoyar muy ligeramente su equilibrio (tanto o tan poco contacto y presión como sean necesarios) mientras das otras instrucciones y te haces aún más consciente de cualquier cambio que se produzca en su equilibrio al relajar gradualmente el contacto con él.

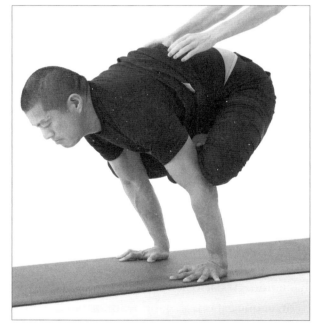

Es fácil desestabilizar a un estudiante en asanas donde el equilibrio juega un papel importante como Urdhva Kukkutasana (postura del gallo hacia arriba).

♦ **Al azar:** el contacto físico al azar es parecido al vacilante pero quizá más intencional y consiste en dar instrucciones sin ninguna lógica ni orden, basándose más bien en el capricho (que a veces se disfraza arrogantemente de intuición). Además, como sucede con las instrucciones vacilantes, suele confundir y distraer. Entendiendo los fundamentos de la asana y permaneciendo pendiente del estudiante con el que estás, le darás instrucciones que le resulten comprensibles mientras explora la asana desde sus cimientos.

♦ **Inapropiado:** el término *inapropiado* es muy amplio y abarca todo el contacto físico que no se basa en una clara comprensión del alineamiento del cuerpo y la biomecánica segura o que se salta los límites personales con un toque excesivamente sensual o sexual. Plantéate no solo dónde tocas sino cómo lo haces. Sabrás si la cualidad del toque es inapropiada comparándolo con tu propósito como profesor de apoyar a los estudiantes en su práctica.

El instinto de conservación y la posición del profesor

Cuando los profesores trabajan con sus estudiantes, suelen perder su propio enraizamiento y comodidad. Si permaneces enraizado y atento a tu propia estabilidad y comodidad, podrás guiarlos y apoyarlos mejor. Colocarte en una posición estable y cómoda y pasar luego al ajuste sintiendo tu propia estabilidad y comodidad hará que no te lesiones mientras ayudas a los estudiantes. Esto requiere prestar una especial atención a tu zona lumbar, muñecas y partes de tu cuerpo que estén distendidas o que sean más vulnerables a las lesiones. Al dar asistencia de pie mantén las rodillas dobladas. El tamaño relativo de tu cuerpo y el de tus estudiantes será un factor significativo para determinar tu posición. Puede que estés de pie, de rodillas o sentado, o que te coloques en otras posiciones que te permitan trabajar con más estabilidad y comodidad mientras permaneces atento a un alumno. En lugar de adoptar una postura determinada para cada ajuste, ábrete a la posibilidad de experimentar y descubrir cómo tu propio cuerpo se protege a sí mismo mientras das asistencia activa. Al proporcionar asistencia táctil trata de mantener una extensión neutral en las muñecas y de hacer en cada clase algunos estiramientos sencillos de muñeca para mantenerlas sanas y en forma.

CINCO PASOS BÁSICOS PARA DAR INSTRUCCIONES Y ASISTENCIA PRÁCTICAS

Como vimos anteriormente, las instrucciones prácticas y la asistencia son algunos de los métodos que podemos utilizar para ofrecer orientación a los estudiantes. Siempre que des instrucciones verbales combinadas con demostraciones eficaces, la mayoría de ellos no necesitará instrucciones táctiles. Para aumentar la eficacia de las instrucciones habla despacio al tiempo que abordas lentamente la asana que estés enseñando, haciendo hincapié, de una manera ligeramente teatral, en lo que desees resaltar mientras haces la transición a esta postura desde una posición en frente de la clase en la que haya el máximo contacto visual entre tú y todos tus estudiantes. Trata de evitar decir lo que *no* hay que hacer; en su lugar, pon énfasis en lo que hay que *hacer*. (Decir lo que no hay que hacer suele provocar confusión, especialmente si no oyen la parte del «no» de tu instrucción.) Trata de ordenar tus instrucciones verbales tal y como explico detalladamente en el capítulo cuatro de *Secuencias de yoga*. Procura ofrecer a tus estudiantes instrucciones verbales sobre lo que ves que están o no están haciendo mientras realizan la transición a la asana y concédeles la oportunidad de expresarlas físicamente antes de apresurarte a ayudarles.

Durante las demostraciones, colócate frente a tus estudiantes de manera que todos puedan verte mejor, y viceversa. Una vez hecho esto, obsérvalos para determinar qué directrices adicionales o clarificadoras son más necesarias. Reconoce que incluso el más apto puede creer que ha adoptado la posición que explicaste y de la cual hiciste una demostración cuando, en realidad, podría estar muy equivocado. A los alumnos menos aptos y experimentados, así como a los que aprenden mejor a través del tacto, les beneficiaría que ofrecieras orientación táctil desde que empiezas a enseñar. De no hacerlo así, podrías salir de la esterilla al terminar tu demostración y caminar por la sala para observarlos mejor y quizá ofrecer la orientación más detallada que estimes necesaria. Al enseñar, dedícate a enseñar. Realiza tu práctica personal en otro momento.

Para mejorar la participación interactiva con el estudiante, palpa ligeramente las áreas en las que se produce el movimiento que estás explicando y ofrécele una instrucción verbal para que dirija su respiración y su movimiento hacia esa leve presión, mientras sigues apretando en la misma medida en la que él se mueve hacia tu punto de contacto. Como método general para asistir al estudiante al explorar sus límites en las asanas, aléjate siempre ligeramente de donde puede ir cómodamente con cada inspiración y luego, en las espiraciones, dale instrucciones y aliéntalo a que vaya un poco más lejos, con independencia de la manera en que lo estés instruyendo. Al mantener el contacto mientras le pides que respire hacia esa ligera resistencia que le ofreces con tu instrucción táctil, puede sentir y crear más fácilmente los movimientos sugeridos para perfeccionar gradualmente la asana. Este método se explicará con más detalle y ejemplos en cada uno de los cinco pasos básicos para dar apoyo táctil.

Primer paso: estabilizar y relajar

La prioridad fundamental de la enseñanza práctica es asegurar la estabilidad y comodidad de los estudiantes en su práctica. Esto, como sucede con los demás aspectos de la instrucción de las asanas, comienza por las instrucciones verbales y la demostración. Una vez que hayas decidido que la asistencia práctica es conveniente y que el estudiante esté de acuerdo, deberás centrarte primeramente en tratar las cuestiones básicas de riesgo que puedan ocasionar lesiones o producir complicaciones en alguna afección previa. Como casi todos los problemas de incomodidad surgen de unos cimientos defectuosos, después de tratar los riesgos, dedícate a establecer los cimientos adecuados de las asanas, o a mejorarlos. Esto puede implicar un cambio de posición (pedirle al estudiante que salga de la postura y vuelva a comenzar), el uso de apoyos, así como modificaciones que establezcan los cimientos de la asana para ese estudiante en particular de manera diferente a la que has enseñado en clase. Cuando hayas establecido los cimientos, dale instrucciones táctiles (utilizando la cualidad enraizadora del tacto) para aumentar su acción enraizadora. En los casos en los que esa acción no se dirija principalmente hacia el suelo, proporciónale un punto de resistencia contra el que pueda presionar.

Por ejemplo, si está recostado en posición supina en Supta Padangusthasana, coloca el pie o la mano contra su talón mientras lo guías verbalmente para que presione contra tu punto de contacto, acompañándolo en su esfuerzo y animándolo así a mantener una presión mutua elevada y al mismo tiempo cómoda y llevadera. A continuación, trabajando en sincronía con sus patrones de respiración, guía física y verbalmente la relación entre raíces, respiración y comodidad, manteniendo tus instrucciones de enraizamiento y resaltando la amplitud que se produce durante las inspiraciones y la liberación y relajación producidas durante las espiraciones. Presta una renovada atención a la respiración resaltando las mismas cualidades de firmeza y comodidad en el flujo mismo de la respiración, alentando una conexión múltiple entre las cualidades de la respiración y el cuerpo-mente.

Segundo paso: estirar la columna

Prestando atención a la columna, céntrate en trabajar desde los cimientos de la asana para cultivar más espacio, especialmente a lo largo de toda la extensión de la columna. Aquí estás guiando la conexión entre las raíces y la extensión. Manteniéndote atento a los cimientos, trabaja siguiendo el flujo de la respiración del estudiante para guiar física y verbalmente el estiramiento de la columna: con su inspiración aliéntalo a expandirse y estirarse desde las raíces de la asana, ascendiendo por todo lo largo de la columna; con la espiración, alienta el mantenimiento de esa amplitud junto a una sensación de liberación y relajación. Pálpale ligeramente la parte superior de la cabeza mientras lo instruyes para que se estire en la dirección de ese punto de contacto. En asanas como Sirsasana (postura del pino sobre la cabeza), ejerce este contacto sobre los pies para guiar el estiramiento de la columna y de la totalidad del cuerpo. Con la mayoría de los estudiantes esto implica acentuar el contacto sugiriendo con tus manos el estiramiento continuo de la columna sin sacrificar la estabilidad ni la comodidad. Esta instrucción te proporciona la situación perfecta para hacer hincapié en una respiración centrada en el corazón, aumentando aún más la amplitud y la conexión con la propia intención durante la práctica.

Tercer paso: rotar, flexionar y extender la columna

Para rotar, flexionar o extender la columna es necesario estirarla previamente. Muchos estudiantes tratan de realizar una torsión, una flexión anterior o una posterior antes de estirar la columna al máximo de una manera cómoda, dificultando así cualquiera de esos movimientos posteriores y haciéndolos menos atractivos internamente, con lo cual se limita la amplitud de movimiento y se incrementa la probabilidad de una lesión. Al trabajar desde los cimientos de la asana, da siempre instrucciones para estirar la columna durante las inspiraciones (ayudando así a crear espacio), mantener ese espacio durante las espiraciones e iniciar un movimiento que gradualmente da lugar a una rotación, flexión o extensión iniciales de la columna que se mantiene durante las espiraciones. Estas instrucciones se aplican a tres cualidades del contacto físico: enraizadora, enfática y ligeramente movilizadora. Este es un proceso dinámico y continuo que debería guiarse en sincronía con el patrón de respiración del estudiante: inspirar, enraizar y estirar (al tiempo que se distancia ligeramente de cualquier rotación, flexión o extensión); espirar, rotar, flexionar, o estirarse más. En todas estas instrucciones utiliza el método de la presión mutua al guiar al estudiante a respirar en el punto de contacto que le estás ofreciendo, manteniendo un contacto dinámico en el que percibe más claramente las instrucciones y le resulta más fácil seguirlas.

Cuarto paso: perfeccionar la asana

Los tres primeros pasos establecen los elementos básicos de la asana. A continuación, explorando a partir de esta base, dirige tu instrucción a perfeccionar la asana para desarrollar una sensación de ecuanimidad en la intensidad de la experiencia. En lugar de pensar que esto trae una mayor profundidad o complejidad a la asana, deja que ese perfeccionamiento se dirija a simplificarla en lo referente a los fundamentos de su raíz, extensión y cualquier otra acción energética que una determinada asana requiera. Guía verbalmente al estudiante a concentrarse en la respiración para renovar su flujo equilibrado y constante, a mantener la mirada firme pero relajada y a entrar en contacto consigo mismo para descubrir maneras más sutiles de realizar la asana con naturalidad sin por ello dejar de sentir su importancia. Recuerda: persevera en la práctica de *abhyasa* del desapego, *vairagya*. Luego deja que tu orientación práctica se dirija a los aspectos de la asana que podrían ser objeto de esta exploración de perfeccionamiento; tu orientación táctil empleará ahora las cualidades más clarificadoras y enfáticas del contacto físico. Recuérdale una y otra vez a tu alumno que vuelva a conectar la respiración con el movimiento, la respiración con la sensación y la respiración con la conciencia del cuerpo-mente.

Quinto paso: profundizar la asana

Una vez establecidos los elementos esenciales de la asana y tras haberlos perfeccionado con la estabilidad y comodidad de la respiración, alienta al estudiante a seguir profundizando en su exploración sin perder esas cualidades esenciales. Profundizar en la asana puede consistir sencillamente en mantenerla durante más tiempo mientras seguimos explorándola para perfeccionarla. Asimismo podría consistir en avanzar en ella, realizando, por ejemplo, variaciones que introduzcan elementos nuevos. Ten en cuenta que intentar realizar variaciones que profundicen una asana no tiene sentido si antes no se han dado los cuatro pasos previos que te presento aquí. Más bien, lo más probable es que apresurarse a variar o profundizar de alguna manera la expresión de la asana socave su integridad, interrumpa el proceso yóguico de conectar conscientemente la respiración con el cuerpo-mente y cree una senda que, más que a unos buenos resultados, lleve a lesiones. Reserva tu asistencia práctica para aquellos estudiantes que hayan avanzado progresivamente desde el primer paso hasta el cuarto, y anima a retroceder, bajar el ritmo y permanecer en la práctica a todos los que se estén esforzando. Recuérdales que no se trata de lo lejos que llegamos, sino de cómo llegamos.

LAS POSICIONES Y TÉCNICAS DE LOS AJUSTES DE YOGA

Las cualidades del contacto físico que hemos visto nos ofrecen una metodología general que podemos utilizar al trabajar con nuestros estudiantes. Aquí se examinarán las técnicas prácticas específicas y se ofrecerán ejemplos para aclararlas. Estas técnicas variarán según tus propósitos, tu altura en relación con el estudiante, el tamaño de tus manos y el la envergadura y el estado del estudiante al que estás instruyendo. Existen innumerables variaciones y permutaciones de estas posiciones y técnicas táctiles que aparecen en la segunda parte del libro, entre ellas muchas en las que se utilizan otras partes del cuerpo. Puedes probarlas todas y ver cuáles te funcionan mejor para guiar a tu clase.

Las posturas físicas

La posición que adoptas es importante para tu propio bienestar y para asistir de la mejor manera a los estudiantes. Hay tres posturas básicas que puedes y debes variar dependiendo de la asistencia, necesidades y dimensiones de tus alumnos o de las tuyas: de pie, de rodillas y sentado. A continuación tienes tres ejemplos de cada postura:

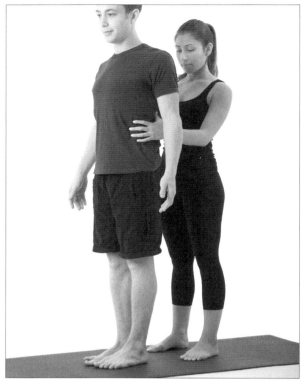

La **postura de la montaña** consiste en permanecer con las dos piernas rectas al hacer Tadasana. Dependiendo de tu altura y de la del estudiante al que estás asistiendo, las piernas se mantienen totalmente extendidas y los pies separados al ancho de las caderas, con variaciones en la posición del pie para reforzar la estabilidad.

Postura de la montaña.

En la **postura del caballo** los pies están separados entre sesenta y noventa centímetros y las rodillas flexionadas, proporcionando una base estable y relajación en la zona lumbar y sirviendo como un punto de apoyo más sólido al empujar con los brazos y las manos.

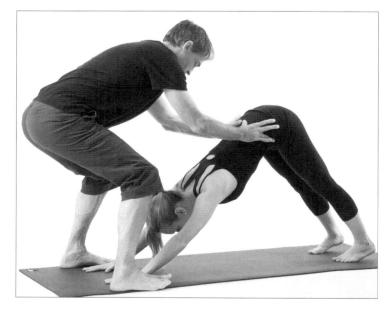

Postura del caballo.

La **postura de la cadera** permite apoyar esta parte del cuerpo contra la cadera, la espalda o el hombro de un estudiante para ayudarle a estabilizar el equilibrio y su posición básica, al tiempo que fomenta el perfeccionamiento en los demás aspectos de la asana (como el estiramiento de la columna o la rotación del torso o el brazo).

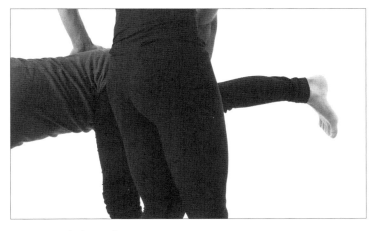

Postura de la cadera.

La **postura de la rodilla doblada** es una posición arrodillada que te permite trabajar más eficazmente a una altura media. Esta postura es útil para trabajar a media altura con los estudiantes en asanas de pie, dependiendo de tu altura con relación a la suya. Tiene muchas aplicaciones, entre ellas en asanas de pie como Virabhadrasana II (postura del guerrero II), donde puedes utilizar la cadera de tu pierna no arrodillada para ayudar a estabilizar la posición de la cadera del estudiante.

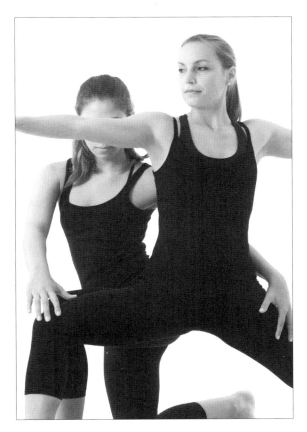

Postura de la rodilla doblada.

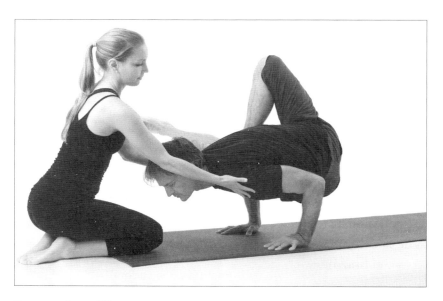

Postura de rodillas.

Con las rodillas en el suelo extendidas hacia atrás o con los dedos metidos hacia dentro, la **postura de rodillas** te proporciona estabilidad y un buen punto de apoyo al trabajar con estudiantes en numerosas asanas sentadas y en otras en las que el foco de tu asistencia se centra a unos sesenta centímetros del suelo.

La **postura de la silla baja** es parecida a la forma original de Utkatasana (postura de la silla) tal y como se describe en el *Hatha Yoga Pradipika*. En esta variación de la asana, los dedos de los pies están metidos hacia dentro y los talones alzados; las rodillas y las manos se utilizan para prestar la asistencia. Normalmente esta postura se usa para deslizar las rodillas hasta el músculo cuadrado lumbar en asanas como Baddha Konasana (postura del ángulo con ayuda o postura del zapatero) o Malasana (postura de la guirnalda). Dependiendo de la posición y la flexibilidad del estudiante, las rodillas pueden subir aún más hacia la zona lumbar (*no sobre la columna*), apoyando las espinillas sobre el punto de presión a los lados de la columna del estudiante (inicialmente en los músculos cuadrado lumbar, y posiblemente subiendo aún más a los lados de la columna).

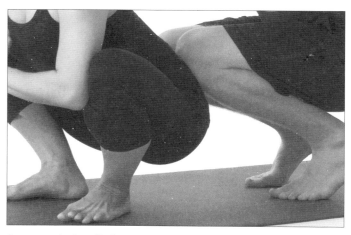

Postura de la silla baja.

La **postura sencillamente sentado** lleva al profesor al suelo y le facilita dar asistencia a los estudiantes en muchas posiciones sentadas y supinas. Es mejor usarla cuando tenemos que dar instrucciones ligeras y hay poca necesidad de contar con un punto fuerte de apoyo para hacer presión.

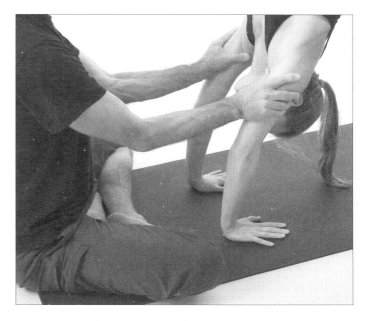

Postura sencillamente sentado.

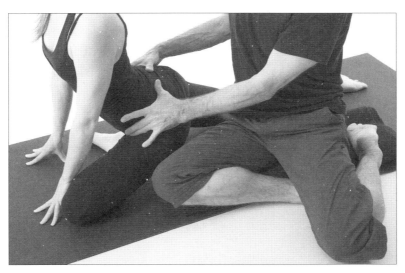

Postura Noose.

Parecida a Virasana (postura del héroe), excepto que nos sentamos a ambos lados de los talones como haríamos al sentarnos para Bharadvajrasana A (postura del sabio Bharadvaj A), la **postura Noose** es útil para colocarse cerca del estudiante en asanas simétricas en las que la asistencia física se da mejor por la espalda.

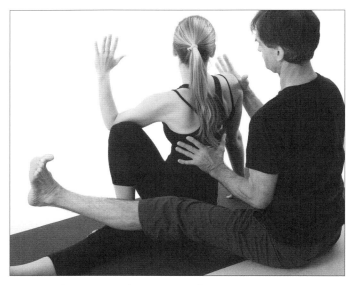

Postura de piernas abiertas ampliamente.

La postura de **piernas abiertas ampliamente** es prácticamente una Upavista Konasana erguida (postura de flexión anterior sentada en ángulo amplio) en la que tenemos la opción de usar el peso de las piernas para acentuar el enraizamiento de las piernas del estudiante mientras usamos las manos para dirigir otras acciones.

Posiciones y movimientos de las manos

En la **manipulación de cadera** las manos se colocan alrededor de la parte posterior de la pelvis con los pulgares señalando hacia el sacro y los dedos extendidos alrededor de la espina ilíaca posterior superior. Esto te permite dirigir simultáneamente el enraizamiento de los isquiones y la rotación anterior de la pelvis en casi todas las asanas sentadas.

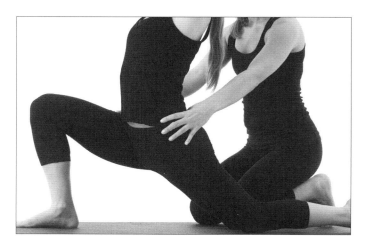

Manipulación de cadera.

Con la posición de las **palmas abiertas**, abrimos y extendemos totalmente los dedos para crear una palma abierta que normalmente se aplica en la asistencia orientada al movimiento. La palma abierta proporciona una fuente directa de contacto, mientras que los dedos extendidos ofrecen una energía más centrada al contacto palmar con el estudiante. Es la posición ideal de la mano al asistir en la mayoría de las torsiones y en otras muchas aplicaciones.

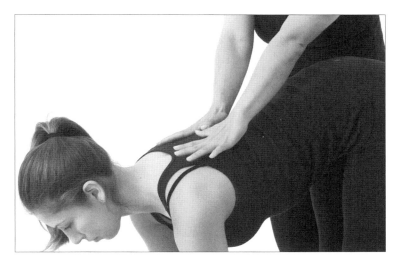

Palmas abiertas.

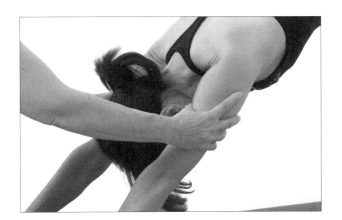

Rotar un miembro asiéndolo.

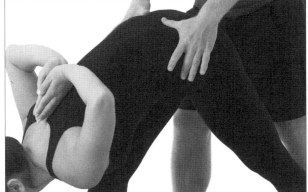

Rotar un miembro asiéndolo es una instrucción táctil enfática, estabilizadora o movilizadora aplicada desde una distancia corta sobre los brazos o los muslos para acentuar su rotación. Si se hace con fuerza, es importante subrayar la estabilidad del torso-cintura escapular al trabajar con los brazos o la de la pelvis al trabajar con las piernas.

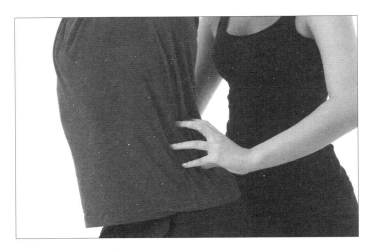

Extender los dedos.

Extender los dedos empieza con las puntas de los dedos acercándose ligeramente entre sí antes de extenderlas y alejar los dedos del plano medio del cuerpo con objeto de abarcar más espacio, como sucede con el alargamiento uniforme del borde inferior de la caja torácica elevándolo y alejándolo del borde superior de la pelvis para crear más espacio en la sección lumbar de la columna. En la sección sobre Tadasana del capítulo cuatro verás un ejemplo de esta instrucción táctil al asistir a los estudiantes.

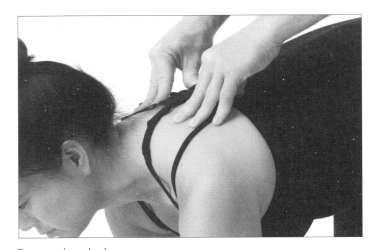

Retraer los dedos.

Al contrario que al extenderlos, al **retraer de dedos** estamos dando instrucciones con el movimiento opuesto de las puntas de los dedos; empezamos extendiéndolos y separándolos ampliamente, y atrayéndolos luego hacia la punta del pulgar opuesto para abarcar más espacio en las áreas de las que las puntas de los dedos se están alejando. Esta instrucción se aplica normalmente con las puntas de los dedos al otro lado del borde superior de la escápula y los pulgares colocados tan lejos de las escápulas como sea posible para crear más espacio alrededor del cuello en las asanas en las que los omóplatos tienden a elevarse y oprimir esa zona.

La **rotación contraria** te permite dar instrucciones simultáneamente para acciones opuestas sobre una articulación. Con las instrucciones apendiculares, se suele dar junto a una instrucción estabilizadora o movilizadora sobre el esqueleto axial o cerca de él, acentuando la rotación sin perder el alineamiento ni las acciones energéticas de la parte más cercana o axial del cuerpo en asanas como Upavista Konasana or Baddha Konasana. Igualmente es útil para alentar una mayor extensión de la columna torácica y con ella un cen-

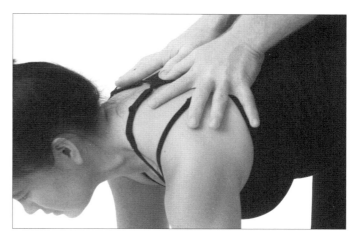

Rotación contraria.

tro del corazón más amplio, al dar instrucciones para inclinar hacia delante el esternón y al mismo tiempo empujar los omóplatos hacia abajo contra la parte posterior de las costillas en las asanas de flexión anterior más pronunciadas. (En la sección sobre Ardha Uttanasana del capítulo 4 encontrarás un ejemplo de esta instrucción aplicada a la asistencia de estudiantes).

Golpear ligeramente **con los dedos** es una instrucción táctil eficaz para ciertas acciones enérgicas que requieren una cualidad de contacto enfática o activadora. Es parecida a extender los dedos solo que se hace mediante golpecitos para sugerir activación. Aquí vemos un ejemplo de esta instrucción aplicada a los arcos mediales del pie; su propósito es despertar pada bandha.

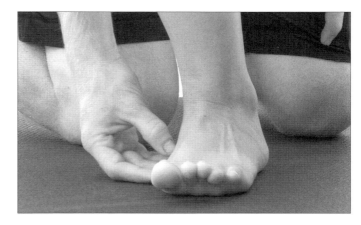

Golpear con los dedos.

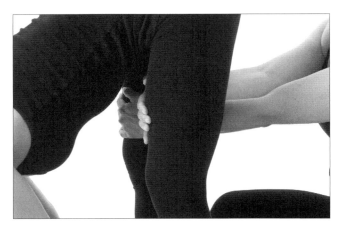

Muñecas cruzadas.

La posición de **muñecas cruzadas** te permite guiar la rotación interna de los muslos con una cualidad enfática de contacto. Normalmente se aplica por la espalda en Adho Mukha Svanasana. En esta postura, al cruzar las muñecas, asir los muslos y tirar hacia atrás, se rotan internamente los fémures y se acentúa el estiramiento de la columna.

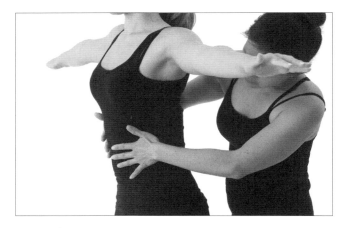

Manos ligeras.

Las **manos ligeras** son una clase específica de posiciones de las manos en las que intuitivamente las aplicas con una presión muy leve, como cuando en Tadasana guiamos al estudiante para que meta ligeramente hacia dentro las costillas flotantes.

AL SEPARARTE DE UN ESTUDIANTE

Es importante prestar tanta atención a cómo te separas de un estudiante como se la prestas a cómo acercarte a él. Siempre que des asistencia práctica, empieza a separarte haciéndole sentir que lo estás soltando. Hazlo gradualmente para asegurar su estabilidad y tu propia estabilidad y comodidad, así como para ayudarle a regresar suavemente a su postura o movimiento con mayor autonomía. Esto tiene una importancia especial en las asanas que conllevan equilibrio o una actividad física o energética intensas y en las que un cambio repentino de presión puede provocar un movimiento involuntario.

Al separarte deberías tener presentes diversos factores, como las cualidades de una asana específica, si el estudiante permanecerá en ella o si hará la transición con tu ayuda, el tiempo empleado en la asistencia, tu impresión del estado del estudiante al empezar a alejarte de él y tu propio bienestar. Para empezar, piensa en hasta qué punto depende de tu apoyo. Cuanto más dependa, más gradual debe ser la separación mientras le explicas lo que está sucediendo y lo que está a punto de suceder. Este es un aspecto importante en cualquier asistencia en la que el estudiante dependa relativamente de tu apoyo en ese momento. Estos dos ejemplos opuestos ilustran cómo funciona ese mecanismo de depender y romper la dependencia:

♦ El equilibrio puede ser difícil en Parivrtta Trikonasana y es prácticamente imposible no afectarlo al dar asistencia. Por tanto, cuando empiezas a separarte del estudiante, es importante sentir su estabilidad, tocándolo ligeramente para guiarlo con suavidad hacia un equilibrio centrado en el que depende totalmente de sí mismo.

♦ Al llevar a un estudiante más allá de la amplitud de movimiento que es capaz de alcanzar por sí mismo, especialmente en las flexiones posteriores de contracción como Salabhasana A (postura de la langosta A), retirar el apoyo que le has estado proporcionando lo hará descender al punto en el que tiene el control muscular; en este ejemplo esto puede causar un reflejo de estiramiento en los músculos erectores de la columna en el que un agarrotamiento repentino de esos músculos tal vez provoque distensión. Al apoyar a un estudiante haciéndole ir más allá de la amplitud de movimiento que puede controlar por sí mismo, asegúrate siempre de acompañarlo suavemente hasta el punto en que recupera su propio control y solo entonces retira gradualmente tu apoyo.

Si vas a seguir dando asistencia durante la transición de salida de una asana, podrías prestar apoyo al movimiento de transición de una manera que ayude a resaltar las acciones energéticas que suavizarán y facilitarán el movimiento. Aquí tienes tres ejemplos distintos para ilustrar el valor de este apoyo con tres asanas muy diferentes:

♦ **Utthita Trikonasana:** durante la transición de vuelta a la postura erguida de pie, los músculos que soportan la zona lumbar tienen que trabajar duramente. Instruir a los estudiantes para que dirijan una corriente de energía desde la parte posterior de

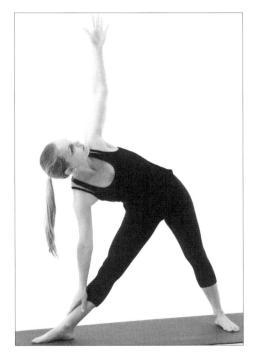

Utthita Trikonasana.

la cadera hasta la posterior del pie le facilitará esta transición a la zona lumbar. Guía esta acción colocando una mano en la parte lateral superior de la pelvis y presionando levemente para transmitir la cualidad enraizadora del tacto que hace hincapié en el enraizamiento desde ese lado de la cadera hasta el talón mientras el estudiante se va levantando.

◆ **Paschimottanasana** y la mayoría de las flexiones anteriores: aquí el problema es parecido al ejemplo dado con Utthita Trikonasana: elevar el torso desde una posición flexionada o extendida lateralmente sin forzar la zona lumbar. La colocación de la mano es la misma que se da para proporcionar una cualidad enraizadora de asistencia a la pelvis en esta asana, como se muestra en la sección sobre Paschimottanasana del capítulo 9. Cuando el estudiante inspira para levantarse lentamente, emplea la instrucción de enraizamiento en la pelvis junto a una instrucción

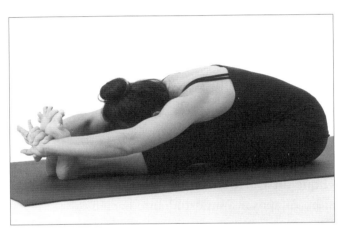

Paschimottanasana.

rotatoria para apoyar el enraizamiento firme de los isquiones y la posterior rotación de la pelvis como fuente principal de impulso para alzar el torso y colocarlo en posición vertical.

◆ **Adho Mukha Vrksasana** (postura del árbol hacia abajo o postura del pino sobre las manos): si asististe a un estudiante para ayudarle a hacer el pino con las manos, asístele al volver a bajar. La asistencia debería cumplir dos propósitos: facilitar la transición del pie de vuelta al suelo y a continuación sugerir la permanencia en una flexión anterior de pie durante al menos unas cuantas respiraciones antes de ponerse completamente de pie, con objeto de impedir la hipotensión ortostática (mareo y posible desmayo).

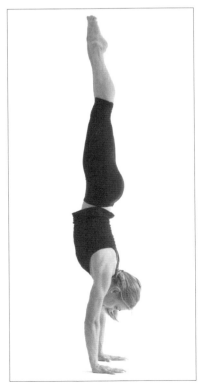

Adho Mukha Vrksasana.

Aunque muchas instrucciones duran apenas unos cuantos segundos (especialmente las de aclaración o activación), otras pueden prolongarse más. Cuanto más tiempo emplees en asistir a un estudiante, más gradualmente debes desprenderte del contacto físico. Asimismo, dependiendo de las necesidades generales de la clase, un contacto más prolongado podría requerir más explicaciones o una conversación más detallada para aclarar el propósito de la asistencia, conocer su impresión sobre ella y averiguar cómo el estudiante (y tú como profesor) puede perfeccionar la práctica la próxima vez que aborde esa asana o una semejante. Por último, a la hora de separarte del estudiante, es importante tener en cuenta su estado físico y el tuyo. Trata de estar al corriente de cualquier afección que pueda influir en la comodidad con la que sale de una asana. Si estás dando asistencia para hacer la transición, ten en cuenta también tu propio estado, y cuídate para que seas más capaz de ofrecer un apoyo apropiado que os resulte cómodo tanto al estudiante como a ti mismo.

SEGUNDA PARTE

Aplicaciones

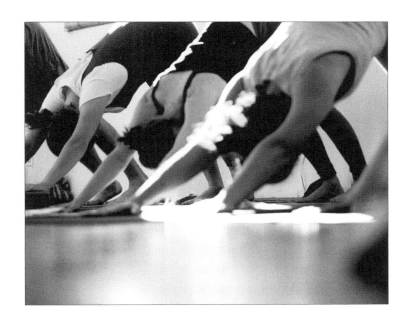

Capítulo 4

Las asanas de pie

L as asanas de pie son una base física poderosamente enraizadora para la práctica general de la asana. Al estar de pie, los estudiantes empiezan a experimentar cómo una base firme los sostiene extendiendo su apoyo través de las piernas, la pelvis, la columna, los brazos y la cabeza. Asimismo descubren que esa base es resiliente, empezando por la activación de pada bandha en los pies. Al combinar *sthira* y *sukham* en las asanas de pie, comienzan a descubrir Samasthihi (postura de igual nivel, o ecuánime), que evoca una actitud y una conciencia de ecuanimidad cuando sienten la conexión del cuerpo, la respiración, la mente y el espíritu. Cuando profundizan en esta sensación de ecuanimidad, los estudiantes experimentan en su propio cuerpo cómo la levedad del ser depende de estar enraizado, lo que les permite moverse en su práctica del yoga y en su vida diaria con una mayor comodidad y alegría.

Las asanas de pie se dividen en tres categorías: fémures rotados externamente, fémures rotados neutral o internamente y asanas de equilibrio de pie. Las primeras suelen estirar la zona interna de las ingles y los muslos al tiempo que fortalecen los rotadores y abductores externos. Las segundas suelen fortalecer los aductores y los rotadores internos mientras estiran los rotadores y abductores externos (la rotación neutral se aproxima a la rotación interna en sus acciones y efectos, pero el esfuerzo rotatorio es muy ligero). Las terceras fortalecen toda la pierna apoyada y la cintura pélvica y al mismo tiempo crean una oportunidad de explorar el miedo instintivo a caer mientras pasamos a un equilibrio más firme.

En conjunto, estas asanas nos enseñan la integración de la práctica, ya que descubrimos cómo los pies están conectados con las piernas, la pelvis, la columna, el centro del corazón, la cabeza y los brazos, y en último término con la respiración y la sensación de activación del cuerpo. Siguiendo los movimientos iniciales de calentamiento y activación como los estiramientos del gato y el perro, Surya Namaskara (el saludo al sol) o kapalabhati pranayama, las asanas de pie son la familia que ofrece más seguridad para calentar y abrir todo el cuerpo como preparación para otras más complicadas. Las asanas de pie son estimulantes energéticamente y nos ayudan a centrar la mente y a activar el cuerpo en la parte inicial de la práctica.

Una base activada

La activación de los pies comienza en las piernas cuando enviamos corrientes de energía desde la parte superior de los fémures hacia los pies. Esto crea un «efecto rebote». Piensa en cómo te sientes más pesado al subir en un ascensor y más ligero al bajar. La presión del suelo del ascensor contra los pies no solo te hace sentir más pesado, sino que activa con mayor intensidad los músculos de las piernas. De igual modo, cuando te enraízas desde la parte superior de los fémures hacia los pies, los músculos de las pantorrillas y los muslos se activan. Esto no solo crea el tirón hacia arriba en los arcos de pada bandha (principalmente por el efecto como de tirar de un estribo que se produce al activar los músculos tibial posterior y peroneo largo) sino también una expansión a través de las articulaciones y una sensación de estar enraizado de una manera más firme y resistente en los pies al mismo tiempo que más integrado en el cuerpo, más estirado y ligero. Para cultivar pada bandha más plenamente, guía a tus estudiantes de esta manera:

- Haz que todos se pongan de pie con los pies juntos delante de sus esterillas.
- Pídeles que alcen y extiendan ampliamente los dedos de los pies y que los miren.
- Con los dedos alzados, diles que sientan los bordes internos de los metatarsos (a dos centímetros y medio del espacio entre el pulgar y el segundo dedo) y presionen ese punto más firmemente hacia abajo contra el suelo.
- Ahora pídeles que dejen caer los dedos y los vuelvan a levantar repetidamente mientras siguen enraizando los bordes internos de los metatarsos, notando cómo se estimula la activación y el levantamiento de los arcos internos y los tobillos.
- Alienta a la clase a tratar de mantener alzados los arcos internos y los tobillos y a sentir cómo esto produce la sensación de elevar el centro de cada pie como una

pirámide, creando pada bandha. La dificultad surge al tratar de mantener esta activación de los pies mientras se permite a los dedos caer suavemente y extenderse sobre el suelo, acción que se realiza con mayor naturalidad y facilidad a medida que uno la practica.

- Alienta a los estudiantes a mantener pada bandha en todas las asanas de pie.

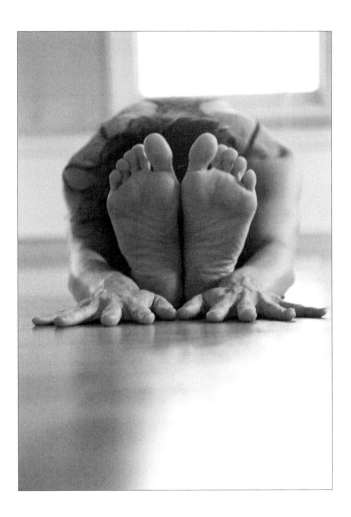

Tadasana (postura de la montaña)

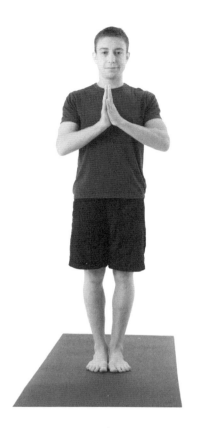

Tadasana es la base de todas las demás asanas de pie. Debes enseñarla, como el resto de las asanas de pie, desde abajo hacia arriba.

Da instrucciones para pada bandha y enseña la importancia de equilibrar el peso igualmente entre la parte frontal, posterior, interior y exterior de cada pie. Con pada bandha activa, guía la contracción de los cuádriceps, junto con la rotación interna ligera de los fémures al tiempo que los presionas hacia atrás subrayando cómo la rotación interna facilita el descubrimiento de la neutralidad pélvica, ampliando al mismo tiempo el espacio entre los isquiones. Observa que la mayoría de los estudiantes tiende a inclinar la pelvis hacia delante, lo que comprime la zona lumbar y puede ocasionar problemas de vértebras. Una práctica de abrir y fortalecer los flexores y los extensores de las caderas y la musculatura abdominal los ayudará a conseguir una neutralidad pélvica estable. Guíalos para que sientan la conexión entre pada bandha y mula bandha, alentándolos a mantener mula bandha durante toda la práctica de la asana, ligeramente y sin presionar.

Con la neutralidad pélvica la columna recuperará su curvatura natural (extensión neutral) en la mayoría de los estudiantes, a menos que haya un desequilibrio muscular significativo o una afección patológica como la escoliosis o la cifosis. Guía a los estudiantes a la activación abdominal ligera que se produce naturalmente con las espiraciones completas, subrayando cómo esto ayuda a estabilizar y alargar la columna vertebral. El vientre debería estar flexible y firme. Pídeles que estiren aún más la columna elevando el borde inferior de las caderas y separándolo del borde inferior de la pelvis mientras permiten que las costillas flotantes se metan suavemente en el cuerpo.

Guíalos a alzar y extender el esternón desde dentro mientras permiten que los omóplatos empujen ligeramente hacia abajo y contra la parte posterior de las costillas, acentuando aún más un centro del corazón expansivo, estabilizando al mismo tiempo los hombros y creando comodidad en el cuello. Deben ensanchar las clavículas elevando primero los hombros hacia la orejas y echándolos atrás y en sentido descendente a continuación, sin perder el alineamiento en las áreas torácicas inferiores y medias de la columna.

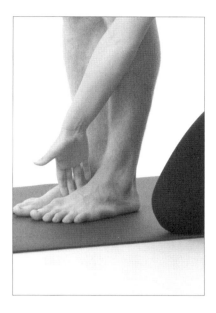

Usa las manos ligeras para guiar el alineamiento de los pies y los golpecitos con los dedos para activar pada bandha como parte del enraizamiento activo y de la postura de igual nivel (Samasthihi).

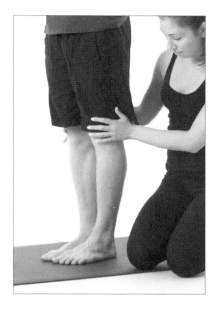

Para la posición de la pierna, utiliza las manos ligeras para guiar a las rodillas a apuntar hacia delante hacia los centros de los pies.

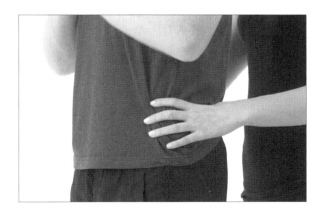

Para guiar hacia la neutralidad pélvica en relación con la columna, utiliza la manipulación de la cadera y la rotación asiendo un miembro.

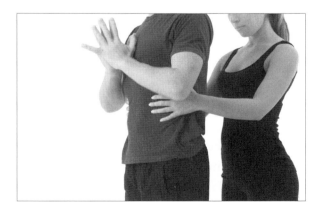

Emplea las manos ligeras para guiar la posición neutral de la columna en su curvatura natural, observando la tendencia de los estudiantes bien a hundir el pecho o bien a expandirlo exageradamente.

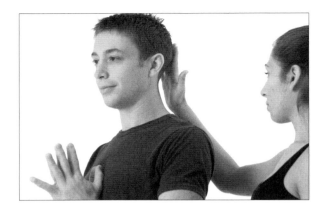

Refina la posición del cuello y la cabeza guiando a los estudiantes a que sientan la posición de sus orejas en línea con los hombros y, a continuación, inclinen ligeramente la barbilla hacia delante y hacia abajo, estirando la parte posterior del cuello mientras alzan la garganta. Finalmente pídeles que abran la coronilla hacia el cielo.

Para profundizar más:

La enseñanza del yoga: página 190

Secuencias de yoga: página 437

Centro de Recursos para la Enseñanza del Yoga:

www.markstephensyoga.com/resources

Utkatasana (postura de la silla)

Al guiar a los estudiantes a Utkatasana, pídeles que coloquen las manos en los pliegues de las ingles, empujando las cabezas de los fémures hacia los talones, y a continuación que roten la pelvis hacia delante y atrás unas cuantas veces hasta encontrar el punto en el que sienten que la columna sale naturalmente de la pelvis. Manteniendo esta neutralidad pélvica, indícales que dejen caer los brazos a los costados, que giren las palmas totalmente hacia fuera y que sientan el ensanchamiento de su pecho mientras los omóplatos bajan y presionan contra la parte posterior de las costillas. Deben extender los brazos, levantarlos por encima de la cabeza con la inspiración y mantener los omóplatos enraizándose hacia abajo mientras expanden el pecho y extienden los brazos. Pueden mantener los brazos a la distancia de los hombros y mirar ligeramente hacia abajo o, siempre que no sientan incomodidad en el cuello, hacia el horizonte. Si pueden mantener los brazos rectos, invítalos a juntar las palmas y a mirar hacia los pulgares. Prueba a guiar tus clases desde Tadasana a Utkatasana y volver a Tadasana, y así unas cuantas veces, resaltando la conexión entre la respiración y el movimiento, pada bandha y mula bandha, las raíces con la extensión por toda la columna y los brazos. En el flujo normal de Surya Namaskara B, haz la transición de Utkatasana a Uttanasana (postura de flexión anterior de pie) espirando con las piernas rectas mientras te zambulles hacia adelante y hacia abajo. De Uttanasana, sigue la misma secuencia de Surya Namaskara A a Adho Mukha Svanasana (postura del perro hacia abajo).

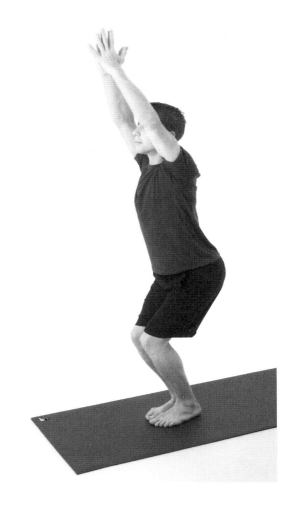

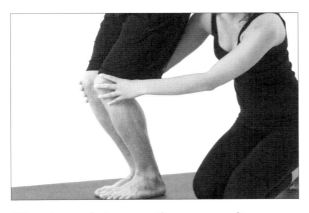

Si los pies están juntos, utiliza un toque ligero para acercar las rodillas y juntarlas. Si los pies están separados, usa un toque ligero para guiarlos hacia delante sobre su centro.

Utiliza la manipulación de cadera con rotación asiendo el cuerpo para guiar la pelvis del estudiante adelante y atrás hasta que encuentre su alineamiento natural con el segmento lumbar de la columna.

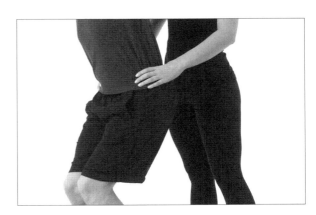

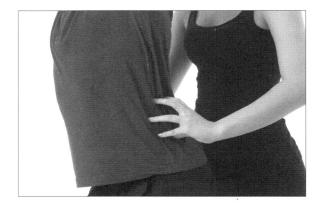

Extiende los dedos para elevar las costillas y separarlas de las caderas, reduciendo así la presión en la zona lumbar.

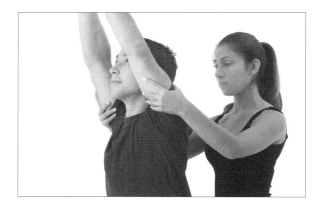

Emplea la rotación asiendo la parte superior de los brazos para ayudar a la rotación externa, la flexión y la aducción de los brazos en los hombros.

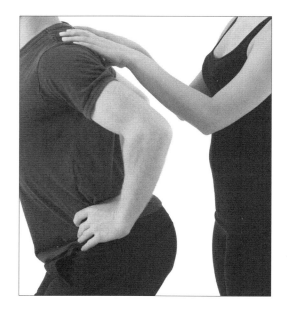

Modificación

La primera vez que practiques la postura de la silla, mantén las manos en las caderas para centrarte en la neutralidad pélvica mientras te elevas por la columna y enraízas los omóplatos presionándolos contra la parte trasera de las costillas y ensanchas el pecho.

Variación

Enseña Parivrtta Utkatasana (postura de la silla invertida) por medio de instrucciones verbales y haz la demostración llevando la mano derecha a la cadera del mismo lado, estirando el brazo izquierdo hacia el cielo para
alargar ese lado; a continuación lleva el codo izquierdo
a la rodilla derecha y junta las palmas para facilitar la torsión, manteniendo ambas rodillas a la misma altura de
manera que las caderas estén niveladas y haya menos
presión en la zona lumbar. Si presionar las palmas crea
tensión en las muñecas, forma un puño con una de ellas,
o con las dos, o junta las puntas de los dedos de ambas.
Con el tiempo el hombro puede cruzar por encima de
las rodillas, permitiendo que esa mano se suelte y caiga
al suelo y que el otro brazo se alce, o que rodee la parte
trasera de las piernas asiéndolas.

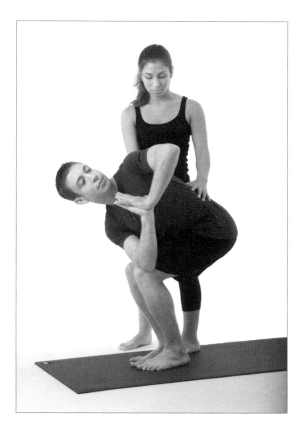

Para profundizar más:

La enseñanza del yoga: página 204
Secuencias de yoga: página 449

Centro de Recursos para la Enseñanza del Yoga:
www.markstephensyoga.com/resources

Ardha Uttanasana (postura de media flexión anterior de pie)

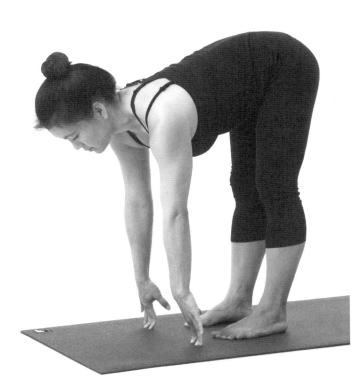

Haz hincapié en estirar la columna, descargando los omóplatos sobre la espalda y expandiendo aún más el centro del corazón mientras sacas el esternón apuntando al horizonte. Ofrece y demuestra las opciones de tener las rodillas dobladas, apoyarse sobre las puntas de los dedos para elevarse y colocar las manos sobre las espinillas. Todas estas opciones ayudan a extender más completamente la columna. A medida que los estudiantes desarrollan más la flexibilidad en los tendones de las corvas y en las caderas, instrúyelos para que mantengan los pies enraizados y las piernas firmes, cultivando por tanto una base más estable desde la que estirar la columna.

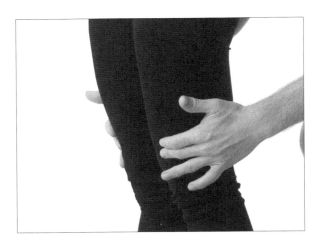

Empezando en Tadasana o en Uttanasana completo, utiliza la mano ligera sobre las rodillas para clarificar o activar el funcionamiento de los músculos cuádriceps.

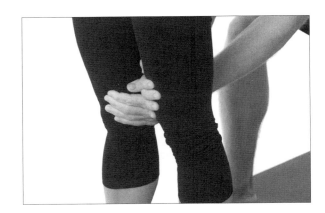

Emplea las muñecas cruzadas en la mitad del muslo para guiar la rotación interna de los muslos.

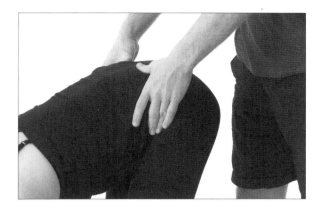

Utiliza la rotación asiendo una parte del cuerpo para guiar la rotación anterior de la pelvis como fuente inicial y principal de la flexión anterior mientras le indicas verbalmente al estudiante que tenga cuidado con la zona lumbar y los tendones de las corvas.

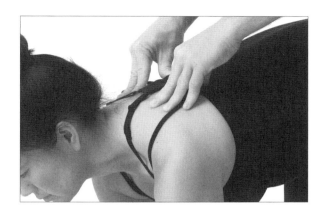

Si los hombros se encogen hacia el cuello, utiliza una retracción ligera de dedos para bajar los omóplatos, presionándolos contra el área posterior de las costillas.

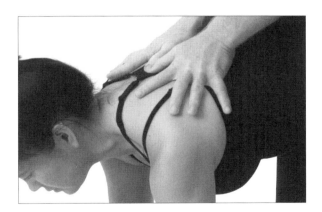

Con las palmas abiertas colocadas sobre los omóplatos, haz un movimiento de aducción con las manos, dando una instrucción de rotación contraria: los pulgares tiran de la parte media de la escápula bajándola hacia la espalda mientras los demás dedos indican la extensión del pecho hacia delante.

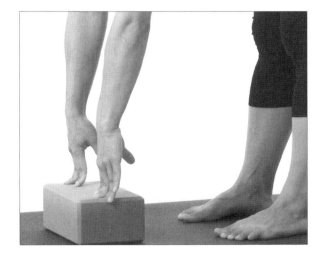

Modificación

Prepárate para Ardha Uttanasana completa apoyando las manos sobre una silla o unos bloques, manteniendo las rodillas dobladas ligeramente al principio para no forzar la zona lumbar y la parte posterior de las piernas.

Para profundizar más:

La enseñanza del yoga: página 192

Secuencias de yoga: página 376

Centro de Recursos para la Enseñanza del Yoga:

www.markstephensyoga.com/resources

Uttanasana (postura de flexión anterior de pie)

Ofrece siempre la opción de doblar las rodillas para reducir el estrés en los tendo-

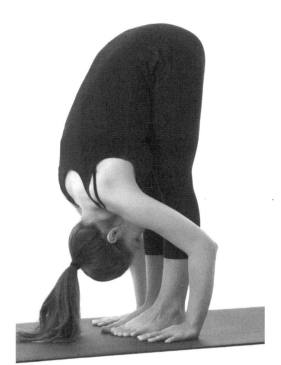

nes de las corvas y en la zona lumbar. Cuando los estudiantes no sientan molestias en estas partes del cuerpo, aliéntalos a centrarse en activar los pies, manteniendo las piernas firmes, las rótulas levantadas, la columna estirada, los omóplatos tirando hacia la espalda y el centro del corazón abierto durante las flexiones anteriores. Al inclinarse, la mayoría de los estudiantes tiende a desplazar la cadera hacia atrás con objeto de mantener el equilibrio y evitar caerse. Aliéntalos a trabajar gradualmente para mantener las piernas en vertical durante la flexión anterior desplazando el peso a los metatarsos mientras los talones permanecen enraizados firmemente en el suelo.

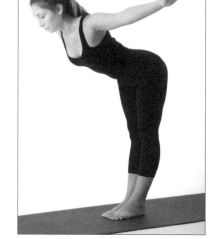

Primera opción para el brazo/hombro: «zambullirse» es lo más cómodo para la zona lumbar y los tendones de las corvas, y ayuda a mantener la amplitud en el centro del corazón y a abrir la cintura escapular. Este método puede estar contraindicado para los estudiantes con hombros inestables.

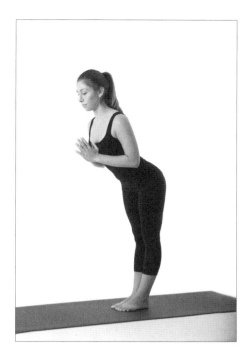

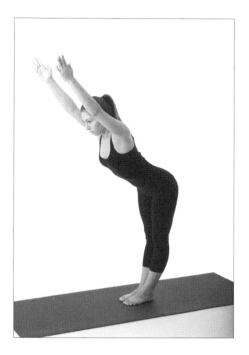

Segunda opción para el brazo/hombro: inclinarse hacia delante y hacia abajo con las palmas frente al centro, en anjali mudra, puede propiciar una sensación de conciencia centrada en el corazón. Es relativamente cómodo para la zona lumbar y los tendones de las corvas, pero el pecho tiende a hundirse.

Tercera opción para el brazo/hombro: inclinarse hacia delante y hacia abajo con los brazos totalmente extendidos sobre la cabeza; esta opción requiere un esfuerzo considerable por parte de la zona lumbar, las piernas y el núcleo abdominal. Si falta fuerza en estas áreas, esta manera de hacer la flexión puede causar distensión en la zona lumbar y en los tendones de las corvas.

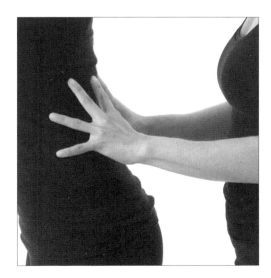

Utiliza la extensión de dedos para indicar la elevación de las costillas alejándose de las caderas.

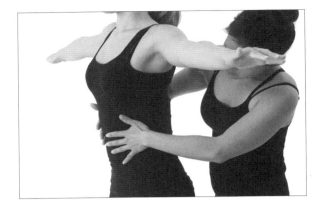

Utiliza un toque ligero para indicarle al estudiante que las costillas flotantes no deben sobresalir.

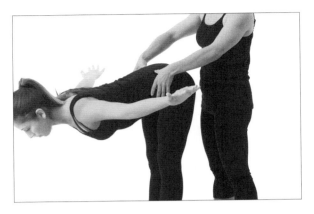

Emplea la manipulación de la cadera asiéndola para girarla con objeto de lograr una rotación anterior de la pelvis lo más cómoda posible que se convierta en la base principal de la flexión anterior antes de colocar las manos sobre el suelo, unos bloques o una pared.

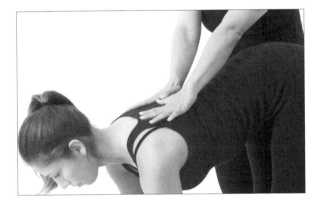

Mientras instruyes verbalmente a los estudiantes para que estiren la columna y el esternón hacia delante en una posición medio erguida, utiliza la rotación contraria en los omóplatos para bajarlos y llevarlos hacia la espalda y para separar el esternón del abdomen, antes de bajar más con la flexión.

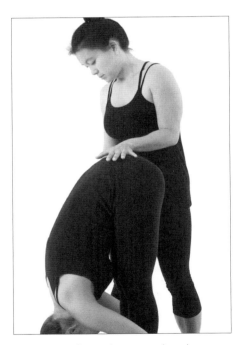

Usa una palma abierta sobre la parte superior del sacro para guiar el alineamiento de las caderas con los tobillos.

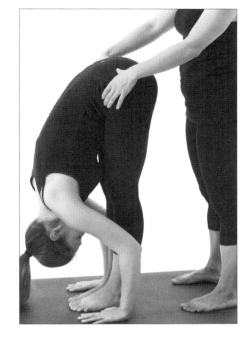

Utiliza la manipulación de cadera con rotación asiendo una parte del cuerpo para enraizar las piernas y rotar posteriormente la pelvis mientras el estudiante inspira para hacer la transición desde la flexión anterior, aliviando así la presión de la zona lumbar.

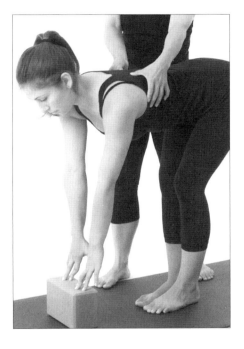

Modificación

Si el estudiante no puede avanzar más allá del punto medio de la flexión anterior sin redondear la columna, ofrécele bloques para colocarlos en el suelo bajo las manos y sugiérele doblar las rodillas con objeto de aliviar la tensión de la zona lumbar y los tendones de las corvas.

Para profundizar más:

La enseñanza del yoga: páginas 191 y 192

Secuencias de yoga: página 452

Centro de Recursos para la Enseñanza del Yoga:

www.markstephensyoga.com/resources

Padangusthasana (postura del pulgar del pie)

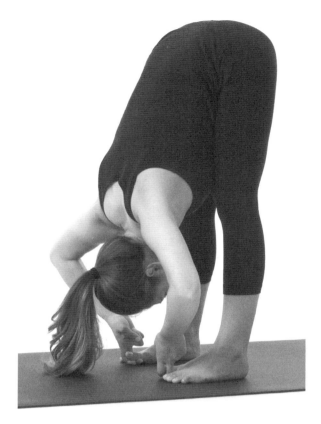

Con pada bandha en ambos pies, para realizar Padangusthasana inclínate hacia delante como si fueras a hacer Uttanasana. A continuación tienes que asir los pulgares de los pies y tirar de ellos mientras estiras el pecho hacia delante como en Ardha Uttanasana; inclínate por completo hasta el suelo, separando los hombros entre sí e impulsando los omóplatos hacia la espalda. Comienza como en Uttanasana. Irradia por las piernas hasta el suelo con los pies firmemente asentados y activa las piernas; rota internamente los fémures, mueve el hueso púbico hacia atrás y hacia arriba y estira el esternón hacia el suelo. Trata de desplazar el peso hacia delante mientras enraízas los talones. Alarga la columna a partir de la activación y la fuerza de las piernas.

Utiliza una retracción ligera de los dedos sobre las rodillas para clarificar o despertar la activación de los músculos cuádriceps.

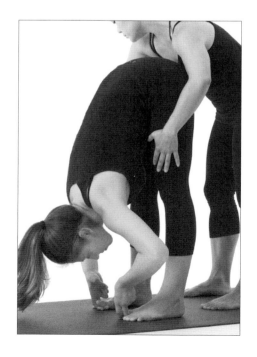

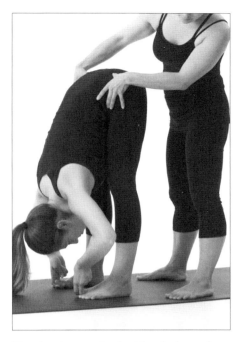

Emplea la manipulación de la cadera para guiar a la máxima rotación anterior de la pelvis y centrar esta sobre los pies (los isquiones justo encima de los talones).

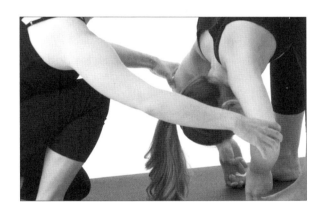

Utiliza las muñecas cruzadas para guiar la rotación interna de los muslos.

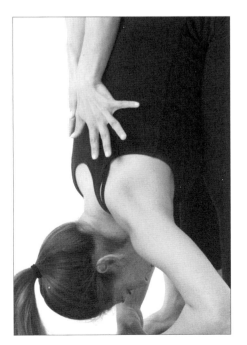

Usa las manos ligeras para guiar la separación de los codos entre sí, alineados con las muñecas y los hombros.

Con las palmas abiertas extendidas ampliamente sobre los omóplatos, haz un movimiento de aducción con las manos, dando una instrucción de rotación contraria: los pulgares llevan la parte media de la escápula hacia abajo, por la espalda, mientras los demás dedos extienden el esternón, separándolo del abdomen.

113

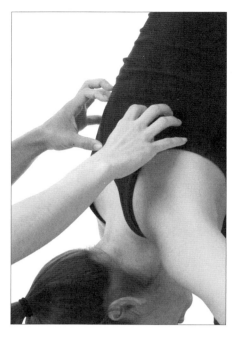

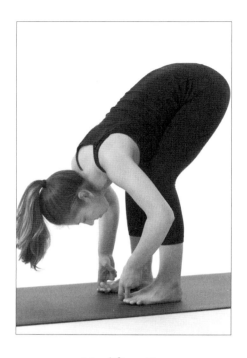

Si los hombros están encogidos hacia el cuello, haz un movimiento ligero de retracción con los dedos para llevar los omóplatos hacia abajo, descansando contra la zona posterior de las costillas.

Modificación

Si no logras asirte los pulgares de los pies con las piernas rectas, mantenlas dobladas.

Variación

Para la terapia de muñeca así como para conseguir una flexión anterior más profunda, ofrece Pada Hastasana (postura de las manos a los pies).

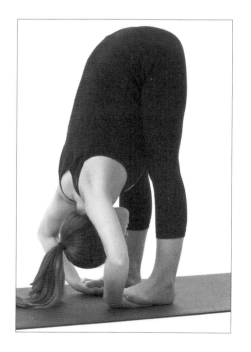

Para profundizar más:

La enseñanza del yoga: página 220
Secuencias de yoga: página 410

Centro de Recursos para la Enseñanza del Yoga:
www.markstephensyoga.com/resources

Malasana (postura de la guirnalda)

Desde Tadasana, guía verbalmente y mediante una demostración separando los pies a una anchura ligeramente superior a la de la cadera y a continuación dobla lentamente las rodillas hasta ponerte por completo en cuclillas (si es necesario, hazlo apoyándote en una pared o utilizando una silla o un bloque).

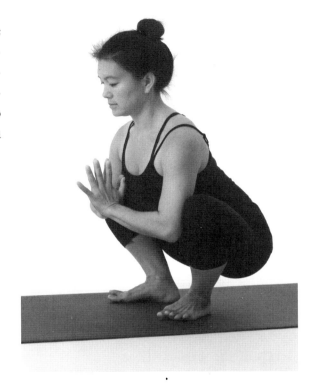

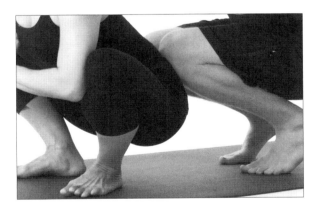

En la postura de la silla baja, coloca las rodillas justo sobre el borde superior de la pelvis del estudiante para ayudarlo a sentarse firme y cómodamente sobre los pies.

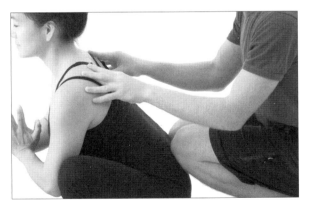

Utiliza un toque ligero para tirar de los hombros del estudiante llevándolos hacia la espalda mientras le indicas verbalmente que eleve el esternón.

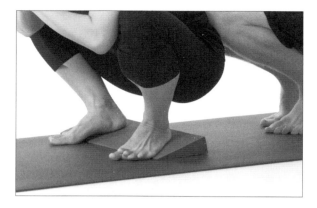 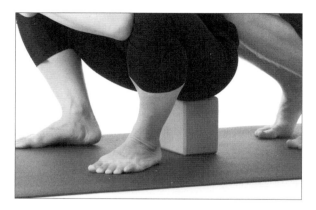

Modificaciones

Si el estudiante no es capaz de enraizar los talones en el suelo, ofrécele una esterilla enrollada o una cuña para colocarla bajo los talones.

Si al estudiante no le basta con la esterilla o la cuña para apoyar los pies, ofrécele un bloque (o más) para que lo coloque bajo los isquiones.

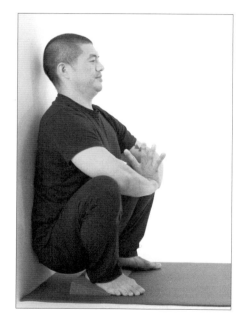

Los estudiantes que sigan teniendo dificultades para sentarse pueden practicar esta asana apoyando la espalda en una pared.

Para profundizar más:

La enseñanza del yoga: páginas 390-392

Secuencias de yoga: página 405

Centro de Recursos para la Enseñanza del Yoga:

www.markstephensyoga.com/resources

Prasarita Padottanasana A (estiramiento
intenso con piernas abiertas extendidas A)

Empieza separando los pies aproximadamente a una distancia de un metro, con los bordes externos en paralelo. Las rodillas pueden estar dobladas para aliviar la presión en los tendones y la zona lumbar. Desliza las muñecas hacia atrás bajo los codos y crea la sensación de deslizar las manos hacia delante para estirar la columna, tirando de los omóplatos para apoyarlos contra la zona posterior de las costillas. Las piernas están rectas y fuertes; una ligera rotación interna de los fémures facilita la rotación anterior de la pelvis, llevando hacia atrás y hacia arriba el hueso púbico mientras se tira del ombligo y del esternón hacia el suelo. Trata de desplazar el peso hacia delante sobre los metatarsos mientras enraízas la parte frontal de los talones, con las caderas justo encima de ellos; relaja el cuello.

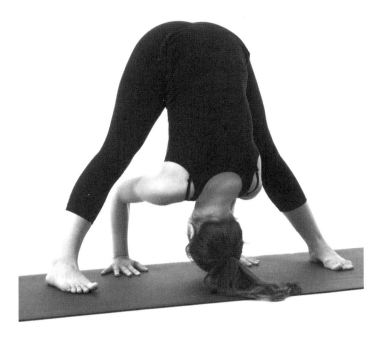

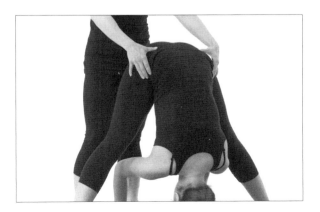

Utiliza la manipulación de la cadera y la rotación asiendo el cuerpo para facilitar la máxima rotación anterior de la pelvis como base principal de la flexión anterior antes de inclinar el torso y dejar caer la parte superior de la cabeza hacia el suelo.

117

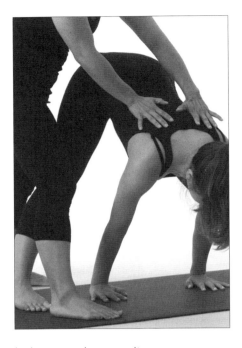

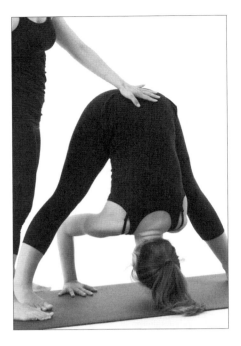

Guía verbalmente a los estudiantes para que estiren la columna y lleven el esternón hacia delante en una posición intermedia y al mismo tiempo utiliza la rotación contraria en los omóplatos para llevarlos hacia atrás bajando por la espalda y alejar el esternón del abdomen antes de dar las instrucciones para inclinarse aún más.

Utiliza una palma abierta sobre la parte superior del sacro para guiar el alineamiento de las caderas sobre los tobillos.

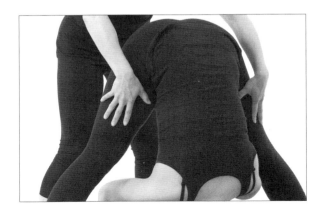

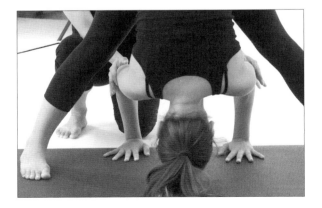

Emplea un toque ligero de los dedos para aclarar y sugerir la contracción de los músculos cuádriceps.

Utiliza un toque ligero de los dedos con las palmas abiertas para guiar el alineamiento de los codos con los hombros.

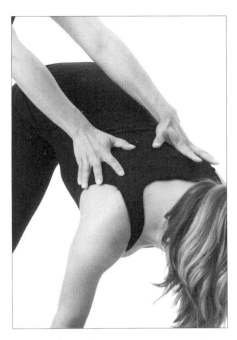

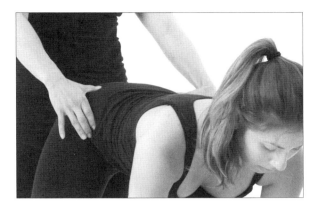

Utiliza la manipulación de la cadera con la rotación de las piernas, asiéndolas para rotarlas y enraizarlas, y a continuación rota la pelvis mientras el estudiante inspira para hacer la transición y levantarse de la flexión anterior, aliviando así la presión en la zona lumbar.

Al preparar al estudiante para que se levante, mientras le guías verbalmente a estirar la columna y llevar el esternón hacia delante en una posición intermedia de alzamiento, utiliza la rotación contraria en los omóplatos para llevarlos hacia atrás y hacia abajo y separar el esternón del abdomen, antes de guiar la transición a la posición erguida de pie.

Modificaciones

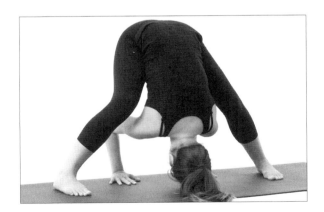

Mantén las rodillas ligeramente flexionadas para aliviar la presión en los tendones y en la zona lumbar.

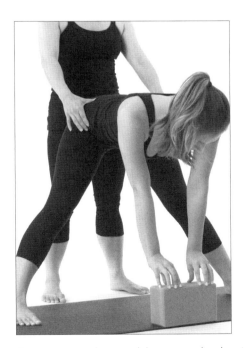

Coloca las manos sobre un bloque y alza hacia delante el esternón mientras rotas la pelvis totalmente hacia delante sin flexionar la columna para aliviar la presión en la zona lumbar.

Para profundizar más:

La enseñanza del yoga: página 214

Secuencias de yoga: página 423

Centro de Recursos para la Enseñanza del Yoga:

www.markstephensyoga.com/resources

Prasarita Padottanasana C (estiramiento intenso con piernas abiertas extendidas C)

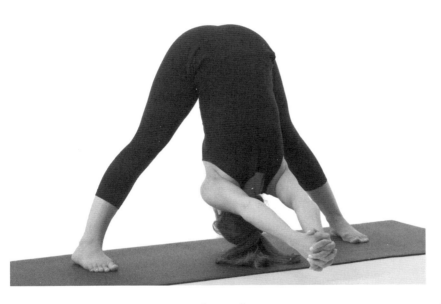

Empieza con los pies separados entre sí a una distancia de aproximadamente un metro y sus bordes externos en paralelo. Las rodillas pueden estar flexionadas para aliviar la presión en los tendones y la zona lumbar. Mantén los omóplatos enraizados hacia abajo contra el área posterior de las costillas mientras estiras el brazo por encima de la cabeza y ensanchas el pecho (si los hombros están rígidos, puedes utilizar una cinta). Las piernas están rectas y fuertes, la rotación interna ligera de los fémures alivia la rotación anterior de la pelvis, impulsando hacia atrás y hacia arriba el hueso púbico mientras se estira el ombligo y el esternón hacia el suelo. Trata de desplazar el peso hacia los metatarsos al tiempo que enraízas la parte frontal de los talones, con las caderas directamente sobre ellos; relaja el cuello.

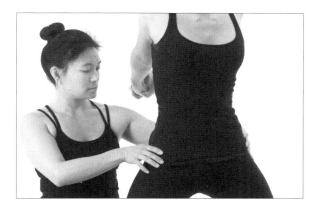

Utiliza la manipulación de la cadera para enseñar la neutralidad pélvica mientras das instrucciones verbales para la extensión neutral de la columna (impide que las costillas flotantes sobresalgan mientras el estudiante se estrecha las manos tras la espalda).

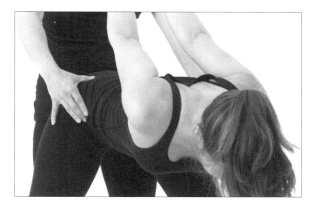

Emplea la manipulación de la cadera junto con la rotación asiendo un miembro para conseguir la rotación anterior más cómoda de la pelvis y establecerla como fuente principal de la flexión anterior antes de doblar el torso y dejar caer hacia el suelo la parte superior de la cabeza.

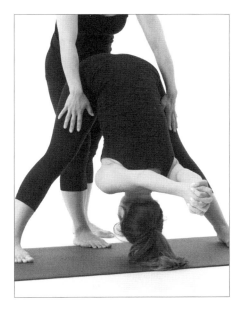

Utiliza el toque ligero de los dedos para aclarar y sugerir la contracción de los músculos cuádriceps.

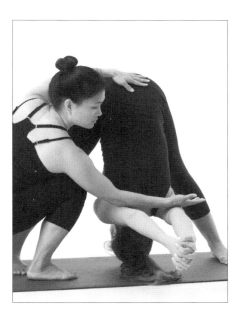

Sitúa una mano abierta sobre la parte superior del sacro para estabilizar la posición mientras colocas el antebrazo y la mano del lado contrario sobre el brazo del estudiante para ayudarle a extender más el hombro. (También se puede apoyar una rodilla tras la pierna del estudiante para darle más estabilidad).

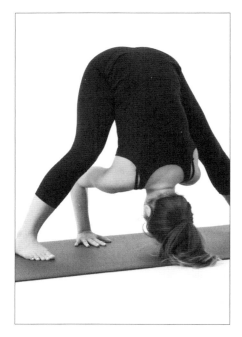

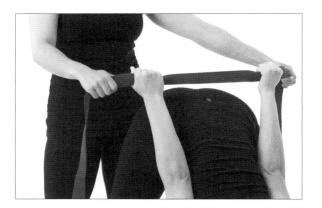

Si el estudiante es total o parcialmente incapaz de agarrarse las manos tras la espalda, o si sus brazos no se separan más de unos centímetros de la espalda, ofrécele una cinta para que la agarre con las manos separadas a la distancia de los hombros (o más, si tiene unos hombros muy estrechos).

Modificaciones

Mantén las rodillas ligeramente dobladas para aliviar la presión de los tendones y la zona lumbar.

Para profundizar más:

La enseñanza del yoga: página 214
Secuencias de yoga: página 425

Centro de Recursos para la Enseñanza del Yoga:
www.markstephensyoga.com/resources

Anjaneyasana (postura de estocada baja)

Dando un paso atrás con el pie derecho y bajando la rodilla al suelo para Anjaneyasana, subraya la importancia de mantener la columna estirada y la apertura del centro del corazón. Los estudiantes cuyas rodillas sean sensibles a la presión al colocarlas sobre el suelo pueden poner una almohadilla bajo la rodilla apoyada. Puedes ofrecerles a tus alumnos las siguientes instrucciones para ayudarles a dividir e integrar las diversas acciones de esta asana: alarga parcialmente la pierna adelantada, coloca las manos en las caderas y crea una inclinación pélvica ligeramente posterior para encontrar la neutralidad pélvica. Flexiona lentamente la rodilla adelantada para profundizar la estocada y el estiramiento de los flexores de las caderas mientras sigues cultivando la neutralidad pélvica. Prueba a entrar y salir lentamente de la profundidad de la estocada, alcanzando gradualmente un estiramiento, hasta ir logrando

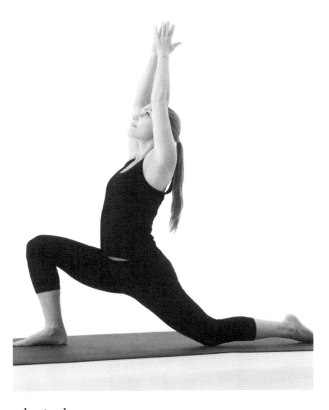

poco a poco una mayor flexibilidad en las caderas y las ingles.

Cuando el estudiante esté realizando la estocada, pídele que deje caer los brazos a los costados, que gire las palmas hacia fuera para rotar los brazos externamente y que a continuación extienda los brazos por encima de la cabeza. Cuando esté con los brazos por encima de la cabeza, pídele que mire abajo durante un momento y afloje ligeramente la parte frontal de las costillas metiéndolas hacia dentro mientras mantiene la neutralidad pélvica y que trate luego de extender los brazos más atrás sin dejar que las costillas sobresalgan. Los brazos pueden mantenerse a la distancia de los hombros y la cabeza está nivelada con respecto al cuerpo. Invita a los estudiantes que puedan mantener los codos rectos a juntar las palmas por encima de la cabeza y presionarlas mientras se elevan por los costados, el pecho, la espalda, los brazos y las puntas de los dedos. Si no hay problema con el cuello, deben mirar a los pulgares.

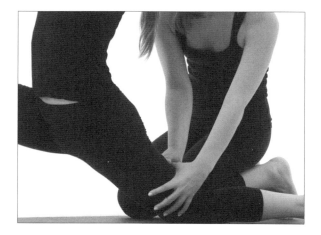

Utiliza las manos ligeras o la rotación asiendo un miembro para guiar la rotación interna del muslo atrasado. Asimismo guía el pie atrasado para que señale directamente hacia atrás apretándolo contra el suelo. Coloca una almohadilla bajo la rodilla si el estudiante se siente incómodo al enraizarla.

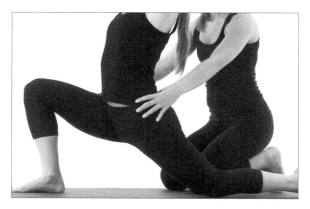

Usa la manipulación de la cadera para enseñar la neutralidad pélvica. Observa que la mayoría de los estudiantes rotan la pelvis hacia delante, especialmente al profundizar en la estocada, llevando así una presión que puede llegar a ser estresante para los discos intervertebrales de la zona lumbar.

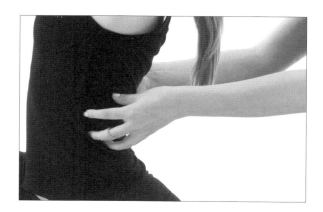

Utiliza los dedos extendidos para guiar el estiramiento por la zona lumbar y los costados.

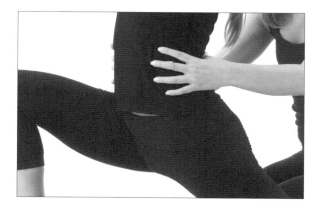

Emplea la mano ligera con la parte inferior de las costillas para guiar la extensión neutral de la columna (contra la tendencia a arquear la espalda).

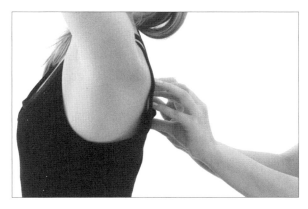

Utiliza la retracción de los dedos para bajar los omóplatos.

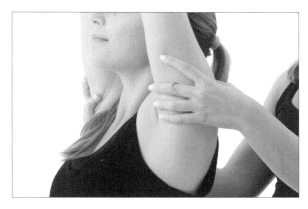

Utiliza la rotación asiendo los brazos para guiarlos a la rotación externa y la flexión.

Para profundizar más:

La enseñanza del yoga: página 192

Secuencias de yoga: página 373

Centro de Recursos para la Enseñanza del Yoga:

www.markstephensyoga.com/resources

Ashta Chandrasana (postura de la media luna o de la estocada alta)

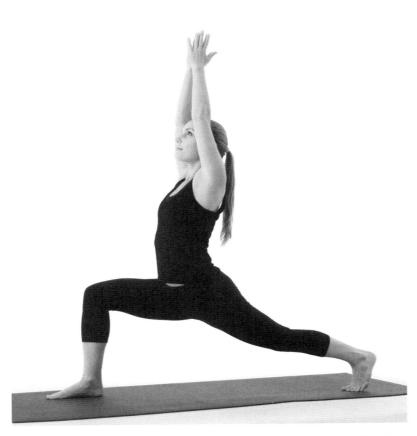

Desde Tadasana, guía a los estudiantes a llevar atrás el pie izquierdo algo más de un metro, o bien desde Adho Mukha Svanasana, pídeles dar un paso adelante con el pie derecho, situándolo junto a la mano derecha, y llevarse las manos a las caderas mientras hacen presión con la pierna adelantada colocándola recta. Pídeles que utilicen las manos para marcar el nivel de la pelvis mientras presionan con fuerza hacia atrás a través del talón alzado de la pierna atrasada; luego deben mantener el nivel de la pelvis y la pierna atrasada en tensión mientras doblan en línea recta la rodilla de la pierna adelantada en alineamiento por encima (no más allá) del talón.

La alternativa es extender y flexionar la rodilla adelantada, permitiendo así que se suelten con más facilidad los flexores de la cadera. A continuación, pídeles a los estudiantes que dejen caer los brazos a los costados, giren las palmas hacia fuera para rotar los brazos externamente y luego estiren los brazos hacia fuera y hacia arriba por encima de la cabeza, separados a la distancia de los hombros o, si pueden extender completamente los codos, que junten las palmas haciendo presión mientras miran hacia delante o a las puntas de los pulgares.

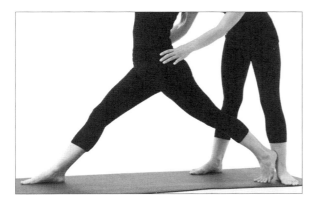

Con tu pie contra la parte posterior del talón del estudiante y tus manos colocadas para manipular la cadera, pídele que doble lentamente la rodilla adelantada presionándole con el pie el talón de la pierna atrasada y utiliza la manipulación de cadera para impedir que la pelvis le rote hacia delante.

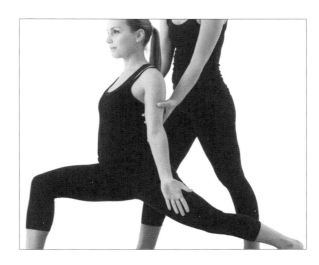

Mientras le pides al estudiante que deje caer los brazos a los costados, utiliza la rotación asiendo los antebrazos para indicar la rotación externa al tiempo que le ofreces instrucciones verbales para que extienda los brazos hacia fuera y hacia arriba por encima de la cabeza.

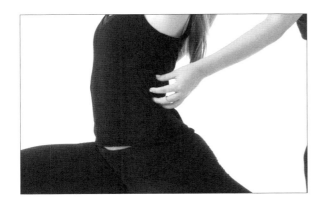

Utiliza los dedos extendidos para guiar al estudiante a elevar el borde inferior de la caja torácica, separándolo del borde superior de las caderas y alargando así la zona lumbar.

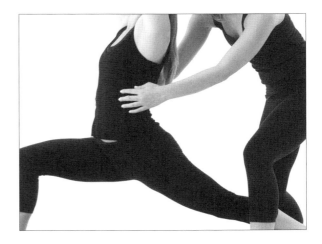

Utiliza las manos ligeras y las palmas abiertas para guiar al estudiante a mantener las costillas flotantes sin sobresalir, minimizando así el arco de la columna y ayudando a su extensión.

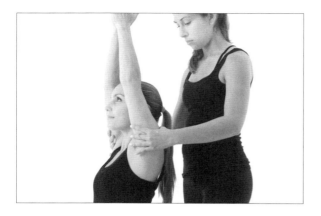

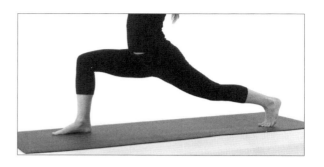

Mientras le das instrucciones verbales para que extienda los brazos por encima de la cabeza, aconséjale enraizar los antebrazos presionando hacia abajo en la cavidad del hombro. Para guiar esta acción, utiliza la rotación asiendo los antebrazos.

Si su rodilla adelantada está por delante del talón (o incluso por delante del pie), guíalo a mover el pie atrasado hasta que la rodilla adelantada esté alineada sobre el talón.

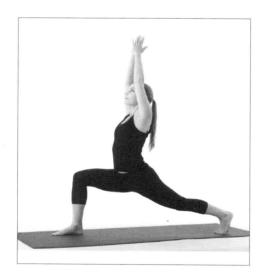

Modificación

Si Ashta Chandrasana es excesivamente intensa, o si hay tensión en la rodilla adelantada, guía al estudiante a practicar Anjaneyasana en su lugar.

Para profundizar más:

La enseñanza del yoga: página 206

Secuencias de yoga: página 377

Centro de Recursos para la Enseñanza del Yoga:

www.markstephensyoga.com/resources

Utthita Trikonasana (postura del triángulo extendido)

Empieza con los pies separados aproximadamente a un metro de distancia; gira el pie derecho hacia fuera noventa grados y el izquierdo ligeramente hacia dentro. Desplaza las caderas a la izquierda, presionando el isquion derecho hacia ese mismo lado mientras te extiendes a la derecha a través de la columna y el brazo hasta el punto de máxima extensión; a continuación suelta la mano sobre la pantorrilla o el tobillo. Ofrece la opción de mirar abajo para que el cuello esté más cómodo. Inicialmente sugiere subir la mano por la espinilla para facilitar el alargamiento y la rotación ligera de la columna. Las piernas están rectas y fuertes sin extender excesivamente las rodillas; la rótula de la pierna adelantada, levantada y señalando al frente; la flexión lateral de la columna, minimizada, y el torso, girado lateralmente y alineado directamente sobre la pierna. El cuello, alargado, irradia desde el centro del corazón a través de los brazos y la punta de los dedos.

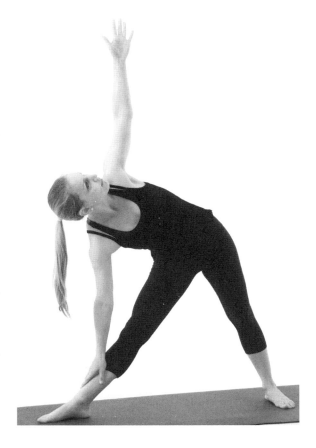

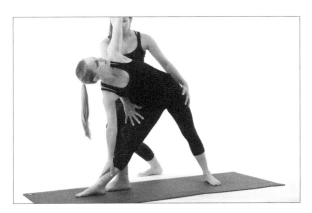

De pie cerca del estudiante en la posición de cadera, utiliza tu cadera para guiarle presionándole la cadera de la pierna adelantada contra el pie de la pierna atrasada mientras usas la posición de palmas abiertas para guiar la pierna atrasada hacia atrás (abriendo las caderas) y para guiar la rodilla adelantada para que señale hacia el frente.

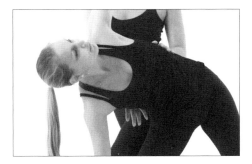

De pie cerca del estudiante en la posición de cadera, utiliza la rotación contraria para guiar la extensión y rotación del torso, guiando la parte inferior de las costillas hacia delante y hacia abajo, y la parte superior hacia atrás y hacia abajo.

129

Ajustes de **Yoga**

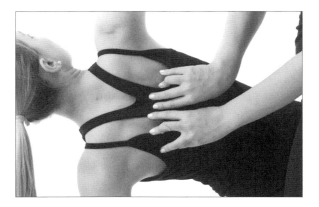

Utiliza la retroacción de los dedos para guiar los omóplatos hacia abajo contra la zona posterior de las costillas mientras instruyes verbalmente al estudiante para que irradie desde el esternón a través de los dedos.

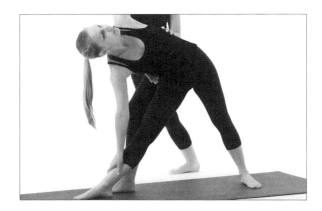

Si el estudiante se está desplomando hacia delante o arqueando lateralmente la parte media de la columna, instrúyelo llevando más arriba la mano que sujeta la espinilla (o apoyándola sobre una silla o un bloque).

Modificaciones

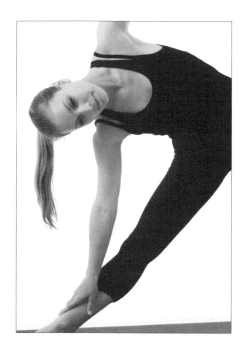

Si tienes problemas en el cuello para mantener la cabeza alta, relaja el cuello y deja caer la cabeza, mira hacia abajo.

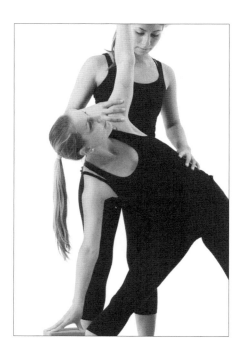

Si el estudiante se está desplomando hacia delante o arqueando lateralmente la parte media de la columna, instrúyelo llevando más arriba la mano que sujeta la espinilla (o apoyándola sobre una silla o un bloque). Luego permanece tras él y guíalo para que lleve la espalda contra ti y alineada sobre la pierna adelantada.

Para profundizar más:

La enseñanza del yoga: página 212

Secuencias de yoga: página 454

Centro de Recursos para la Enseñanza del Yoga:
www.markstephensyoga.com/resources

Utthita Parsvakonasana (postura del ángulo lateral extendido)

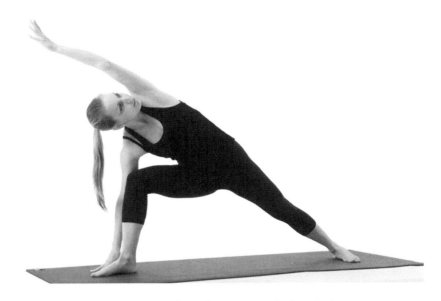

Desde Virabhadrasana II (postura del guerrero II), mantén los pies enraizados y extiéndete hacia fuera por el brazo y el costado derechos, colocando inicialmente el codo sobre la rodilla; tirando hacia atrás y hacia abajo de los omóplatos, gira el torso para abrirlo, baja el brazo izquierdo hacia la pierna atrasada, vuelve la palma hacia arriba para sentir la rotación externa del hombro y extiende el brazo por encima de la cabeza; a continuación, lleva las puntas de los dedos de la mano bajada, o la palma, a un bloque o al suelo junto al pie adelantado, sin sobresalir de esa distancia y, con el tiempo, por delante del pie. Minimiza la flexión lateral de la columna mientras rotas el torso para abrirlo, manda una corriente fuerte de energía desde el pie atrasado enraizado por las puntas de los dedos extendidos, presiona el codo o el hombro contra la rodilla isométricamente para mantener la rodilla alineada y aprovechar la rotación del torso y mira las puntas de los dedos de la mano alzada o relaja el cuello y mira al otro extremo de la sala o al suelo.

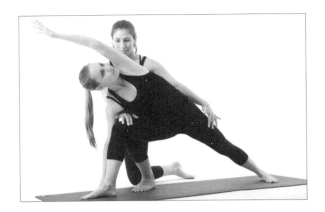

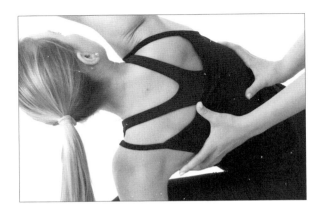

En la postura de una rodilla doblada, utiliza la posición cadera a cadera para estabilizar la posición frontal de la cadera del estudiante mientras empleas las palmas abiertas en la rodilla adelantada y en el muslo de la pierna atrasada para guiar el alineamiento de la rodilla adelantada y la apertura en la parte frontal de la pelvis.

De pie, junto al estudiante, utiliza las manos abiertas opuestas para guiar la extensión y rotación del torso; enséñale que la parte inferior de las costillas debe quedar hacia delante y por debajo, mientras que la superior debe quedar hacia atrás y hacia abajo.

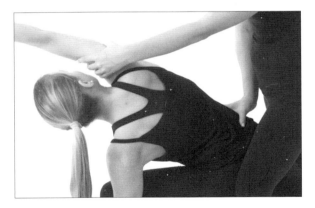

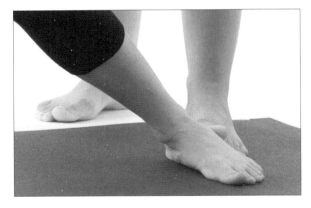

Utiliza la rotación asiendo el antebrazo para guiar su rotación externa.

Coloca un dedo del pie sobre el talón del pie atrasado del estudiante para guiar su enraizamiento activo mientras te inclinas para usar las palmas abiertas opuestas con objeto de orientar la extensión y rotación del torso, guiando la parte inferior de las costillas hacia delante y por debajo y la posterior hacia atrás y hacia abajo.

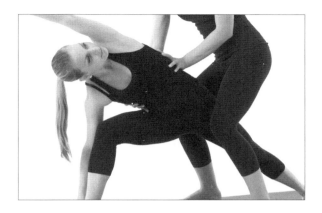

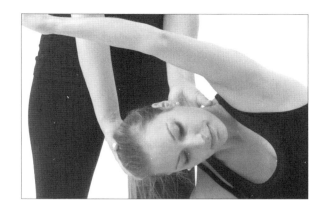

En una postura de la montaña ligeramente amplia y en forma de tijera, utiliza las rodillas para presionar de manera uniforme contra el muslo de la pierna atrasada y la cadera adelantada para guiar su alineamiento y sus acciones energéticas mientras te sirves de las manos para dar instrucciones al torso y al brazo tal y como se ha descrito anteriormente.

Modificaciones

Si el estudiante siente molestias en el cuello por mantenerlo erguido, pídele que lo relaje, deje el cuello suelto con la cabeza baja y mire hacia abajo.

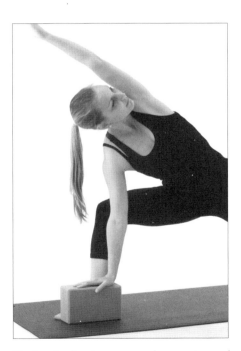

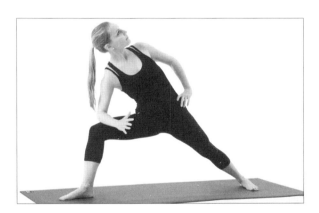

Si en la posición básica modificada el estudiante es incapaz de llevar el brazo por encima de la cabeza, sugiérele que coloque esa mano sobre la cadera superior y se centre en alargar la columna y en hacer la torsión hasta abrirse.

Si el estudiante no puede mantener la columna totalmente alargada y el torso a noventa grados del suelo (mirando a un lado de la sala), coloca la mano baja sobre un bloque junto al pie adelantado, o ponle el codo sobre la rodilla adelantada.

133

Variaciones

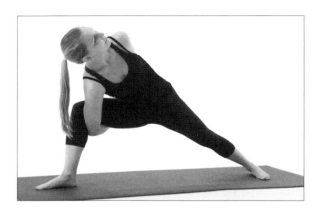

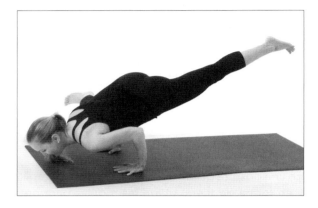

Pasar el brazo inferior bajo la pierna izquierda y llevar el antebrazo tras la espalda para agarrar su muñeca; al agarrarla, cerca de la cadera, endereza el brazo y haz presión para empujar la cadera hacia abajo y aprovechar la torsión del torso.

Si has pasado el brazo alrededor de la pierna y agarrado la muñeca, prueba a hacer la transición a Eka Pada Koundinyasana A (postura del sabio Koundinya sobre una pierna A) y Astavakrasana (postura de ocho ángulos) mientras vas hacia Chaturanga Dandasana (postura del palo de cuatro miembros).

Para profundizar más:

La enseñanza del yoga: página 211
Secuencias de yoga: página 453

Centro de Recursos para la Enseñanza del Yoga:
www.markstephensyoga.com/resources

Ardha Chandrasana (postura de la media luna)

Haz la transición por medio de fases desde Utthita Trikonasana doblando la rodilla adelantada, colocando el pie adelantado (en el suelo o sobre un bloque) y deslizando el pie atrasado para acercarlo al adelantado hasta desplazar todo el peso al pie y la mano adelantados; a continuación empieza a erguir la pierna adelantada mientras mantienes la cadera de la pierna atrasada rotada y totalmente abierta. Mantén la rotación externa de las caderas al

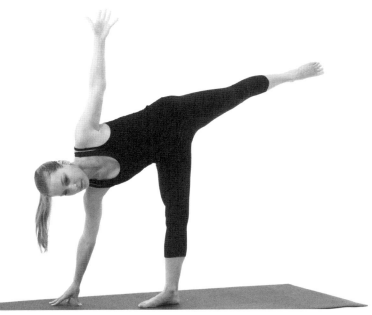

hacer la transición; evita que el pie apoyado en el suelo se meta hacia dentro; extiende hacia atrás la pierna elevada y colócala recta con respecto a la cadera; irradia desde el abdomen a través de las piernas y de la columna, y desde el centro del corazón irradia a través de las puntas de los dedos.

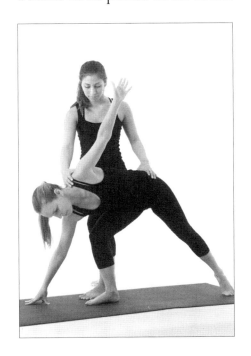

Desde Trikonasana, utiliza la posición de la cadera con la palma abierta sobre el hombro y muévete con el estudiante para estabilizar y hacer más cómoda la transición hacia la postura sobre un pie. Instrúyelo verbalmente para que impida que el pie se gire hacia dentro.

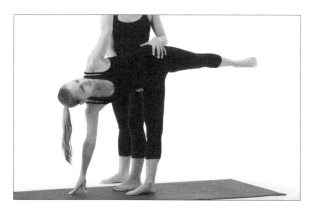

Mantén la postura de la cadera, o adóptala, para ayudar al equilibrio y utiliza las palmas abiertas para mantener la rotación abierta de la pelvis.

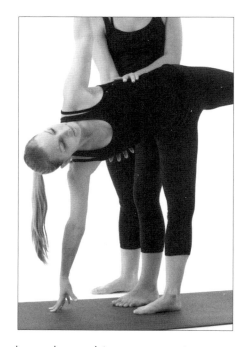

Emplea las palmas abiertas contrarias para orientar el alargamiento y la rotación del torso, guiando la parte inferior de las costillas hacia delante y hacia abajo y la parte superior hacia atrás y hacia abajo.

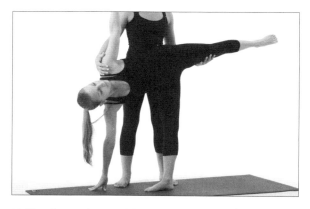

Utiliza las palmas abiertas para guiar ligeramente el alineamiento de la pierna alzada recta hacia atrás desde la cadera y el hombro más alzado también hacia atrás para volver a colocar al estudiante como si estuviera contra una pared.

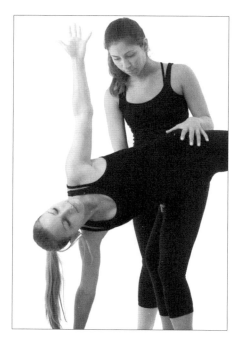

Mantén, o adopta, la postura de la cadera para ayudar al equilibrio en la transición para volver a Trikonasana.

Modificaciones

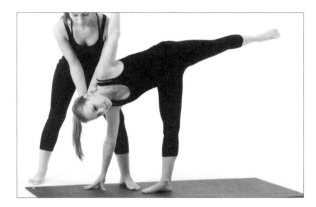

Si te molesta el cuello al erguirlo, relájalo y deja caer la cabeza, mira hacia abajo.

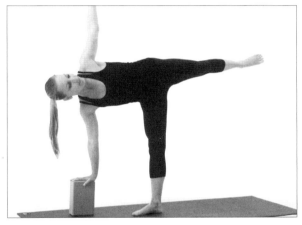

Si no puede volver el torso del todo para mirar a un lado de la sala, apoya sobre un bloque alto las puntas de los dedos de la mano no alzada.

Variaciones

Si el estudiante logra una apertura y una estabilidad totales en la asana básica, puede probar a doblar la rodilla elevada para llevar ese pie tras la espalda y agarrarlo con la mano elevada, y si es posible colocarla sobre la parte superior del pie como para Bhekasana (postura de la rana) y presionar ese pie hacia dentro, hacia la cadera. No debe adelantar la rodilla para poder agarrar el pie ya que esto la hará rotar hacia delante, provocando una presión excesiva en su articulación.

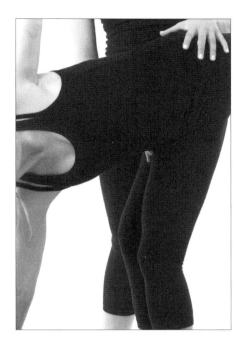

Si la rodilla de la pierna alzada tiembla, no la presiones directamente y dile al estudiante que salga de la asana o que doble la rodilla.

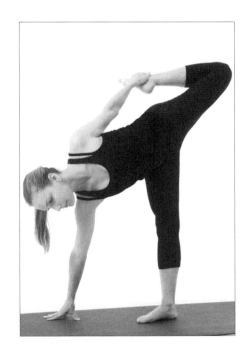

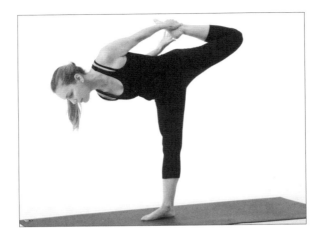

Si se consigue un equilibrio fácil y estable, levanta la mano que está en el suelo y agarra el pie con ambas manos.

Para profundizar más:

La enseñanza del yoga: página 213

Secuencias de yoga: página 375

Centro de Recursos para la Enseñanza del Yoga:
www.markstephensyoga.com/resources

Parsvottanasana (estiramiento intenso lateral)

Empieza con una postura de Prasarita, en un inicio con los pies separados entre sí aproximadamente a un metro de distancia y luego acércalos unos centímetros. Con las manos en las caderas, gira noventa grados el pie derecho y a continuación alza el izquierdo sobre el suelo y colócalo más o menos en paralelo al derecho, lo suficiente como para cuadrar las caderas con el frente de la esterilla

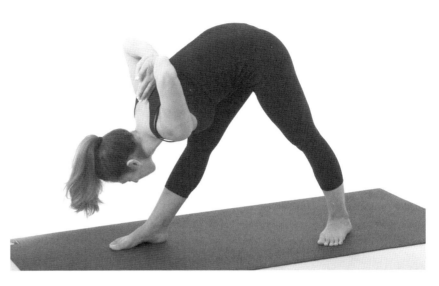

sin dejar de sentir un estiramiento en la ingle izquierda. Junta las palmas tras la espalda en la posición inversa a la de oración (o agarra las muñecas o los codos); mantén ambas piernas rectas y fuertes y mantén las caderas niveladas y equilibradas presionando hacia abajo con la pierna y el pie derechos, tirando hacia atrás de la parte derecha de la cadera y enraizando firmemente en el suelo el talón del pie atrasado, mientras rotas internamente el muslo de la pierna atrasada. Enraizando a través de las piernas y los pies, yergue la columna, abriendo el centro del corazón, a continuación rota la columna lentamente hacia delante, con el hueso púbico hacia atrás y hacia arriba, mientras estiras el ombligo hacia el muslo y el esternón hacia los dedos de los pies.

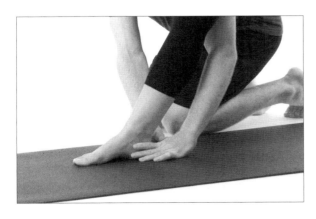

Guíale a colocar el pie adelantado apuntando directamente hacia al frente, bien alineado con la parte posterior del talón atrasado o bien en una postura lateral más amplia para que las caderas puedan alinearse mejor y se facilite el equilibrio lateral.

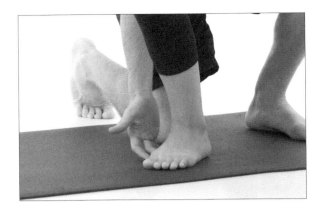

Subraya la importancia de pada bandha en el pie atrasado para ayudar a mantenerlo nivelado, equilibrado al enraizarse y conectado con la tierra y para rotar internamente con mayor facilidad el muslo de esa pierna.

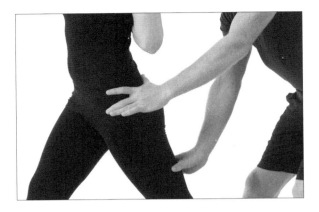

Utilizando las palmas abiertas, coloca una mano sobre la rodilla y otra sobre la cara interior del muslo para alentar la rotación interna del muslo y d ese modo ayudar al movimiento hacia delante de la cadera de la pierna atrasada.

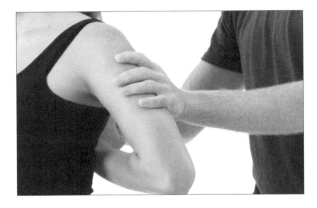

Pídele al estudiante que separe los brazos del cuerpo noventa grados y utiliza la rotación asiéndolos cerca de los hombros para guiar su rotación interna; de esta manera los brazos se colocarán con mayor comodidad tras la espalda juntando las palmas en la posición inversa a la de oración. Da instrucciones verbales (o utiliza palmas abiertas muy ligeras) para guiar los codos hacia atrás.

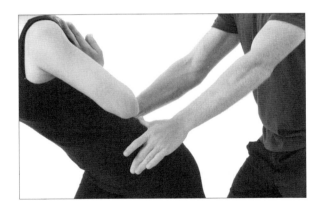

Guía verbalmente al estudiante para que eleve un poco el pecho con cada inspiración, utilizando palmas abiertas extendidas ampliamente sobre los omóplatos. Acerca sus manos a la espalda, dando una instrucción de rotación inversa: los pulgares le indican a la parte media de la escápula un movimiento en sentido descendente hacia la espalda mientras los demás dedos señalan la extensión del esternón que lo aleja del abdomen.

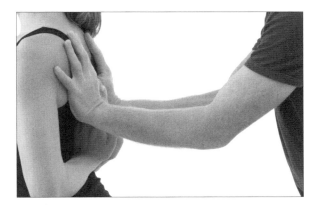

Utiliza la manipulación de la cadera con la rotación asiendo un miembro para ayudar a la máxima rotación hacia delante de la pelvis como fuente principal de la flexión anterior tirando del esternón en dirección a los dedos de los pies antes de comenzar a inclinar el torso.

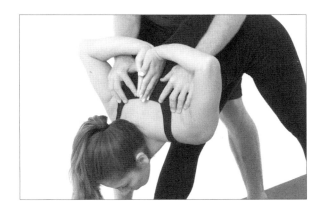

Da la instrucción verbal de mantener el esternón lo más lejos posible del abdomen con cada espiración mientras el estudiante se va inclinando cada vez más hacia delante y hacia abajo; utiliza el movimiento de retroacción de los dedos en la espalda para añadir énfasis.

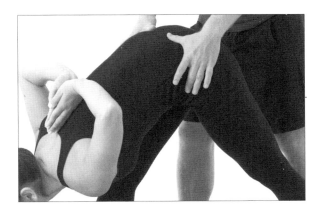

Utiliza la manipulación de cadera con la rotación asiendo las piernas para enraizarlas y luego rotar la pelvis mientras el estudiante inspira para hacer la transición hacia arriba desde la inclinación, aliviando así la presión en la zona lumbar.

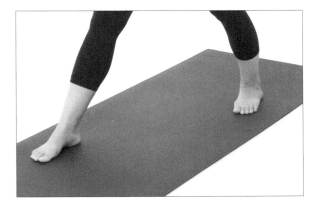

Modificaciones

Girar el pie atrasado menos de los sesenta grados que vienen siendo habituales o adoptar una postura lateral ligeramente más amplia hará que el alineamiento de las piernas, las caderas y la pelvis pueda llevarse a cabo de una forma más cómoda.

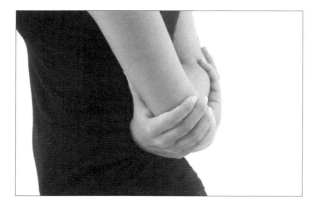

Si el estudiante no puede colocar las manos en la posición inversa a la de oración, pídele que se agarre los codos.

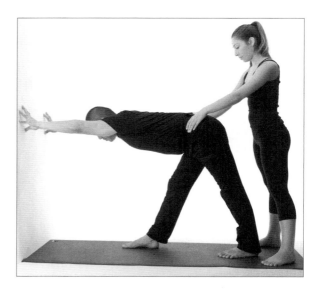

Practica con las manos sobre una pared, una silla o unos bloques para explorar más fácilmente las acciones de los pies, las piernas y la pelvis y hacerlo sin someter a una tensión excesiva los tendones de las corvas o la zona lumbar.

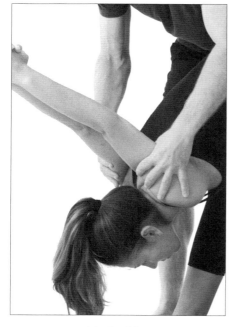

Variación

Entrelaza los dedos tras la espalda y estira los brazos sobre la cabeza sin doblar la columna.

Para profundizar más:

La enseñanza del yoga: página 216
Secuencias de yoga: página 419

Centro de Recursos para la Enseñanza del Yoga:
www.markstephensyoga.com/resources

Parivrtta Trikonasana (postura del triángulo invertido)

La mayoría de los estudiantes moverán la cadera al tratar de llevar la mano al suelo o girarán el torso más a la derecha; todo esto tiende a llevar la torsión hacia la zona lumbar en lugar de hacia la zona torácica de la columna; alienta a tus alumnos a prestar más atención a la estabilidad de las caderas y las piernas que a la posición de la mano o a la rotación del torso. Comienza colocando la punta de los dedos de la mano izquierda sobre un bloque (o una pared o silla) y la mano derecha apoyada en la cadera para ayudar a que esta vaya hacia atrás y que el torso gire y se abra. Al extender el brazo derecho hacia arriba, recuérdales que eviten que vaya más atrás del plano de los hombros. Si hay tensión en el cuello, debe dejarse suelto. Las piernas y las caderas son idénticas a la posición erguida de inicio de Parsvottanasana. Con la pierna derecha adelantada, lleva la mano derecha a la cadera izquierda para mantenerla en esta posición y a continuación extiende el brazo izquierdo hacia arriba y rota la pelvis hacia delante, llevando la mano derecha al suelo (o a un bloque o una silla) por dentro (con el tiempo por fuera) del pie derecho, rotando el torso a la derecha para abrirlo mientras mantienes la posición de las piernas y las caderas. Tira de los omóplatos en sentido descendente hacia la espalda e irradia desde el centro del corazón a través de los brazos y de las puntas de los dedos.

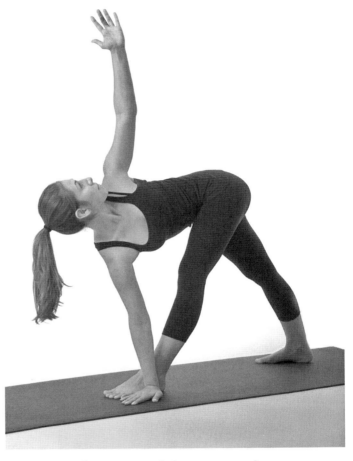

143

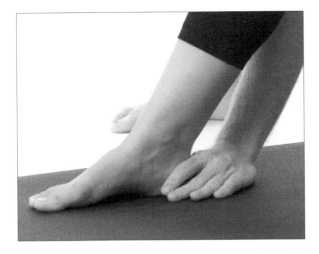

Guía al estudiante a colocar el pie adelantado apuntando directamente hacia al frente, bien alineado con la parte posterior del talón atrasado o bien en una postura lateral más amplia para que las caderas puedan alinearse mejor y se facilite el equilibrio lateral.

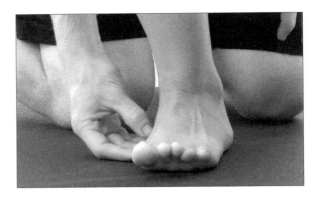

Subraya la importancia de pada bandha en el pie atrasado para ayudar a mantenerlo nivelado, equilibrado en su enraizamiento y conectado con la tierra y para rotar internamente el muslo de esa pierna con más facilidad. Girar ese pie en menos de los sesenta grados habituales facilitará el alineamiento de las piernas, las caderas y la pelvis.

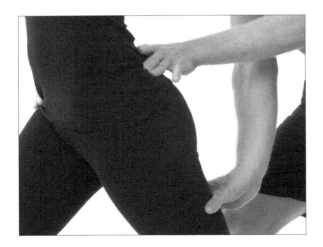

Utilizando las palmas abiertas, coloca una mano sobre la cadera y otra sobre la cara interna del muslo para animar la rotación interna de este como fuente del movimiento hacia delante de la cadera de la pierna atrasada.

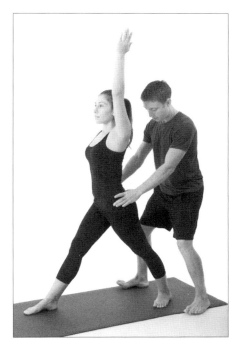

Primero, utiliza las manipulaciones de cadera con la rotación asiendo el cuerpo para guiar a la neutralidad pélvica en relación con la columna y pídele al estudiante que estire el brazo alzado recto hacia arriba para alargar todo ese lado, tanto en la posición preparatoria como en el siguiente paso.

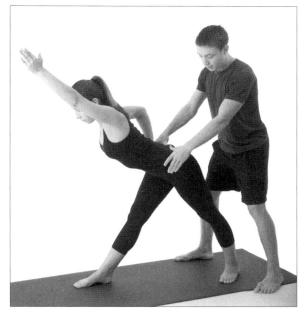

Emplea las manipulaciones de cadera con la rotación asiendo el cuerpo para alentar la rotación más cómoda de la pelvis hacia delante como fuente principal de la flexión anterior; a continuación, pídele al estudiante que apoye la mano en un bloque o en el suelo.

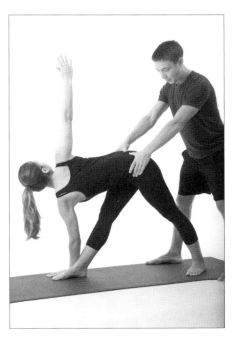

Utiliza las manipulaciones de cadera para alinear y estabilizar la pelvis y pídele al estudiante que gire la parte media del torso mientras extiende el brazo alzado recto hacia arriba.

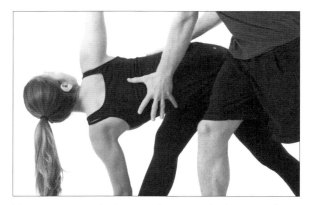

De pie, mirando hacia el mismo lado que el estudiante, con la cadera junto a la suya para estabilizar el equilibrio, utiliza las palmas abiertas en cada lado del torso para alentar su alargamiento y la rotación, guiándole a llevar el área inferior de las costillas hacia delante y hacia dentro, y la superior hacia atrás y hacia abajo.

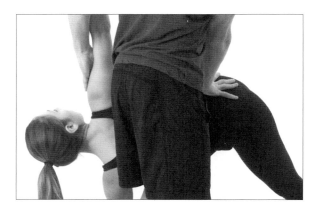

De pie, en sentido contrario al estudiante, con la cadera junto a la suya para estabilizar el equilibrio, utiliza una palma abierta sobre la pelvis para ayudar a nivelarla y otra sobre la parte superior del hombro para alentar la rotación del torso.

Modificaciones

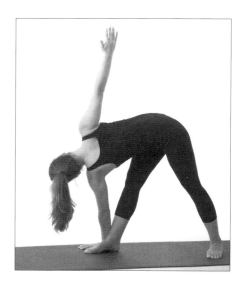

Si el estudiante siente molestias en el cuello por mantener la cabeza alta, pídele que deje el cuello suelto con la cabeza baja y mire hacia abajo.

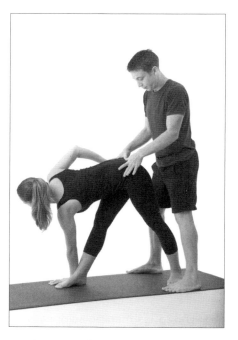

Si no puede rotar el torso hasta donde los hombros están girados a noventa grados con respecto al suelo sin alterar la posición nivelada de la pelvis, guíale a colocar la mano alzada sobre esa cadera para empujarla hacia atrás, ayúdale a alargar la columna y anímale a realizar la torsión.

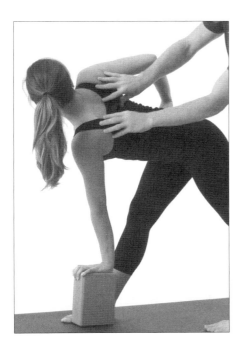

Para alargar la columna y girar el torso con más facilidad, coloca la mano sobre un bloque.

Para profundizar más:

La enseñanza del yoga: página 217

Secuencias de yoga: página 417

Centro de Recursos para la Enseñanza del Yoga:

www.markstephensyoga.com/resources

Parivrtta Parsvakonasana (postura invertida del ángulo lateral)

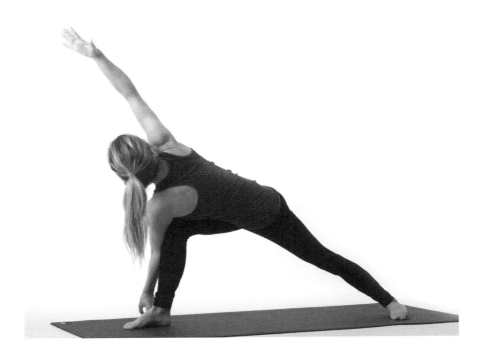

Empieza con el pie derecho avanzado en Ashta Chandrasana o, más difícil, en Virabhadrasana I. Coloca la mano izquierda en la cadera izquierda para ayudar a estabilizarla en esa posición. Subraya la importancia de esta posición y la alineación de la rodilla adelantada sobre el talón. Extiende el brazo derecho recto hacia arriba para ayudar a alargar todo el lado derecho del torso y luego estíralo hacia delante mientras haces una torsión hacia la izquierda, colocando el codo izquierdo sobre la rodilla derecha en una posición de «oración» o, si los estudiantes tienen una mayor flexibilidad en la rotación y las caderas abiertas, lleva el hombro al otro lado de la rodilla y la mano al suelo fuera del pie izquierdo. Por último, alarga el brazo izquierdo por encima de la cabeza girándolo externamente mientras el torso rota a la izquierda. Resalta el alineamiento de la rodilla adelantada sobre el talón adelantado y la cadera izquierda directamente detrás de esa rodilla como en Virabhadrasana I. Mantener el talón atrasado elevado en la posición Ashta Chandrasana proporciona un enfoque preparatorio más accesible. Mantén la pierna atrasada fuertemente en tensión. Si en la forma completa de la asana tienes el talón atrasado abajo, proponte enraizar el borde exterior de ese pie para ayudar a rotar esa cadera hacia delante.

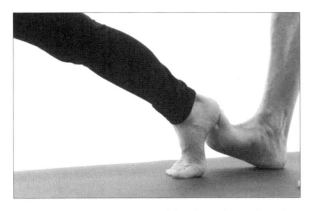

Para la opción más accesible de Ashta Chandra-sana, pídele al estudiante que mantenga el talón atrasado alzado y coloca tu pie junto a ese talón para sugerirle que irradie energía desde él por toda la pierna.

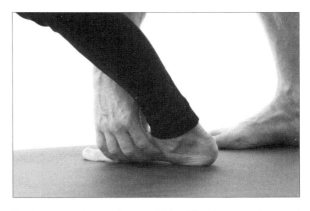

En la posición tradicional Virabhadrasana I con el talón atrasado girado hacia dentro y enraizado, subraya pada bandha en ese pie para ayudar a mantenerlo nivelado, equilibrado en su enraiza-miento, y para rotar internamente con más facili-dad el muslo de esa pierna.   ·

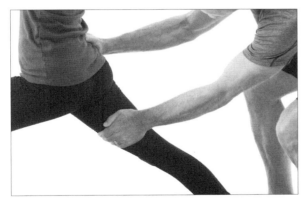

Utilizando las palmas abiertas, coloca una mano por encima de la cadera y otra en el lado interno del muslo para alentar su rotación interna como fuente del movimiento hacia delante de la cadera de la pierna atrasada.

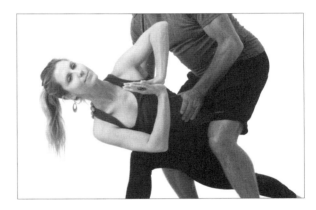

Dependiendo de tu altura y de la del estudiante, puedes ponerte a horcajadas sobre él y sujetar-lo entre tus rodillas para estabilizar su equilibrio mientras utilizas las manos para dar instrucciones a la parte superior del cuerpo.

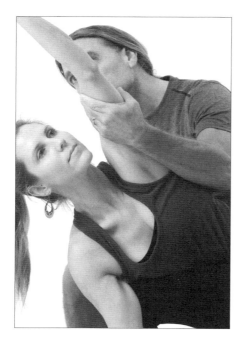

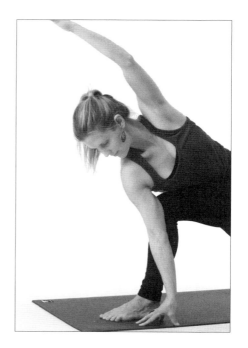

Utiliza la rotación asiendo el brazo para rotarlo externamente. Ofrece esta instrucción desde cerca, pegado al hombro y a una distancia de no más de unos cuantos centímetros por encima del codo.

Modificaciones

Si mantener la cabeza erguida causa molestias, relaja el cuello y deja la cabeza suelta, mira hacia abajo.

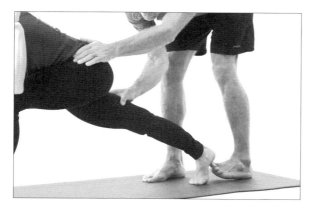

Si no puede impedir que la parte frontal de la cadera se alce y se abra hacia fuera y que la rodilla se abra hacia dentro, pídele al estudiante que levante y presione el talón atrasado directamente hacia atrás (posición Ashta Chandrasana) mientras utilizas las palmas abiertas para guiar la rotación interna del muslo atrasado y la rotación hacia delante de esa cadera. Emplea todas las demás instrucciones que se dan para la pelvis, el torso y el brazo.

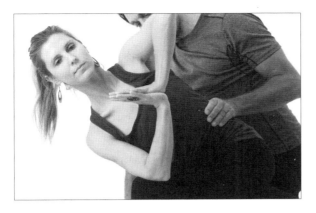

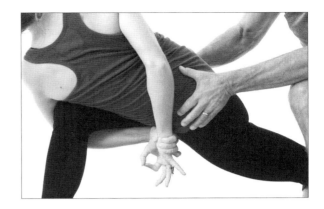

Si no puede pasar el hombro por encima de la rodilla sin perder el alineamiento de la pierna ni doblar la columna y el pecho, pídele que realice una torsión de orador y, con las palmas abiertas colocadas a cada lado del torso, ayúdale a alargarlo y rotarlo dándole instrucciones para que las costillas inferiores vayan hacia delante y por debajo y las superiores hacia atrás y hacia abajo.

Variación

Si logra realizar la asana completa fácilmente, pídele que pase la muñeca del brazo alzado por detrás de la espalda y que la agarre con la otra mano. Esta variación se puede autoajustar perfectamente, pero subraya la tendencia a perder el enraizamiento adecuado del pie atrasado y el alineamiento de las caderas, la rodilla adelantada y la columna.

Para profundizar más:

La enseñanza del yoga: página 214

Secuencias de yoga: página 416

Centro de Recursos para la Enseñanza del Yoga:
www.markstephensyoga.com/resources

Virabhadrasana I (postura del guerrero I)

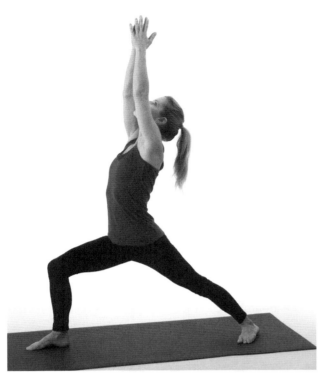

Al hacer la transición desde Adho Mukha Svanasana a Virabhadrasana I, hay dos técnicas básicas. En el yoga tradicional Ashtanga Vinyasa, el talón izquierdo se gira hacia la mitad y se enraíza antes de dar un paso adelante con el pie derecho. En muchas clases de Vinyasa Flow, primero se extiende la pierna derecha hacia atrás y hacia arriba al inspirar; luego, al espirar, se lleva el pie hacia delante y se coloca cerca de la mano derecha. Al usar cualquiera de estos métodos, primero plantéate instruir Ashta Chandrasana en lugar de Virabhadrasana I como una forma de presentar las estocadas altas y ofrecer un espacio en el que poder soltarse suavemente a través de los flexores de las caderas y la ingle mientras te aseguras de que los estudiantes entienden el principio fundamental de alineamiento de la rodilla sobre el talón. En una preparación más avanzada para el primer Ashta Chandrasana o para Virabhadrasana I, pídeles que se eleven hacia las puntas de los dedos, que bajen los omóplatos y que extiendan el esternón hacia delante para alargar más la columna y crear más espacio alrededor del cuello.

En Ashta Chandrasana o Virabhadrasana I, pídeles que al principio enderecen del todo la pierna adelantada mientras elevan completamente el torso en una posición vertical, que coloquen las manos en las caderas y que lleven la pelvis a un punto de neutralidad mientras presionan fuertemente la pierna atrasada enderezándola. Si empiezas con Ashta Chandrasana, pídeles a continuación que metan hacia dentro el talón de la pierna atrasada y lo lleven al suelo para establecer ahí la base de Virabhadrasana I: cultivar pada bandha, rotar hacia delante la cadera atrasada, rotar hacia atrás la cara interna del muslo de la pierna atrasada y nivelar la pelvis. Con las manos aún sobre las caderas, pídeles que traten de mantener la neutralidad pélvica todo lo que puedan (un espacio entre la cadera y el muslo de la pierna adelantada) mientras doblan lentamente la pierna adelantada y guían conscientemente la rodilla hacia el lado del meñique del pie. Es muy importante asegurarse de que la rodilla de la pierna adelantada no se desplaza por delante del talón; permitir que vaya más allá ocasiona una presión excesiva sobre los ligamentos cruzados anteriores. Si un estudiante siente presión en la rodilla atrasada o la zona lumbar al doblar la rodilla adelantada en Virabhadrasana I, pídele que salga de la estocada o que trate de doblar menos la rodilla. Mantener alzado y recto el talón de la pierna atrasada en la posición Ashta Chandrasana también reducirá o eliminará la presión de la rodilla atrasada y la zona lumbar.

En cualquier asana, una vez que los estudiantes estén erguidos en la postura de la estocada, pídeles que dejen caer los brazos a los costados, giren las palmas hacia fuera para sentir la rotación externa de los brazos en la articulación del hombro y, a continuación, extiendan los brazos hacia fuera y por encima de la cabeza mientras mantienen los omóplatos enraizados y descansando sobre la zona posterior de las costillas. Deben mirar hacia abajo un momento y meter ligeramente hacia dentro la parte inferior y frontal de las costillas, y luego tratar de mantener esa postura mientras miran hacia el frente y llevan los brazos hacia atrás. Esto los ayudará a desarrollar una extensión neutral de la columna con una mayor flexión del hombro, que es intrínsecamente beneficiosa y útil para crear la inteligencia corporal requerida en asanas como Adho Mukha Vrksasana (postura del pino sobre las manos). Anima a los que puedan mantener los brazos rectos a juntar las palmas por encima de la cabeza, y si no hay problema con el cuello, a mirar hacia las puntas de los pulgares. Para profundizar la experiencia de Virabhadrasana I, resalta la importancia de un enraizamiento firme de los pies, la rotación interna de la pierna atrasada mientras presionan firmemente la espinilla hacia atrás para enraizar más el talón de esa pierna, pada bandha en ambos pies, mula bandha y la elevación energética y estable a través de la columna, por medio del centro del corazón y a través de las puntas de los dedos. Sugiere elevar el borde inferior de las costillas y alejarlo de los bordes superiores de las caderas para crear más espacio y aliviar la presión en la zona lumbar. La respiración debería ser estable y equilibrada, la mirada suave, el corazón abierto. Virabhadrasana I es una asana excelente en la que se pueden enseñar múltiples corrientes de energía, la relación entre raíces y extensión y el equilibrio entre *sthira* y *sukham*. En la transición desde Virabhadrasana I a Chaturanga Dandasana, aconseja a los estudiantes que realicen los movimientos de manera sencilla, fluida y conectada a la respiración. Observarás que muchos de ellos, sobre todo los principiantes avanzados, mantienen un pie alzado hasta llegar a Chaturanga Dandasana, e incluso durante toda esta postura. Esto socava la base estable de esta asana: la integridad de la postura del palo de cuatro miembros se pierde en una variación asimétrica de tres miembros que perjudica al movimiento equilibrado que lleva a Urdhva Mukha Svanasana (postura del perro hacia arriba). Si esto se repite, puede desestabilizar la articulación sacroilíaca y provocar posibles problemas crónicos en la zona lumbar.

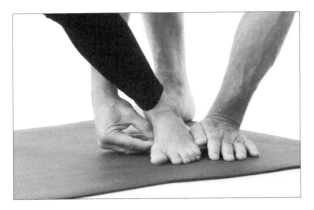

Utiliza los golpecitos de dedos y las palmas abiertas para guiar a pada bandha en el pie atrasado.

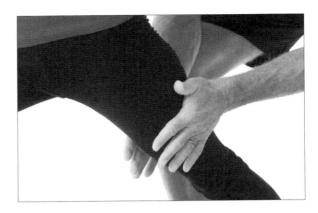

Apoya un dedo del pie sobre el talón posterior del estudiante para guiar su enraizamiento activo mientras utilizas las palmas abiertas para guiar la rotación interna del muslo de la pierna atrasada como fuente de ese movimiento hacia delante de la cadera hacia el alineamiento con la otra cadera.

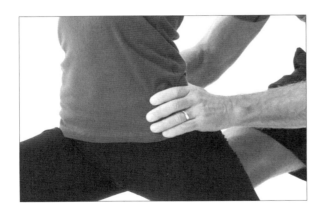

Emplea las manipulaciones de cadera con rotación asiendo un miembro para guiar hacia la neutralidad pélvica y renovar el esfuerzo para rotar hacia delante la cadera atrasada y las manipulaciones de cadera para guiar a una posición nivelada y neutral de la pelvis.

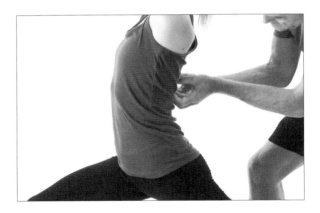

Utiliza las extensiones de dedos para ayudar a elevar la caja torácica de manera igualada y separándola de la pelvis.

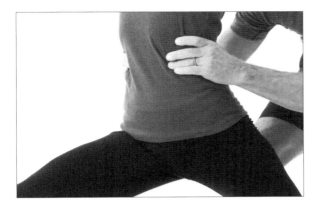

Usa las manos abiertas para guiar a los estudiantes a impedir que las costillas flotantes sobresalgan, ayudando así a desarrollar la extensión neutral de la columna.

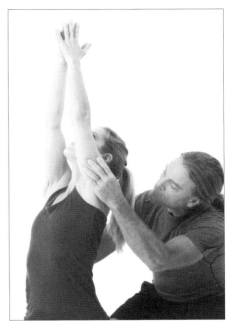

Utiliza la rotación asiendo los brazos para guiar y ayudar a su elevación y rotación externa.

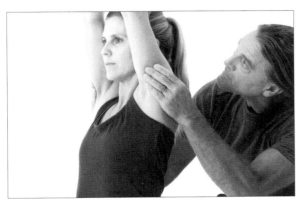

Modificaciones

Si mirar hacia arriba ocasiona molestias en el cuello, nivela la posición de la cabeza y mira hacia delante.

Si el estudiante se queja de molestias en la zona lumbar, guíale a enderezar la pierna adelantada tanto como sea necesario para liberar la tensión.

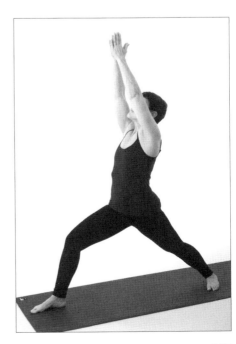

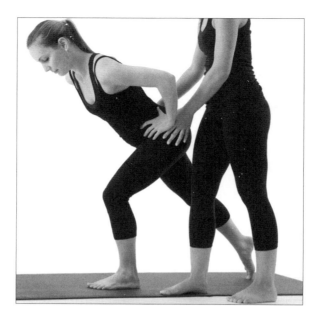

Si el estudiante se queja de dolor agudo o tensión en la rodilla atrasada, pídele que la alce y presione hacia atrás el talón atrasado para hacer desaparecer el efecto de torsión de la rodilla (llegando así a Ashta Chandrasana).

Para profundizar más:

La enseñanza del yoga: página 206

Secuencias de yoga: página 458

Centro de Recursos para la Enseñanza del Yoga:
www.markstephensyoga.com/resources

Virabhadrasana II (postura del guerrero II)

Empieza en una postura de Prasarita amplia, girando hacia fuera el pie derecho y el izquierdo ligeramente hacia dentro, doblando la rodilla derecha lentamente mientras la guías hacia el lado del dedo pequeño del pie; si la rodilla se adelanta al talón, arrastra los dedos del pie más hacia delante para una postura de mayor longitud. Si empiezas desde Virabhadrasana I, subraya la importancia de mantener el alineamiento de la rodilla adelantada mientras presionas hacia atrás el otro muslo. La rodilla adelantada está alineada directamente sobre el talón (tenderá a cerrarse hacia dentro); el isquion se mete hacia dentro; las caderas están niveladas, la pelvis neutral, la pierna atrasada firme con el arco levantado; los omóplatos bajan por la espalda, y la energía corre por la columna y sale del centro del corazón a través de la punta de los dedos. Presiona a través de los pies para soltar la tensión.

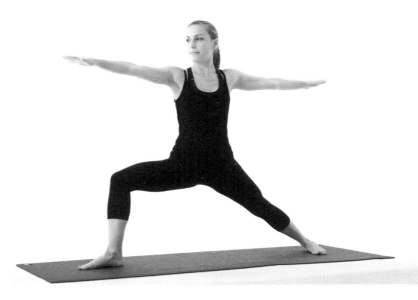

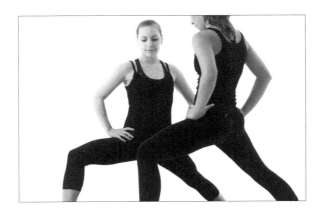

Colócate frente a los estudiantes en una postura amplia de Prasarita y guíalos visual y verbalmente girando un pie noventa grados hacia fuera y metiendo ligeramente hacia dentro el otro, con el pie adelantado alineado con el talón del pie atrasado; nivela las caderas con neutralidad pélvica y los brazos con los omóplatos enraizados en el área posterior de las costillas.

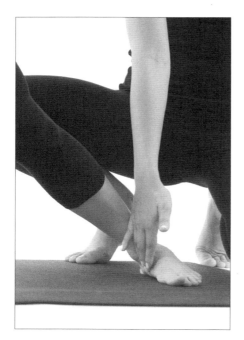

Da instrucciones visuales y verbales doblando la rodilla adelantada y alineándola directamente sobre la rodilla; si la sobrepasa, pídeles a los estudiantes que deslicen los dedos de los pies hacia delante hasta colocar el talón bajo la rodilla y luego emplea golpecitos de los dedos y palmas abiertas para guiar a pada bandha en el pie atrasado.

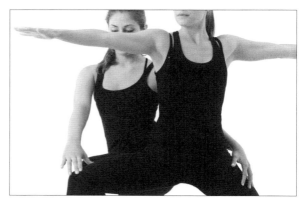

En la postura de una rodilla doblada, colócate cadera a cadera para estabilizar la posición de la cadera frontal del estudiante mientras utilizas palmas abiertas en la rodilla adelantada y el muslo atrasado para guiar el alineamiento de la rodilla adelantada y la apertura a través de la parte frontal de la pelvis.

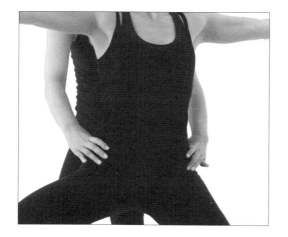

Si la pelvis del estudiante está rotada hacia delante, dale instrucciones verbales para que enderece en parte la rodilla adelantada; luego utiliza las manipulaciones de la cadera con la rotación asiendo un miembro para guiarlo a la neutralidad pélvica mientras dobla la rodilla en una estocada más profunda.

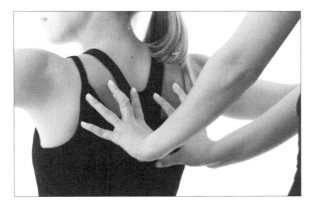

Utiliza la extensión de dedos para guiar a un mayor estiramiento de la columna.

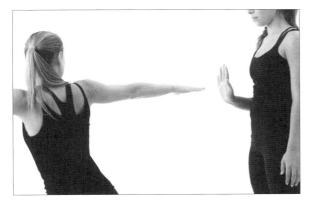

Utiliza una mano como referencia visual mientras dices «alcanza mi mano» para guiar al estudiante a alinear el torso verticalmente (en lugar de extendido sobre la pierna adelantada).

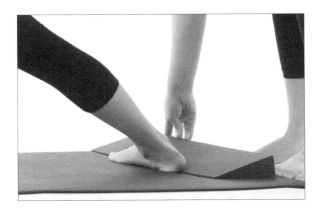

Sírvete de los movimientos de retroacción de los dedos en los omóplatos o una ligera rotación asiendo la parte superior de los hombros para bajar los omóplatos y apoyarlos sobre el área posterior de las costillas.

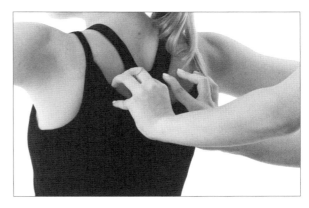

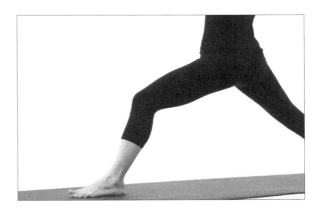

Modificaciones

Si al doblar la rodilla esta sigue girándose hacia dentro o la pelvis sigue rotando hacia fuera, pídele al estudiante que la doble menos.

Si se queja de tirantez o tensión en el tobillo atrasado, ofrécele una cuña para elevar ligeramente el borde exterior de ese pie.

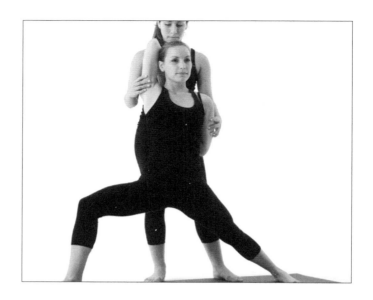

Variación

Prueba varias posiciones de brazos (brazos en la postura del águila o de la cara de vaca) para centrarte en los estiramientos de hombro relacionados con lo que quieres conseguir con las secuencias generales de asanas.

Para profundizar más:

La enseñanza del yoga: página 210
Secuencias de yoga: página 459

Centro de Recursos para la Enseñanza del Yoga:
www.markstephensyoga.com/resources

Virabhadrasana III (postura del guerrero III)

Esta asana se aprende más fácilmente con las manos apoyadas sobre una pared. Prueba a hacer la transición hacia ella desde Ashta Chandrasana, brincando ligeramente hacia el frente sobre el pie y la pierna adelantados en Ashta Chandrasana y finalmente mantén el peso sobre el pie adelantado y prueba a enderezar la

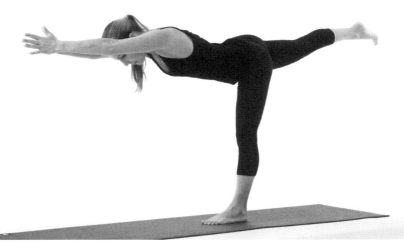

pierna adelantada lenta y firmemente, mientras se eleva la pierna atrasada hasta nivelarse con las caderas; ofrece la opción de llevar los brazos atrás a los costados para causar menos presión a la zona lumbar, o hacia fuera, como un avión, para facilitar el equilibrio. No cierres la rodilla de la pierna apoyada. Afirma el muslo de la pierna apoyada, manteniendo el tobillo estable y la rótula apuntando hacia delante; con las caderas niveladas, rota internamente el fémur de la pierna alzada y alárgate por el lado del torso y del pecho; en la asana completa, extiende los brazos hacia delante y por último presiona las palmas entre sí y mira a los pulgares.

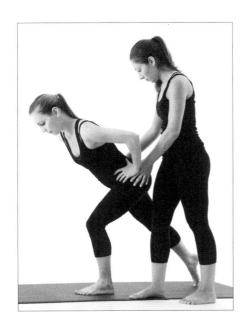

Al hacer la transición desde Ashta Chandrasana, pídeles a los estudiantes que nivelen las caderas mientras les ayudas a apoyarse sobre un pie.

161

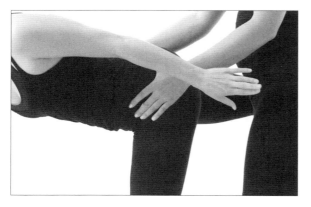

De pie sobre la pierna apoyada, utiliza manipulaciones de cadera para guiar el alineamiento de nivel de la pelvis y para ayudar a estabilizar el equilibrio del estudiante.

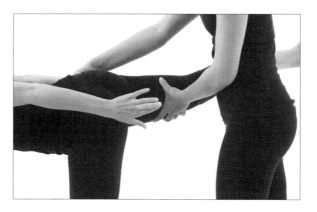

Con las palmas abiertas, emplea una mano para explicarles que mantengan el nivel de las caderas y la otra para guiar la extensión y rotación interna de la pierna alzada y la extensión de su rodilla.

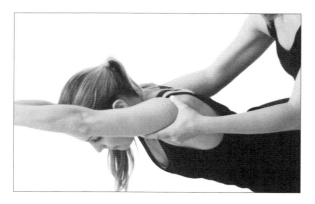

Utiliza la rotación asiendo los brazos para guiar su rotación externa, flexión y aducción.

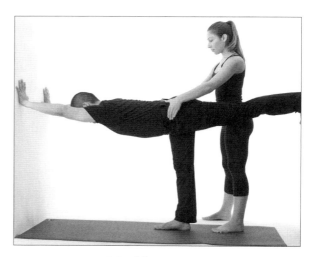

Modificaciones

Practica con las manos sobre una pared.

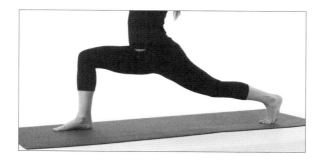

Mantén el pie atrasado en el suelo.

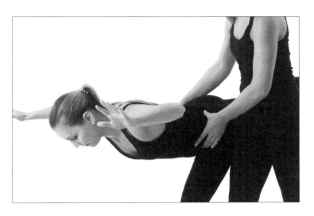

Mantén doblada la rodilla de la pierna apoyada para causar menos tensión en la rodilla y en la cadera.

Para profundizar más:

La enseñanza del yoga: página 218
Secuencias de yoga: página 460

Centro de Recursos para la
Enseñanza del Yoga:
www.markstephensyoga.com/resources

Parivrtta Ardha Chandrasana (postura de la media luna invertida)

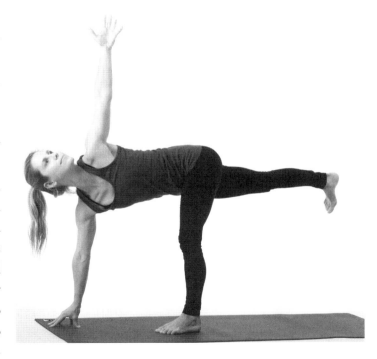

Como con Parivrtta Trikonasana, muchos estudiantes tienden a sacrificar la estabilidad de la posición de las piernas y las caderas para crear la sensación o la apariencia de una torsión más profunda; pídeles que mantengan las caderas niveladas y la pierna atrasada alzada y energizada; a partir de ahí, haz una torsión. Las piernas y las caderas tienen la misma posición que en Virabhadrasana III. De pie sobre la pierna derecha, lleva la mano izquierda (en un principio las puntas de los dedos) a un bloque o al suelo justo bajo el hombro izquierdo y plantéate la opción de colocar la mano derecha sobre la cadera del mismo lado como se ofreció en Parivrtta Trikonasana; rotando el torso a la derecha, finalmente extiende el brazo derecho hacia arriba.

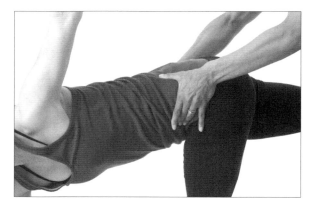

Utiliza las manos ligeras para nivelar la pelvis con el suelo.

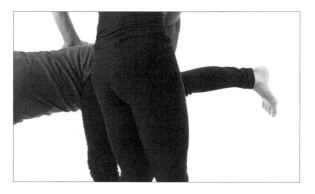

Colócate junto a la pierna apoyada del estudiante mirando a la alzada y utilizando la postura de cadera para estabilizar el equilibrio.

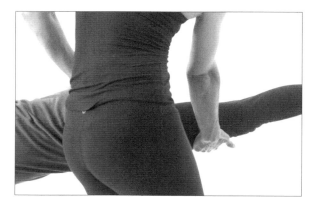

Utiliza las manos ligeras (si la indicación es mínima) o la rotación asiendo la pierna alzada (si es necesaria una mayor indicación) para guiarla a enderezarse y extenderse totalmente hacia atrás desde la cadera y a rotar internamente.

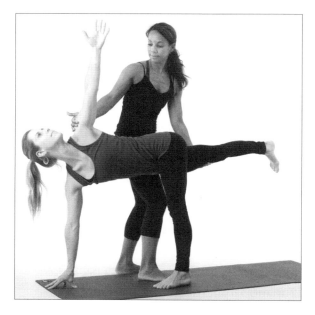

Utiliza una mano abierta para indicar que la pierna alzada se mantenga a la altura de la cadera y la otra con la palma abierta para indicar en el hombro la rotación del torso.

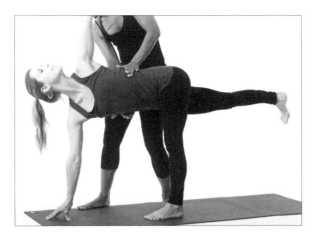

Prueba a girar en la dirección opuesta con la postura de cadera y utiliza las palmas abiertas opuestas para indicar la extensión y rotación del torso, guiando la parte inferior de las costillas hacia fuera y hacia abajo y la superior hacia atrás y hacia abajo.

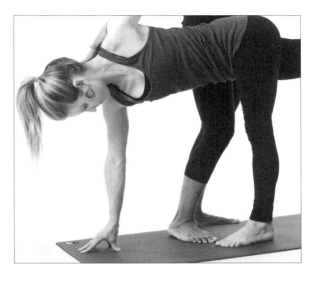

Midificaciones

Si mantener la cabeza alta ocasiona problemas en el cuello, relájalo y deja colgar la cabeza, mirando hacia abajo.

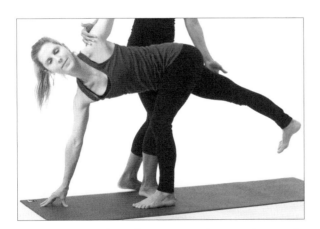

Si es demasiado esfuerzo para los tendones de la pierna apoyada, mantén doblada esa rodilla.

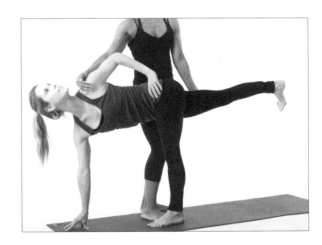

Plantéate la opción de mantener la mano alzada sobre la cadera para hacer presión y ayudar a la torsión en lugar de extender hacia arriba ese brazo.

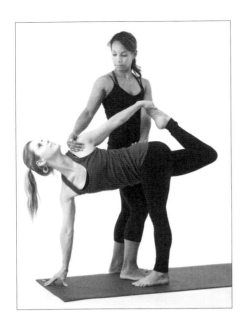

Variación

Prueba a extender hacia atrás la mano alzada para agarrar el pie alzado, haciendo fuerza en ambas direcciones para separar el uno del otro con objeto de acentuar la torsión, teniendo mucho cuidado con la zona lumbar.

Para profundizar más:

La enseñanza del yoga: página 219
Secuencias de yoga: página 413

Centro de Recursos para la Enseñanza del Yoga:
www.markstephensyoga.com/resources

Vrksasana (postura del árbol)

Empieza en Tadasana. Utiliza la pared como apoyo, con el talón de la pierna alzada colocado bajo la rodilla si no es posible por encima. Mantén las manos en las caderas o en el corazón, con las caderas niveladas, neutralidad pélvica y abducción de la pierna alzada. Hay estabilidad en la pierna alzada, con su talón por encima de la rodilla, la pelvis y la columna neutrales, la mirada firme y la respiración constante. Sal lentamente.

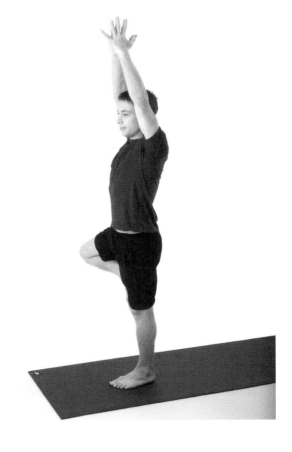

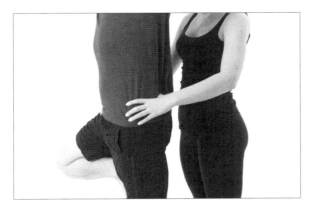

Utiliza las manipulaciones de la cadera para asistir ligeramente el equilibrio y para guiar las caderas niveladas y la neutralidad pélvica.

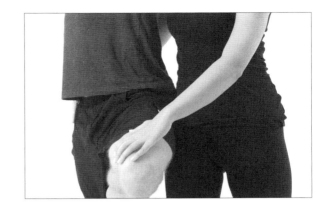

Usa la postura cadera a cadera mirando en dirección a la rodilla elevada del estudiante para estabilizar la posición de esa cadera mientras empleas una palma abierta para guiar la abducción de la pierna alzada (trata de impedir que la cadera se desplace hacia atrás).

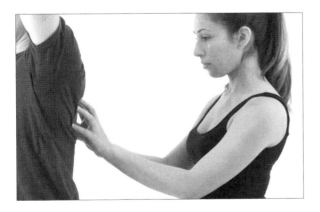

Utiliza la extensión de los dedos para guiar un mayor alargamiento por la columna.

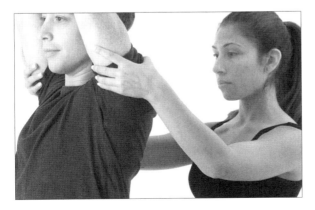

Emplea la rotación asiendo los brazos para guiar su rotación externa, flexión y aducción.

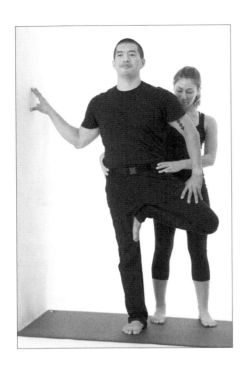

Modificación

Utiliza una pared como apoyo adicional al explorar el equilibrio sobre un pie. Si un estudiante no puede colocar el pie alzado pro completo sobre la rodilla, guíalo a colocarlo totalmente debajo, no contra la rodilla.

Para profundizar más:

La enseñanza del yoga: página 209

Secuencias de yoga: página 461

Centro de Recursos para la Enseñanza del Yoga:
www.markstephensyoga.com/resources

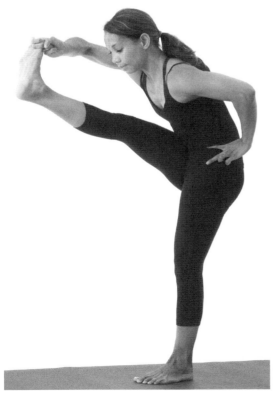

Utthita Hasta Padangusthasana (postura de la mano extendida hasta el pulgar del pie)

Empieza como para Utthita Hasta Padangusthasana A, luego como con Vrksasana. Alienta a los estudiantes a tener más interés en mantener estable la pierna apoyada, las caderas niveladas y la pelvis neutral que en pasar la pierna alzada al otro lado. Ofrece la opción de usar una correa alrededor del pie de la pierna alzada, o abraza esa rodilla y mantenla doblada al hacer un movimiento de abducción con el muslo. Enraizándote por la pierna apoyada, siente más espacio a través de la cadera apoyada, la columna y la parte superior de la cabeza; expandiéndote por el pecho, prueba a mirar por encima del hombro al lado contrario de la pierna alzada mientras extiendes hacia fuera esa pierna en abducción. La respiración es constante y la mirada firme.

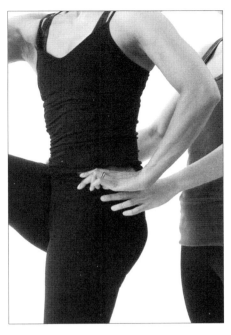

De pie detrás del estudiante, utiliza las manipulaciones de cadera con la rotación asiendo un miembro para guiar y estabilizar la neutralidad pélvica cuando el estudiante alza una pierna.

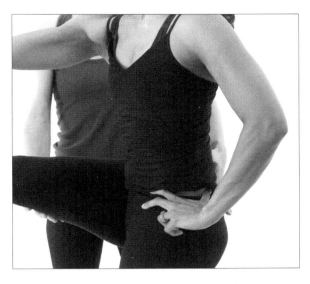

Mirando al estudiante desde el lado de la pierna alzada, sírvete de una palma abierta sobre el sacro para guiar la neutralidad pélvica mientras utilizas el toque ligero para guiarlo a elevar más la pierna alzada.

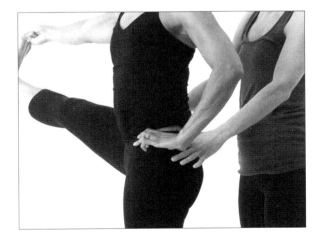

En la variación con abducción B, emplea las manipulaciones de cadera para guiar al estudiante a mantener las caderas niveladas incluso cuando lleva la pierna alzada hacia un lado.

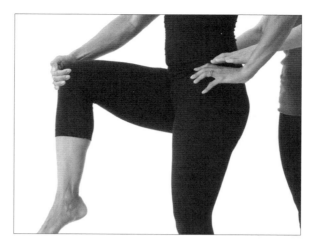

Modificación

Si no puede mantener la pierna apoyada recta y la columna erguida, pídele que doble la rodilla de la pierna alzada o coloca una correa alrededor de ese pie.

Para profundizar más:

La enseñanza del yoga: página 221

Secuencias de yoga: página 452

Centro de Recursos para la Enseñanza del Yoga:
www.markstephensyoga.com/resources

Parivrtta Hasta Padangusthasana (postura invertida de la mano en el pulgar)

Guía verbalmente y con una demostración la elevación de la rodilla derecha desde Tadasana o haz la transición desde Virabhadrasana III para elevar el torso y cruzar la pierna alzada; a continuación lleva la mano izquierda al otro lado para abrazar la rodilla, asir la pierna o, en último término, el pie. Muchos estudiantes pondrán en peligro la estabilidad del enraizamiento de la pierna apoyada doblándola o perjudicarán el estiramiento de la columna inclinándose para asir el pie alzado más cerca del pulgar. Aliéntalos a tener más interés en mantener la pierna apoyada recta y enraizada fuertemente y la columna erguida que en tratar de llegar tan lejos al asir el pie. Subraya la importancia de pada bandha para ayudar a estabilizar el tobillo apoyado.

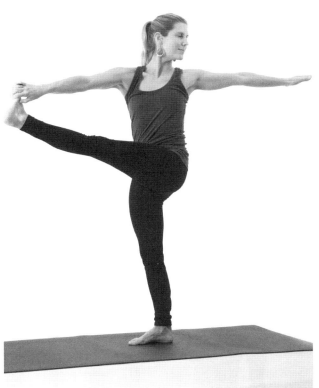

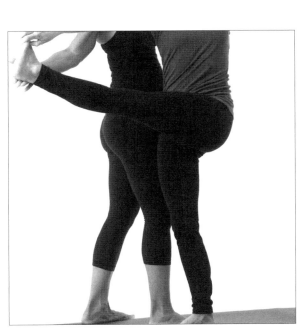

Permanece al lado de la pierna apoyada del estudiante mirando en la dirección contraria a la que él mira con la postura de la cadera para estabilizar el equilibrio y la posición erguida.

171

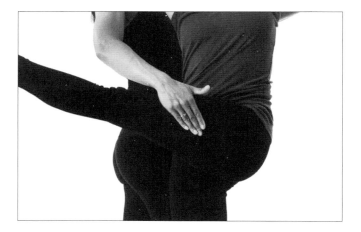

Utiliza la palma abierta sobre la pierna elevada para estabilizar su posición.

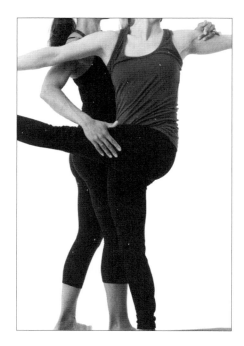

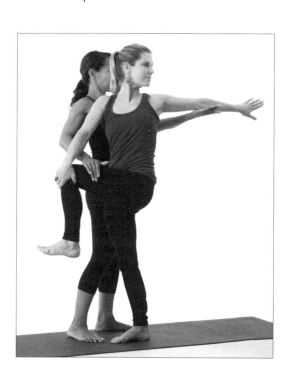

Emplea la palma abierta sobre el hombro del lado hacia el cual se está girando el estudiante para ayudar a la rotación del torso. Esta misma mano puede usarse para ayudar a alinear el nivel del brazo con el suelo y a que bajen los omóplatos.

Modificación

Si el estudiante no puede mantener recta la pierna apoyada ni el torso completamente erguido al asir el pie elevado, aconséjale que coloque una correa alrededor del pie o la pierna elevados o sugiérele que se doble para abrazar la rodilla.

Para profundizar más:

La enseñanza del yoga: página 461
Secuencias de yoga: página 414

Centro de Recursos para la Enseñanza del Yoga:
www.markstephensyoga.com/resources

Garudasana preparatoria (postura preparatoria del águila)

Empieza en Tadasana y guía a los estudiantes a doblar ligeramente las rodillas y luego elevar y cruzar el tobillo derecho sobre la rodilla izquierda (flexionando fuertemente el tobillo para estabilizar la rodilla derecha). Luego deben extender los brazos abriéndolos ampliamente para expandirse a través del pecho y de la parte superior de la espalda antes de cruzar el codo izquierdo por encima del codo derecho y juntar las palmas (si eso no es posible, sujetar ese pulgar o usar la mano derecha para cruzar el brazo izquierdo directamente sobre el pecho).

Alienta a los estudiantes a flexionar las rodillas más profundamente para estabilizar su equilibrio y para intensificar el estiramiento de los rotadores externos de las caderas mientras elevan los codos a la altura de los hombros y los juntan para profundizar el estiramiento entre sus omóplatos, manteniendo la columna erguida, el centro del corazón amplio y las manos apartadas de la cara.

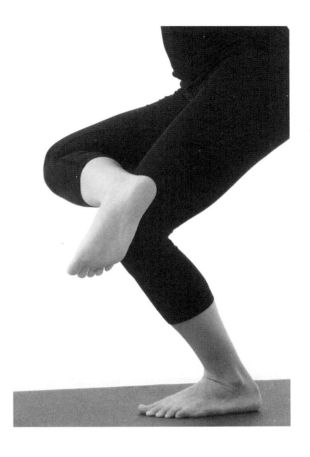

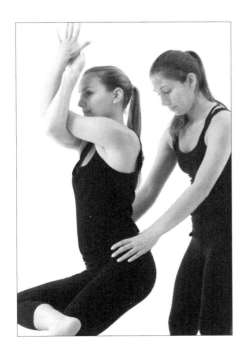

Utiliza las manipulaciones de cadera con rotación asiendo un miembro para guiar la neutralidad pélvica.

173

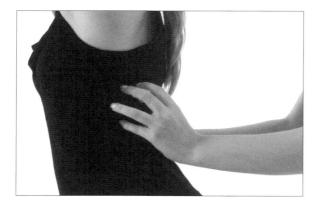

Utiliza las extensiones de dedos para guiar un mayor alargamiento a través de la columna.

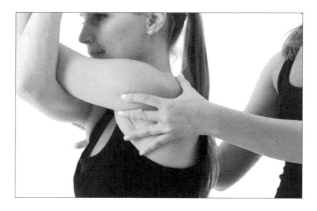

Emplea la rotación contraria para guiar la elevación de los brazos (los codos alzados a la altura de los hombros) y los omóplatos hacia abajo contra el área posterior de las costillas.

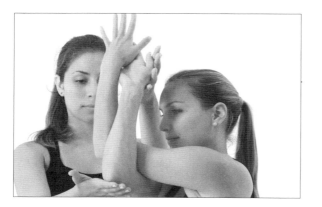

Utiliza las palmas abiertas y el toque ligero para guiar los codos más arriba, alineados con los hombros, y las manos separadas de la cara.

Presenta esta asana con el tobillo en la rodilla con una dorsiflexión fuerte para ayudar a proteger la rodilla. Los estudiantes pueden mantener esta posición si no logran cruzar las rodillas en una Garudasana completa.

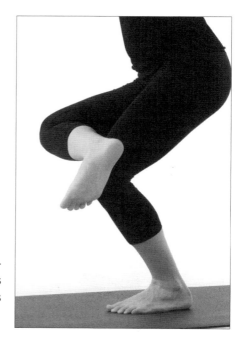

Para profundizar más:

La enseñanza del yoga: página 220
Secuencias de yoga: página 395

Centro de Recursos para la Enseñanza del Yoga:
www.markstephensyoga.com/resources

Garudasana (postura del águila)

Enseña en fases: doblar ligeramente las rodillas; extender los brazos hacia fuera con los codos doblados hacia abajo y el pecho expandiéndose; alzar y cruzar el tobillo derecho sobre la rodilla izquierda; flexionar el pie para estabilizar la rodilla derecha o, si es posible, tirar de esta pasándola por la rodilla izquierda y enganchar el pie derecho bajo el tobillo o espinilla izquierdos; extenderse a través de los brazos, y a continuación cruzar el codo izquierdo por encima del derecho, alzando los antebrazos y juntando las palmas (también puedes intentar sujetar el pulgar derecho), manteniendo la respiración constante y la mirada firme. Intenta levantar los codos a la altura de los hombros mientras tiras de los omóplatos en sentido descendente hacia la espalda y presionas las manos apartándolas de la cara; acentúa la elasticidad entre los omóplatos presionando los codos y las palmas para juntarlos con más firmeza. Trata de doblar más las rodillas mientras elevas la columna y el pecho. Si es necesario, utiliza una pared para apoyarte.

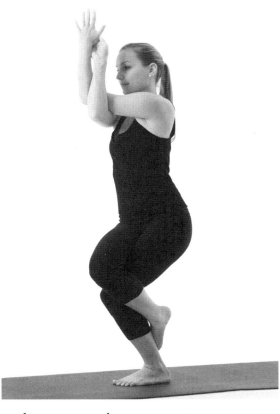

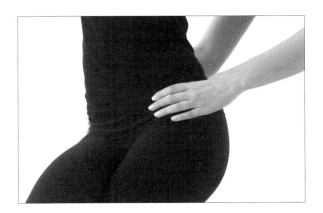

Utiliza las manipulaciones de cadera para ayudar al equilibrio y guiar la neutralidad pélvica en relación con la zona lumbar de la columna.

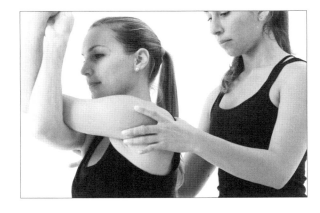

Usa la rotación contraria para guiar los omóplatos en sentido descendente y elevar los brazos (si es posible, extendiendo los dedos justo bajo los antebrazos del estudiante).

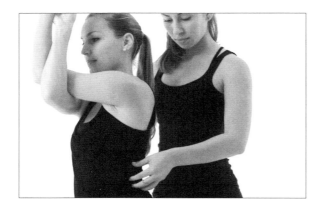

Utiliza la retroacción de los dedos para guiar el estiramiento de la columna elevando las costillas y apartándolas de la pelvis.

Modifiaciones

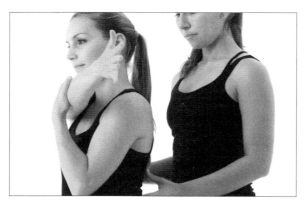

Si no puedes cruzar totalmente los codos, utiliza el brazo que está más bajo para ayudar a cruzar el otro a lo largo del pecho.

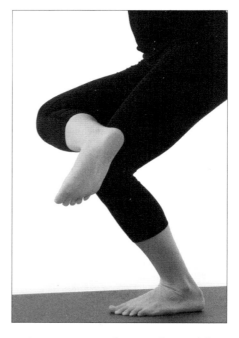

Si no puedes cruzar totalmente las rodillas, mantén el tobillo cruzado justo sobre la rodilla mientras mantienes ese pie fuertemente flexionado para proteger esa rodilla.

Para profundizar más:

La enseñanza del yoga: página 220
Secuencias de yoga: página 395

Centro de Recursos para la Enseñanza del Yoga:
www.markstephensyoga.com/resources

Ardha Baddha Padmottanasana (medio loto atado con flexión anterior)

Desde Tadasana, eleva la rodilla derecha, encaja la zona inferior de la pierna y tira del talón derecho hacia la cadera izquierda (el área ilíaca superior anterior de la columna); luego relaja el interior de la ingle derecha para permitirle a la rodilla derecha soltarse en una posición de medio loto. Tira de la mano derecha cruzándola por detrás de la espalda para agarrar el pie en loto. Extiende el brazo izquierdo alzándolo recto hacia arriba; a continuación dóblalo lentamente hacia delante y hacia abajo como para Uttanasana. Con la inspiración, elévate como para Ardha Uttanasana y al espirar vuelve a plegarte hacia abajo y mantén la postura entre cinco y ocho respiraciones. Para levantarte, inspira, elévate a la posición Ardha, permanece ahí para espirar y sentir el abdomen atraído hacia la columna y luego usa ese apoyo volviendo a inspirar hacia arriba para ponerte de pie. Mantén fuerte y firme la pierna apoyada, doblando la rodilla para no causarles tensión a los tendones de las corvas ni a la zona lumbar. Presta mucha atención a la rodilla en loto, especialmente mientras la doblas hacia delante, porque esto aumenta las posibilidades de que se tuerza.

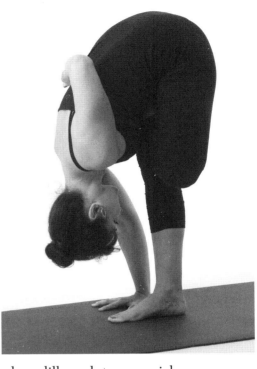

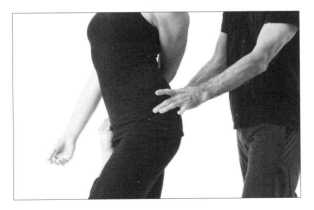

Utiliza las manipulaciones de cadera para guiar el equilibrio y la neutralidad pélvica mientras prestas atención a la presión añadida que esto puede traer a la rodilla en loto.

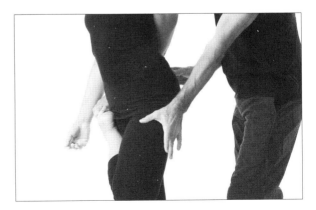

Aplica la rotación asiendo un miembro para guiar la rotación externa del muslo en loto mientras prestas atención a la presión añadida a la rodilla.

177

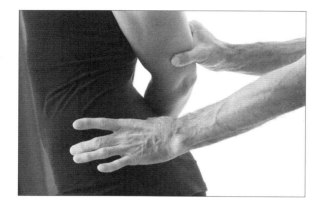

Aplica la rotación asiendo un miembro para guiar la rotación interna del brazo agarrando el pie en loto.

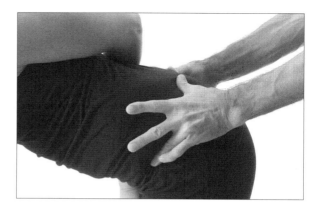

Utiliza la rotación asiendo un miembro para guiar la rotación anterior de la pelvis como fuente inicial y primaria de la flexión anterior mientras das instrucciones verbales para prestar atención a la zona lumbar y a los tendones de las corvas.

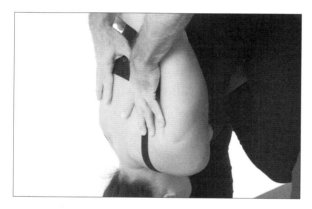

Usa la rotación contraria en los omóplatos para guiarlos en sentido descendente hacia la espalda y que el esternón se separe del abdomen.

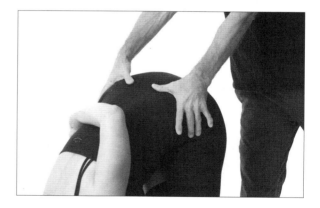

Utiliza la rotación asiendo un miembro para ayudar y guiar la rotación posterior de la pelvis como acción iniciadora del movimiento de vuelta hacia la postura de pie.

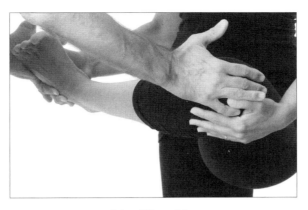

Modificación

Si no puedes colocar la pierna cómodamente en la posición de medio loto, trata de sostener la pierna inferior mientras mantienes el pie fuertemente flexionado para proteger la rodilla.

Para profundizar más:

La enseñanza del yoga: página 222
Secuencias de yoga: página 374

Centro de Recursos para la Enseñanza del Yoga:
www.markstephensyoga.com/resources

Capítulo 5

La integración de la musculatura abdominal

Una musculatura abdominal activada e integrada es la fuente principal de apoyo del área lumbar de la columna, nos permite encontrar más fácilmente la ligereza en los equilibrios sobre brazos y en los movimientos flotantes y nos abre a movernos con más soltura en medio de los desafíos y las oportunidades de la vida. Frecuentemente, en la cultura popular del ejercicio físico, se relaciona el torso ideal con la «tableta de chocolate», refiriéndose al músculo recto del abdomen, el más superficial de los músculos abdominales. Cuando este músculo está tan exageradamente desarrollado y apretado, se convierte en una fuente de tensión comprimida y de problemas de columna y respiratorios, y afecta a la gracia y a la soltura, el porte y la elegancia, la comodidad y la estabilidad que surgen de un torso trabajado. Como viene subrayando desde hace mucho tiempo la maestra de yoga Ana Forrest, tenemos que aliviar el estreñimiento emocional y físico, desprendernos de la ansiedad gutural, no sellarla. Recuerda a los estudiantes que el yoga consiste en gran medida en crear espacio, y guíalos a desarrollar un torso fuerte pero flexible y a que, mientras lo hacen, aprendan a irradiar luz al exterior al tiempo que llevan su atención a lo más profundo del núcleo dorsal. Cuando este núcleo se fortalece, se abre y se trabaja, se convierte en una fuente de equilibrio, estabilidad, tranquilidad y ligereza.

Al ampliar la visión del torso, los estudiantes tienen una perspectiva que se extiende desde los arcos medios de los pies activados a través de pada bandha, sube hasta el tiro de la entrepierna y de ahí al suelo de la pelvis, asciende por la columna y sale por el cráneo. Luego, mediante la práctica de la asana, aliéntalos a atraer energía hacia su eje central mientras irradian desde ahí al exterior para crear espacio. Recurre a pada bandha y a mula bandha como acciones energéticas fundamentales para despertar esta conciencia energética. Esto en sí mismo te ayudará a reforzar y trabajar los músculos que están en el núcleo dorsal que quieres mejorar y a hacer que las prácticas más específicas de activación sean más accesibles y llevaderas.

Las prácticas para activar el torso calientan la totalidad del cuerpo al tiempo que brindan un calentamiento más específico a la columna, la pelvis, el vientre y la espalda, activando de una manera equilibrada los principales músculos abdominales centrales: recto del abdomen, oblicuos internos y externos, transverso del abdomen e iliopsoas. Lo ideal es explorar la activación del torso justo antes de los equilibrios de brazos, creando una fuente activada de ligereza en asanas como Bakasana (postura de la grulla) y de estabilidad en otras como Adho Mukha Vrksasana (postura del pino sobre las manos). Céntrate más en activar el recto del abdomen y el iliopsoas como preparación para Bakasana, Urdhva Kukkutasana (postura del gallo hacia arriba), Galavasana (postura del cuervo volando) y otros equilibrios sobre brazos en los que la pelvis se levanta por encima de los hombros, y los músculos transverso del abdomen y oblicuos como preparación para Parsva Bakasana (postura lateral de la grulla), Astavakrasana (postura de ocho ángulos) y otros equilibrios de brazos en los que hay torsión del torso. Tras trabajar intensamente con el iliopsoas en asanas como Paripurna Navasana (postura completa de la barca), extiéndela antes de explorar Adho Mukha Vrksasana con objeto de minimizar la rotación anterior de la pelvis.

Estirar el abdomen inmediatamente después de trabajar el dorso de una manera prolongada e intensa puede provocar una sensación verdaderamente agradable. Al principio hazlo con torsiones sencillas neutralizadoras de la columna y el abdomen, y nunca hagas secuencias de flexiones posteriores profundas inmediatamente después de realizar prácticas profundas de fortalecimiento del dorso, aunque en un principio puedas sentirte bien haciéndolas. Si trabajas el torso antes de las flexiones posteriores, primero neutralízalo mediante una secuencia de torsiones sencillas; luego, tras las flexiones posteriores, haz trabajo de integración del torso para brindarle un apoyo renovado al área lumbar de la columna.

Mula bandha y Uddiyana bandha

Antes vimos cómo se cultivaba pada bandha, el despertar energético de los pies a través del efecto, parecido a tirar de un estribo, de contraer los músculos tibial posterior y peroneo largo de la pierna inferior. Las adherencias fasciales de estos dos músculos se entrelazan con las de los aductores de cadera, que tienen su origen en las tuberosidades isquiáticas (los isquiones) y alrededor de ellas. Los isquiones son las caras laterales del suelo pélvico, con la sínfisis púbica en el frente y el coxis en la espalda. La mitad frontal de este diamante es el triángulo urogenital, un hito para el diafragma urogenital, una capa en forma de hamaca creada por tres conjuntos de músculos: transverso perineal (que conecta los dos isquiones), bulboesponjoso (que rodea la vagina o el bulbo del pene) e isquiocavernoso (que une el isquion al clítoris o cubre la crura del pene) (Aldous 2004, 41). Contraer este conjunto de músculos activa el músculo elevador del ano, otra capa con aspecto de hamaca compuesta por los músculos coxígeo, iliocoxígeo y pubocoxígeo. Cuando estos músculos se contraen, tiran de todo el suelo pélvico hacia arriba y estimulan naturalmente el despertar de los abdominales centrales con sujeciones al pubis (especialmente el transverso y el recto del abdomen). Esta es la acción muscular de mula bandha, que crea una sensación de levedad enraizada en la práctica de la asana, aguanta los órganos pélvicos, crea un movimiento ascendente de energía y estimula uddiyana bandha. Con la práctica se puede acceder directamente a mula bandha (con independencia de pada bandha) y mantenerlo sistemáticamente pero con ligereza mediante la práctica de la asana sin ni siquiera hacer fuerza.

Uddiyana bandha es uno de los aspectos de la práctica que ocasionan más malentendidos. Esto se debe en parte a las muy diversas definiciones e instrucciones de las diferentes tradiciones y maestros. En su forma básica, uddiyana bandha consiste en tirar fuertemente hacia atrás de toda la región abdominal acercándola a la columna y luego, cuando está completamente vacía de aire, para arriba hacia el esternón. Realizarlo es parte de las prácticas específicas de pranayama y kriya, no de las prácticas de asana, aunque lamentablemente muchos maestros instruyen a los estudiantes para realizarlo mientras están haciendo asanas. En la práctica de la asana el aire debe fluir suave, continua y completamente, lo cual requiere que el diafragma funcione al máximo y de manera natural. Sin embargo, uddiyana bandha le impide al diafragma expandirse naturalmente, y así se restringe en gran medida la inhalación del aire.

La confusión sobre uddiyana bandha surge de una acción muscular de la parte inferior del abdomen muy diferente relacionada con la respiración que tenemos que cultivar en la práctica de las asanas. Con cada exhalación completa los músculos abdominales mayores se contraen de forma natural (principalmente el transverso pero también los oblicuos y los rectos del abdomen). Cuando esto ocurre junto con mula bandha, la tensión ligera y sutil de estos músculos abdominales puede acentuarse, profundizarse y dar más estabilidad y comodidad al cuerpo en muchas (pero no todas) asanas y transiciones de asanas. Desde luego, en algunas asanas hemos de tener el abdomen bastante relajado con objeto de que la columna, la pelvis y la respiración se muevan adecuadamente para esas asanas. Podemos llamar a esto «uddiyana bandha ligera» para distinguirlo de la forma completa de uddiyana bandha que se hace en partes de la práctica de pranayama.

Mula bandha y uddiyana bandha son herramientas que pueden aplicarse a distintas formas en la práctica para apoyar diversas acciones energéticas. No hay ninguna situación en la que tengamos que apretar el vientre como en el uddiyana bandha completo, que restringe la respiración en la práctica de las asanas. Ni tampoco tenemos que crear tensión en el suelo pélvico. Más bien, mula bandha y uddiyana bandha se cultivan mejor como acciones energéticas ligeras y estables de elevamiento energético que absorben energía y la elevan para llevarla al núcleo central del cuerpo mientras permiten que la energía se irradie al exterior y alimente la práctica. El equilibrio de estas cualidades viene con la práctica, y con el tiempo sus efectos son cada vez más sutiles y, sin embargo, tienen mayor impacto.

Aquí nos centraremos en asanas y movimientos dinámicos diseñados para fortalecer los músculos de la parte frontal y central del cuerpo que dan apoyo y movilidad al área inferior del torso en su relación con la pelvis y la columna. (Las flexiones posteriores de contracción y una variedad de movimientos dinámicos para entrar y salir de las asanas fortalecerán los músculos, proporcionándole a la columna un apoyo fundamental desde la parte trasera del cuerpo.) Las prácticas profundas y mantenidas de activación de los músculos abdominales están en gran medida contraindicadas para las embarazadas, y los estudiantes con problemas en la zona lumbar deberían ser muy prudentes al realizarlas.

Jathara Parivartanasana (postura de torsión invertida)

La forma básica de esta asana puede ser una torsión mantenida (Supta Parivartanasana o postura reclinada invertida) o un movimiento de fortalecimiento de la musculatura abdominal. Con los brazos extendidos en cruz y las palmas presionando hacia abajo, guía a los estudiantes a mover alternativamente las piernas (o las rodillas dobladas) hacia atrás y hacia delante, a la izquierda y a la derecha, mientras miran en la dirección opuesta a las piernas, impidiendo que las rodillas o las piernas toquen el suelo. Inspirando, extienden las piernas por encima; espirando, las encogen hasta el centro. Deben presionar los hombros y las

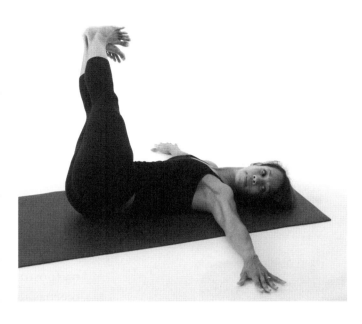

palmas firmemente hacia abajo mientras mueven las piernas, rotando solo mientras la zona lumbar se sienta cómoda.

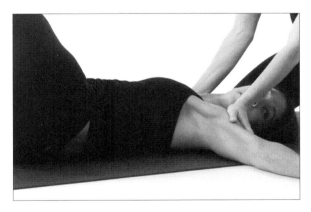

Utiliza el toque ligero en los hombros y los brazos para guiar su enraizamiento activo.

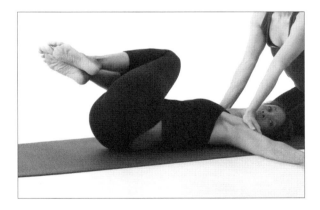

Modificación

Si el estudiante siente tirantez con este movimiento, guíale a mantener las rodillas flexionadas y a restringir la amplitud de su giro de lado a lado.

Para profundizar más:

La enseñanza del yoga: página 224

Secuencias de yoga: página 399

Centro de Recursos para la Enseñanza del Yoga:
www.markstephensyoga.com/resources

Tolasana (postura de la balanza)

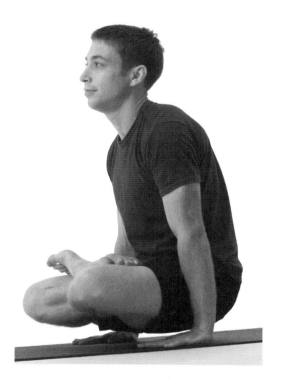

Desde Padmasana (postura del loto) o Sukhasana (postura sencilla, la posición sentada sencilla con las piernas cruzadas), coloca las manos en el suelo junto a las caderas. Mirando hacia arriba, con la espiración presiona las manos hacia abajo para levantarte del suelo (¡o inténtalo!) y mantén la posición mientras respiras. Céntrate en elevarte del suelo en línea recta. Para añadir intensidad, haz kapalabhati pranayama.

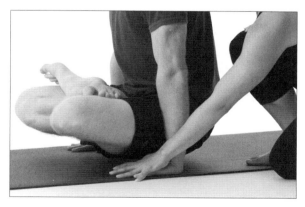

Utiliza el toque ligero para guiar el enraizamiento profundo de los dedos índices.

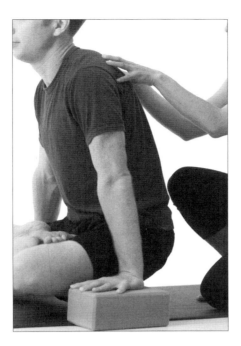

Modificación

Coloca bloques bajo las manos para facilitar la elevación desde el suelo, especialmente en los estudiantes que no pueden colocar las palmas firmemente en él, con los codos doblados mientras se sientan con la columna y el torso erguidos.

Para profundizar más:

La enseñanza del yoga: página 227

Secuencias de yoga: página 440

Centro de Recursos para la Enseñanza del Yoga:

www.markstephensyoga.com/resources

Lolasana (postura del pendiente colgante)

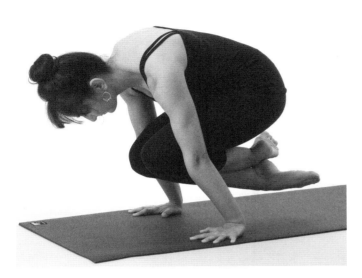

Desde Vajrasana (postura del rayo), instruye a los estudiantes a cruzar los tobillos y colocar las manos en el suelo junto a los muslos. Mirando hacia arriba, con la espiración presionan las manos hacia abajo mientras arquean la columna hacia arriba, llevando las rodillas hacia el pecho y, por último, los talones hacia la rabadilla. Con la práctica, instrúyeles a moverse fluidamente desde Dandasana (postura del palo) hasta Tolasana y de ahí a Lolasana y a Chaturanga Dandasana (postura del palo de cuatro miembros). Los estudiantes más avanzados pueden hacer la transición desde Lolasana a Adho Mukha Vrksasana.

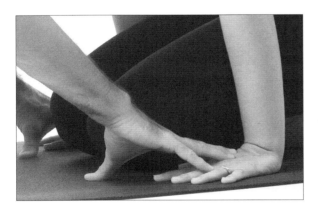

Utiliza el toque ligero para guiar el enraizamiento activo de los dedos índice.

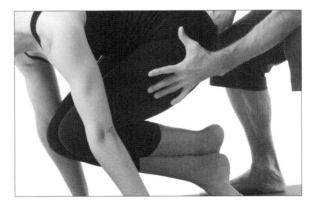

Para asistir a un estudiante a levantarse, mantén las rodillas dobladas y los codos sobre ellas mientras sujetas sus caderas para ayudarle a levantarse y a centrar el peso sobre las manos.

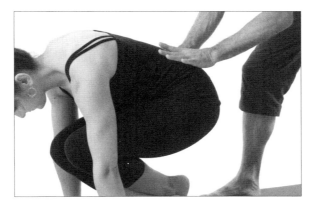

Utiliza el toque ligero para guiar la elevación de
las caderas solo hasta la altura de los hombros.

Para profundizar más:

La enseñanza del yoga: página 228
Secuencias de yoga: página 404

Centro de Recursos para la Enseñanza del Yoga:
www.markstephensyoga.com/resources

Paripurna Navasana
(postura del barco completa)

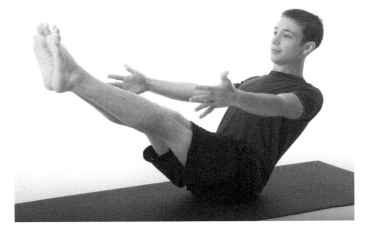

Desde Dandasana, instruye a los estudiantes a deslizar un talón atrás hacia la
cadera del mismo lado, abrazando la rodilla para aprovechar la rotación anterior
de la pelvis mientras se sientan estirándo-
se hacia arriba, luego tirar del otro talón
hacia dentro, agarrando ambas rodillas
mientras se recuestan ligeramente hacia
atrás. Manteniendo el peso sobre la parte

frontal de los isquiones, eleva despacio los pies del suelo, enderezando finalmente las piernas y llevando los dedos de los pies a la altura de los ojos sin desplomarse en la columna. Poco a poco ve sujetando cada vez con menos fuerza en las manos, llegando con el tiempo a extender los brazos hacia delante. Resalta la neutralidad pélvica en relación con la columna y un centro del corazón amplio. Si puedes estirar las piernas, presiona por los metatarsos, estirando los dedos de los pies y girando internamente los muslos. Para Ardha Navasana (media postura del barco), afloja la zona lumbar dejándola tocar el suelo y lleva las palmas al corazón en anjali mudra, con las rodillas dentro (más fácil) o las piernas rectas a unos treinta centímetros del suelo. Añade kapalabhati pranayama para intensificar.

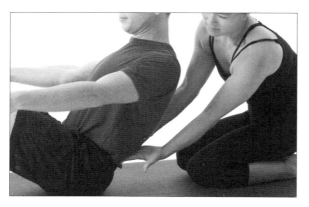

Utiliza el toque ligero en la zona lumbar para guiar la rotación hacia delante de la pelvis a la neutralidad.

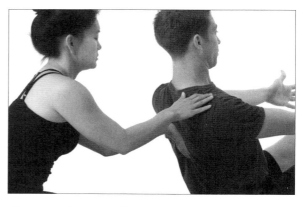

Emplea el toque ligero con una mano encima de un hombro y la otra entre los omóplatos para guiar la elevación de la columna hacia el corazón.

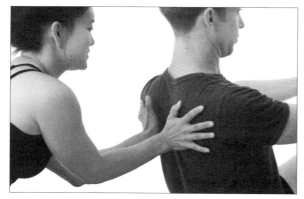

Usa la retracción de los dedos para guiar los omóplatos en sentido descendente contra el área posterior de las costillas mientras le pides que eleve el esternón.

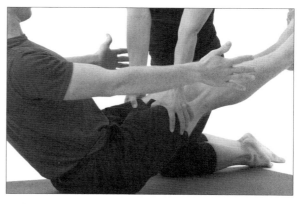

Utiliza la rotación asiendo los muslos para guiar su rotación interna.

Para profundizar más:

La enseñanza del yoga: página 226

Secuencias de yoga: página 409

Centro de Recursos para la Enseñanza del Yoga:

www.markstephensyoga.com/resources

Dwi Chakra Vahanasana (bicicletas yóguicas)

Desde Apanasana (postura de alivio de gases), entrelaza los dedos y ahueca las manos para sostener la cabeza. Con la espiración, flexiona el torso hacia arriba, llevando los codos hacia las rodillas mientras extiendes y enderezas la pierna derecha hacia fuera a unos treinta centímetros del suelo y extiendes el brazo derecho sobre la pierna del mismo lado. Completa la espiración mientras pasas el brazo derecho por la rodilla izquierda y juntas los codos. Al inspirar, suéltate hacia abajo, llevando las rodillas hacia el pecho y la cabeza y los codos al suelo. Repite en el otro lado, continuando de uno a tres minutos. Resalta el movimiento lento y el trabajo con el abdomen lo más bajo, profundo y ampliamente que sea posible. Anima a los estudiantes a interesarse más en moverse lenta pero firmemente que en ver cuántas bicicletas pueden hacer en una secuencia cronometrada. Muévete con la respiración.

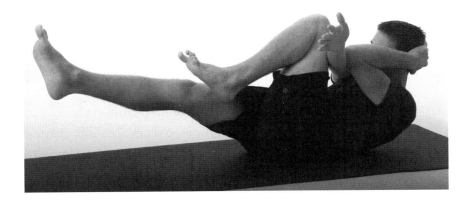

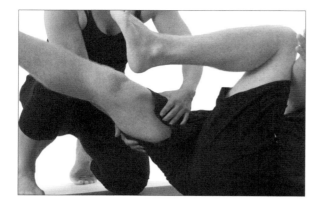

Utiliza el toque ligero sobre el muslo de la pierna extendida para guiar su rotación interna.

Para profundizar más:

La enseñanza del yoga: página 224
Secuencias de yoga: página 463

Centro de Recursos para la Enseñanza del Yoga:
www.markstephensyoga.com/resources

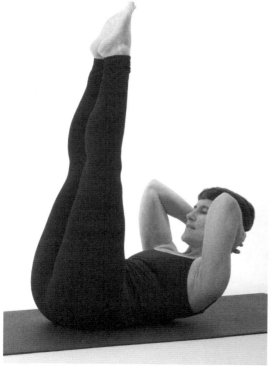

Palavi Abhinatasana (estiramientos pélvicos)

Desde Apanasana, estira las piernas poniéndolas rectas y en vertical, entrelaza los dedos y encaja la cabeza en el hueco formado por las manos. Manteniendo las piernas verticales, con la espiración tira de los codos hacia las rodillas sin cambiar la posición de las piernas. Manteniendo la zona superior de la espalda y los hombros alzados, con cada espiración dobla hacia arriba muy lenta y suavemente la rabadilla, dejándola caer hacia abajo cuando termine la exhalación. Repite de cinco a veinticinco veces. Los estudiantes tienden a centrarse en mover la rabadilla hacia arriba. Anímalos a interesarse más en el movimiento lento y suave que en aumentar el estiramiento pélvico. Resalta mantener las piernas en vertical en lugar de tirar de ellas hacia los codos.

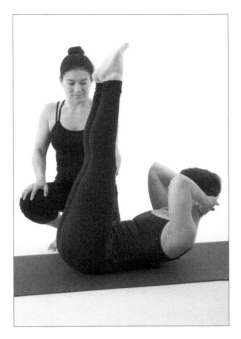

Utiliza el toque ligero para guiar la posición vertical de las piernas.

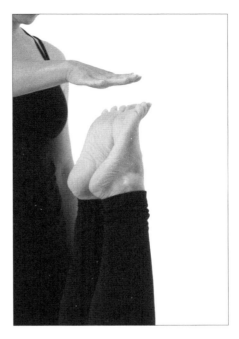

Coloca una palma sobre los dedos de los pies del estudiante para orientar su elevación.

Para profundizar más:

La enseñanza del yoga: página 225

Secuencias de yoga: páginas 281 y 351

Centro de Recursos para la Enseñanza del Yoga:
www.markstephensyoga.com/resources

Capítulo 6

Apoyos y equilibrios sobre brazos

Para equilibrar todo el cuerpo sobre las manos se requiere una concentración absoluta, y hacerlo adentra a los estudiantes más hondamente en la cualidad meditativa de *dharana* durante la práctica de la asana. Además, el equilibrio sobre brazos los acerca a su miedo a caer, un miedo profundo y perfectamente racional que va entrelazado inextricablemente con el ego y con el deseo de, al menos, dar la impresión de tener el control. Esto hace que los equilibrios sobre brazos sean la famila de asanas perfecta para cultivar la confianza en uno mismo y la humildad. Como al menos algunos de estos equilibrios de brazos les resultarán muy difíciles a la mayoría de los estudiantes, estas asanas ofrecen asimismo una oportunidad estupenda de explorar la práctica con humor y un espíritu lúdico.

Como sucede con cualquier asana, la paciencia y la práctica las hacen más accesibles y llevaderas mientras que la impaciencia conduce casi invariablemente a la frustración o a una lesión. Las muñecas son la parte del cuerpo que corre el mayor riesgo en todas las asanas de equilibrio apoyadas en los brazos. Los estudiantes con problemas graves de muñecas, como el síndrome del túnel carpiano, no deberían hacer los equilibrios completos sobre brazos y es aconsejable que aquellos que sientan incluso una ligera tirantez en las muñecas minimicen la presión sobre ellas y empleen una cuña auxiliar hasta que dejen de dolerles. Tanto si estás intercalando asanas de apoyo en la práctica como si las estás enseñando como un conjunto de asanas, es importante que les ofrezcas a tus alumnos los ejercicios de terapia de la muñeca descritos en el programa de la muñeca sana de *Secuencias de yoga*. Antes de intentar hacer ningún equilibrio sobre brazos, deben tener la suficiente extensión de muñeca para colocar las palmas horizontalmente sobre el suelo y mover los antebrazos en perpendicular al suelo sin tensión ni dolor.

A los estudiantes con los hombros débiles, inestables o afectados aconséjales realizar el programa del hombro sano de *Secuencias de yoga* hasta que desarrollen la suficiente estabilidad y flexibilidad en la cintura escapular para mantener Adho Mukha Svanasana (postura del perro hacia abajo) durante dos minutos sin dolor antes de intentar hacer equilibrios sobre brazos más intensos para el hombro. El hombro con flexión limitada es también la causa principal de la figura en forma de plátano de la columna al hacer Adho Mukha Svanasana y Pincha Mayurasana (postura del pavo desplegando las plumas o equilibrio sobre los antebrazos). Además de fuerza y estabilidad en las muñecas, brazos y hombros, los equilibrios sobre brazos requieren una activación de los músculos abdominales.

Como comenté anteriormente, el trabajo abdominal que precede a los equilibrios sobre brazos ayuda a los estudiantes a crear una sensación de elevarse e irradiar desde el torso. Sin embargo, los equilibrios sobre brazos también requieren flexibilidad en el torso, no que este permanezca apretado o contraído. Encontrar este equilibrio entre la participación activa y la expansión a lo largo del torso es uno de los elementos clave para equilibrar el cuerpo sobre las manos. Esto se ve con mayor claridad en Adho Mukha Vrksasana (el pino sobre las manos), donde los músculos fuertes del torso estabilizan el centro del cuerpo, pero los músculos tensos del torso, especialmente el psoas y el recto del abdomen, limitan la completa extensión de las caderas y de la columna en relación con la pelvis, exacerbando la rotación hacia delante de la pelvis y con la zona lumbar arqueada en forma de plátano.

Adho Mukha Svanasana (postura del perro hacia abajo)

Adho Mukha Svanasana es la asana básica para todas las demás asanas de apoyo sobre brazos y es excelente para aprender y encarnar el principio de raíces y extensión. Siguiendo los principios básicos de la práctica de la asana, dirige la ejecución de perro abajo desde el suelo hacia arriba y empieza por las partes del cuerpo que corren

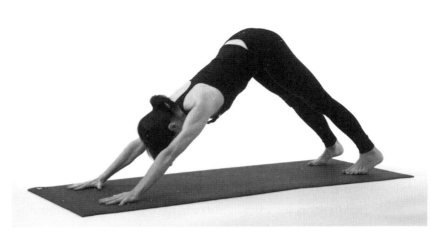

más riesgo de sobreesfuerzo o lesión: las muñecas, los hombros y los tendones. Contempla de forma alterna la parte superior del cuerpo (de las manos hacia arriba) y la inferior (de los pies hacia arriba).

Guía a los estudiantes a presionar firmemente hacia abajo con toda la superficie de las manos y toda la longitud de los dedos, prestando mucha atención a enraizar el nudillo del dedo índice para así equilibrar la presión en la articulación de la muñeca. Esta acción de enraizamiento debería originarse en el extremo superior de los brazos. Con ella, pídeles que sientan el efecto «rebote» de esta acción de enraizamiento en el alargamiento natural a través de las articulaciones de la muñeca, el codo y el hombro. Los dedos deberían expandirse ampliamente con los pulgares a solo dos tercios de la extensión total para proteger los ligamentos del espacio tenar entre los pulgares y los índices. Por lo general, los dedos medios deberían estar paralelos y en línea con los hombros. Comprueba si los brazos del estudiante están paralelos; esto indicará si las manos permanecen en línea con los hombros. El alineamiento de las muñecas con los hombros permite la rotación externa apropiada de estos, que activa y fortalece los músculos redondo menor e infraespinoso (dos de los cuatro músculos del manguito rotador), estabiliza la articulación del hombro atrayendo la escápula firmemente contra la zona posterior de las costillas, crea más espacio a través de la zona superior de la espalda y por tanto permite que el cuello se relaje más fácilmente. Si un estudiante tiene dificultad para enderezar los brazos, prueba a pedirle que gire las manos ligeramente hacia fuera; si tiende a la hiperextensión de los codos, pídele que las gire ligeramente hacia dentro.

Los hombros tensos o débiles crean riesgos específicos para el cuello, la espalda, los codos, las muñecas y los propios hombros en perro abajo. En cualquier caso, un esfuerzo moderado en esta asana desarrolla tanto la fuerza como la flexibilidad, abriendo los hombros a su flexión completa mientras fomenta una fuerza más profunda y equilibrada. Los omóplatos deberían estar enraizados contra la zona posterior de las costillas mientras se extienden alejándose de la columna. Observa que rotar externamente los hombros tiende a causar una elevación de la parte interna de las palmas. Esto se puede contrarrestar rotando los antebrazos internamente. El principio de raíces y extensión se aplica igualmente a la parte inferior del cuerpo. Enraizar los metatarsos ayudará a elevar los arcos internos, que es uno de los efectos de pada bandha (ver el capítulo 4). Esto ayudará a estimular la activación de mula bandha (ver el capítulo 5). Los pies deberían colocarse a la anchura de las caderas o más separados, con los bordes exteriores paralelos. Afirmar los muslos y presionar fuertemente hacia atrás el extremo superior del fémur es una acción clave (junto con las manos enraizadas) para alargar la columna en esta asana. Mientras los estudiantes afirman los muslos, anímalos a girar ligeramente hacia atrás la cara interna de estos para aligerar la presión del sacro y al mismo tiempo tirar del hueso púbico hacia atrás y hacia arriba, y la rabadilla hacia atrás y ligeramente hacia abajo.

Las primeras veces que se hace esta asana en cualquier práctica, torcer y girar de forma alternada cada cadera y estirarse por los costados mientras se exploran los tendones, la zona lumbar, los hombros, los tobillos y los pies puede producir una sensación agradable y ayudar al cuerpo a abrirse para hacer la «bicicleta» con las piernas.

Los estudiantes muy flexibles tienden a extender en exceso las rodillas en perro abajo. Pídeles que las doblen levemente. A aquellos con las caderas y los tendones de las corvas rígidos les resultará difícil, doloroso o imposible enderezar las piernas. Aconséjales que separen más los pies (incluso hasta la anchura de la esterilla de yoga) para aflojar la rotación anterior de la pelvis y la curvatura natural de la región lumbar. Explícales que está bien mantener las rodillas dobladas en esta asana, pasando muy gradualmente a profundizar la flexibilidad de los tendones y de otros extensores de la cadera.

Con la práctica habitual, el cuello se volverá lo suficientemente fuerte y flexible como para poder mantener la cabeza entre la zona superior de los brazos, con las orejas alineadas con ellos. Hasta que se desarrolle esa fuerza, aconseja a los estudiantes que dejen el cuello suelto y la cabeza colgando. Con cada espiración sentirán la tensión ligera y natural de los músculos abdominales. Pídeles que mantengan esa tensión ligera y sutil en el vientre mientras inspiran, sin apretarlo. Vuelve a llevar una y otra vez su atención a un ujjayi pranayama equilibrado, a las raíces y la extensión, a la mirada firme y al desarrollo de la estabilidad y la comodidad.

En resumen, al explorar Adho Mukha Svanasana, podrías pedirle a toda la clase que se coloque a gatas para enseñarle los fundamentos acerca de las manos, los brazos y la pelvis, y luego que eleven las caderas hacia arriba y hacia atrás mientras avanzan hacia delante enderezando las piernas. Los estudiantes saludables con bastante fuerza y estabilidad en los brazos, los hombros y el abdomen pueden probar a alzar las caderas directamente hacia arriba y hacia atrás en Adho Mukha Svanasana, ya sea dando un paso con un pie y luego con el otro (relativamente más fácil) o girando sobre los dedos de ambos pies al mismo tiempo (más difícil). Muchos de los más nuevos, rígidos o débiles no están preparados para practicar con seguridad el Adho Mukha Savanasana completo; pueden permanecer sobre las manos y las rodillas para continuar el trabajo preparatorio o explorar la postura con las manos apoyadas en una pared.

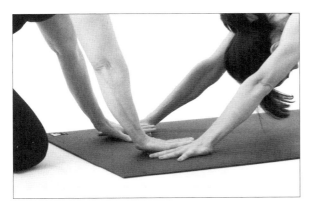

Utiliza el toque ligero para guiar el enraizamiento de los índices.

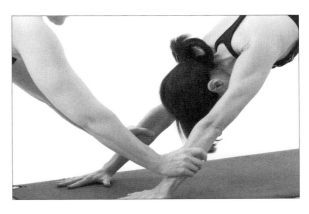

Sírvete de la rotación asiendo los antebrazos para guiar su rotación interna.

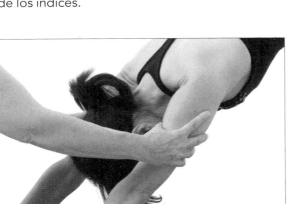

Utiliza la rotación asiendo los antebrazos para guiar su rotación externa.

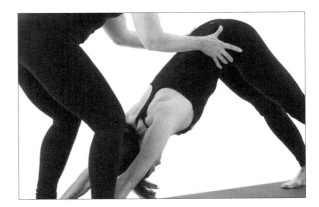

Utiliza las manipulaciones de cadera con rotación asiendo el cuerpo para guiar la pelvis a un alineamiento neutral con la columna mientras presionas la pelvis alejándola de las puntas de los dedos. (No presiones hacia arriba si las rodillas del estudiante están dobladas o si sus talones están levantados del suelo.)

199

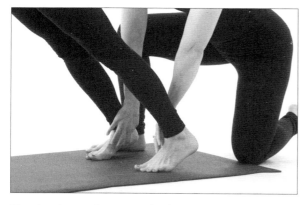

Emplea los golpecitos de dedos para guiar pada bandha y el toque ligero para alinear los talones en ángulo recto con los pies.

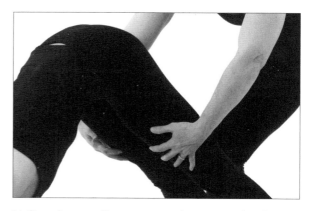

Utiliza el toque ligero para aclarar o resaltar la tensión de los muslos y la elevación de las rótulas.

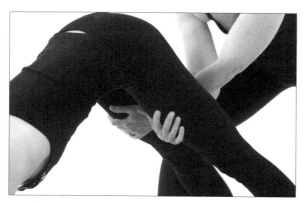

Usa las muñecas cruzadas para guiar la rotación interna de los muslos y apretarlos fuertemente hacia atrás como fuente principal del alargamiento de la columna.

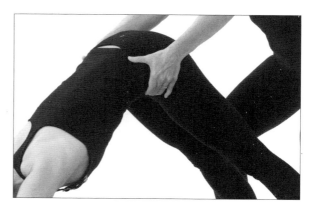

Utiliza las manipulaciones de caderas con rotación asiendo el cuerpo para guiar la pelvis en alineamiento neutral con la columna mientras presionas la pelvis alejándola de las puntas de los dedos. (No presiones hacia arriba si las rodillas del estudiante están dobladas o si sus talones están levantados del suelo.)

Modificaciones

Si el estudiante arquea la zona lumbar o sus talones están separados del suelo, pídele que doble las rodillas para liberar la presión de los tendones y pruebe a separar los pies a la anchura de los bordes de la esterilla para facilitar la rotación de las caderas.

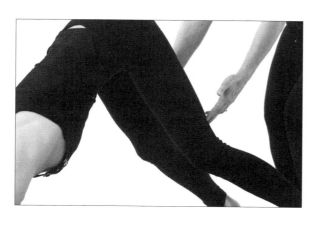

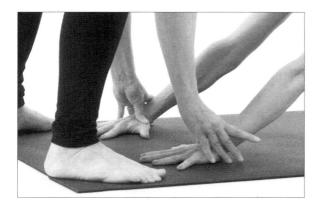

Si el estudiante extiende excesivamente los codos y no puede evitar hacerlo, pídele que gire las manos levemente hacia dentro. Si no logra extender por completo los codos, pídele que las gire ligeramente hacia fuera.

Para profundizar más:

La enseñanza del yoga: páginas 196-197

Secuencias de yoga: página 369

Centro de Recursos para la Enseñanza del Yoga:
www.markstephensyoga.com/resources

Phalakasana (postura de la plancha)

Phalakasana es una asana básica que ayuda a preparar a los estudiantes para todas las demás asanas de apoyo de brazos y es la posición preparatoria básica para la transición a Chaturanga Dandasana (postura del palo de cuatro miembros). Está contraindicada para estudiantes con problemas significativos de muñecas, y aquellos que tienen problemas en la zona lumbar deberían mantener las rodillas en el suelo. Resalta la importancia de mantener las piernas y el abdomen tensos para impedir que la pelvis cuelgue y pídeles a tus alumnos

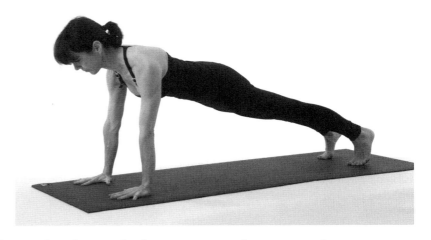

que presionen firmemente hacia abajo con las palmas y los dedos mientras permanecen con los omóplatos enraizados hacia abajo contra la zona posterior de las costillas. Aconséjales que miren directamente hacia abajo o solo ligeramente hacia delante para ayudarles a llevar el esternón hacia delante mientras mantienen el cuello cómodo.

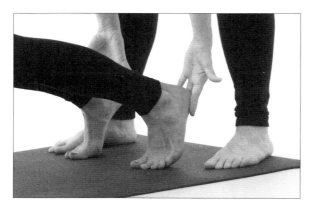

Posa las manos ligeras en los talones para ayudar a activar el enraizamiento a través de ellos.

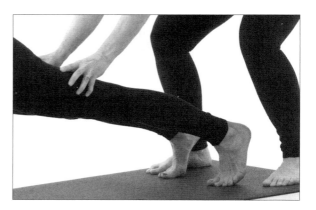

Utiliza la rotación asiendo los muslos para guiar su rotación interna leve.

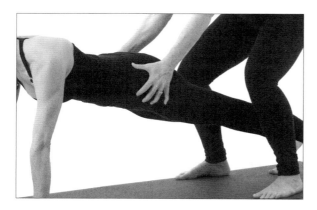

Utiliza las manipulaciones de cadera para guiar la pelvis a un plano común con los hombros y los tobillos y ayudar al estudiante a encontrar la neutralidad pélvica.

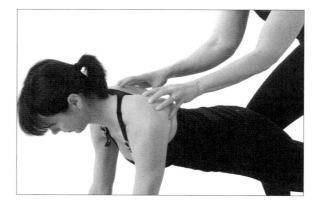

Guía los omóplatos en sentido descendente hacia la espalda con los movimientos de retracción de los dedos.

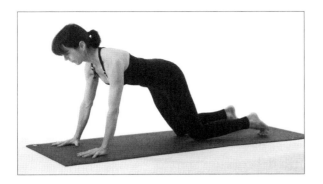

Modificación

Coloca las rodillas en el suelo hasta que tengas bastante fuerza para mantener la asana completa durante al menos cinco respiraciones sin hacer un sobreesfuerzo.

Para profundizar más:

La enseñanza del yoga: página 194

Secuencias de yoga: página 421

Centro de Recursos para la Enseñanza del Yoga:

www.markstephensyoga.com/resources

Chaturanga Dandasana (postura del palo de cuatro miembros)

Prepara para Chaturanga en Phalakasana, enseñando todos sus elementos. Pídeles a los estudiantes que mantengan las piernas y el abdomen tensos y el esternón tirando hacia delante mientras doblan lentamente los codos con la espiración. Aconséjales que usen la tensión natural de los músculos abdominales que se produce con la espiración para impedir que el centro del cuerpo cuelgue mientras descienden. Al descender, deben alinear los codos directamente tras los hombros sin apretarlos contra la parte

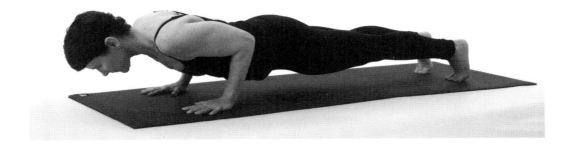

lateral de las costillas (aunque presionar esa zona puede aligerar la transición para los estudiantes que estén aún desarrollando la fuerza necesaria para descender con estabilidad y comodidad). Resalta la importancia de descender solo hasta donde los hombros estén nivelados con los codos para reducir la presión en la parte frontal de los hombros, al mismo tiempo que mantienen los omóplatos enraizados hacia abajo contra el área posterior de las costillas, el pecho amplio y el esternón tirando hacia delante. Pueden mirar directamente hacia abajo para no causar tensión en el cuello, o ligeramente hacia adelante para ayudar a desarrollar un centro del corazón amplio.

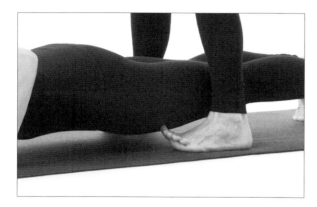

Coloca los dedos de los pies levantados bajo los muslos del estudiante para guiar la activación de las piernas mientras instruyes verbalmente esa activación.

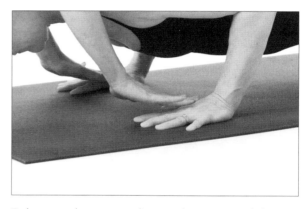

Palpa con las manos ligeras las manos del estudiante para resaltar su enraizamiento equilibrado.

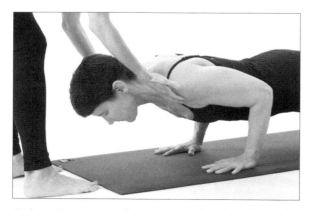

Coloca las manos ligeras bajo los hombros del estudiante a la altura de los codos mientras este desciende al tiempo que le guías verbalmente a descender hasta esa posición.

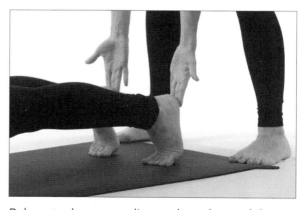

Palpa con las manos ligeras los talones del estudiante mientras le guías verbalmente a presionar hacia atrás con los talones.

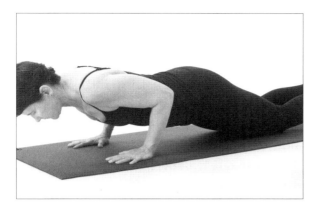 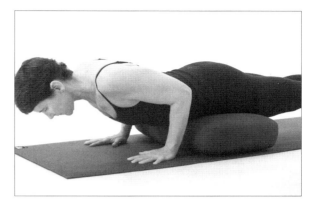

Modificaciones

Si el estudiante carece de la fuerza necesaria para descender cómodamente a Chaturanga, pídele que mantenga las rodillas sobre el suelo mientras desciende.

Al presentar Chaturanga, coloca un cojín grueso bajo el torso y la pelvis del estudiante y luego guíalo a empujar hacia arriba para separarse de él y llegar a Chaturanga antes de volver a soltarse lentamente sobre el cojín, repitiendo varias veces mientras se van desarrollando las diversas acciones energéticas de Chaturanga completa.

Para profundizar más:

La enseñanza del yoga: página 200

Secuencias de yoga: página 385

Centro de Recursos para la Enseñanza del Yoga:

www.markstephensyoga.com/resources

Bakasana (postura de la grulla)

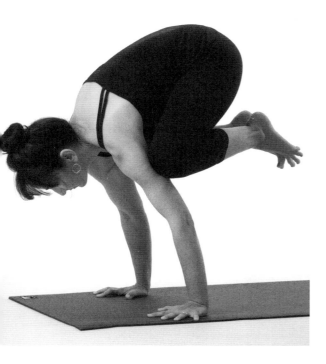

Pídeles a los estudiantes que se pongan en cuclillas con los talones levantados y las rodillas separadas ampliamente. Deben estirar los brazos hacia delante tanto como sea posible, alargándose por la columna, los hombros y los brazos. A continuación, deslizar las manos por detrás bajo los hombros mientras los codos se llevan a la parte exterior de las pantorrillas, emplazando así las rodillas tan arriba de los brazos o de los hombros como sea posible. Apretando las rodillas en los brazos o en los hombros, presionar firmemente en las manos y en los pies mientras se alzan desde el abdomen para elevar todo lo posible las caderas. Inclinarse hacia delante para cargar más el peso en las manos, luego empezar a probar a alzar del suelo de forma alternada el pie izquierdo y el derecho, tirando finalmente de ambos pies para llevarlos a las nalgas y estirando los brazos —pueden colocarse unas mantas apiladas bajo la cara para reducir el miedo—. Enraizarse firmemente en las manos y con cada espiración renovar el levantamiento del abdomen hacia la columna mientras se tira del hueso púbico hacia atrás y hacia arriba. Mantener la mirada firme centrada en un punto justo debajo de la cabeza. Si hay estabilidad, enseñar a flotar directamente hasta Chaturanga Dandasana: creando una sensación de alargar el esternón hacia el horizonte, enraizar más firmemente a través de las manos y, con una espiración, extender los pies directamente hacia atrás mientras se doblan los codos para llegar a Chaturanga.

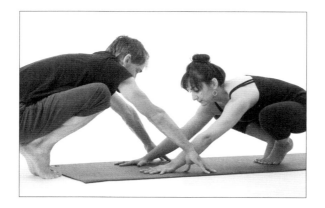

Guía verbalmente y mediante una demostración a apoyarse en los metatarsos con los talones alzados y juntos y las rodillas ampliamente separadas y, a continuación, estirar los brazos hacia delante y las manos al suelo, con los hombros ampliamente separados.

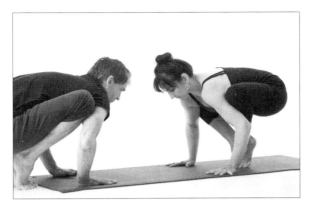

Guía verbalmente y mediante una demostración a deslizar las muñecas bajo los hombros y los codos a la parte exterior de las pantorrillas.

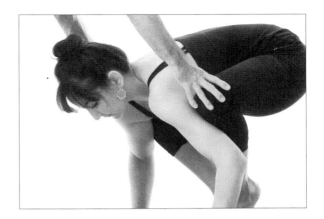

Utiliza las manos ligeras para guiar a emplazar las rodillas tan arriba de los brazos como sea posible.

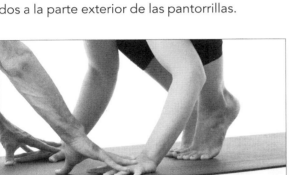

Emplea las manos ligeras para presionar hacia abajo los índices.

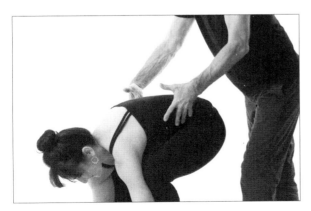

Utiliza las manos ligeras hacia el abdomen para sugerir la activación de los músculos abdominales como fuente principal del levantamiento de las caderas.

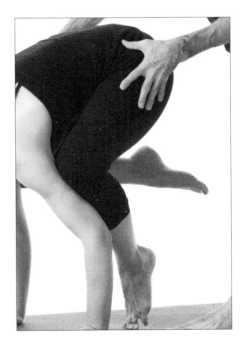

Guía verbalmente y mediante una demostración a levantar de forma alternada un pie y luego el otro, ya sea en forma de tijera varias veces o levantando ambos al mismo tiempo mientras los enraízas juntándolos con firmeza. Utiliza las manipulaciones de cadera para ayudar al levantamiento y al equilibrio.

Para profundizar más:

La enseñanza del yoga: página 230

Secuencias de yoga: página 379

Centro de Recursos para la Enseñanza del Yoga:
www.markstephensyoga.com/resources

Parsva Bakasana (postura lateral de la grulla)

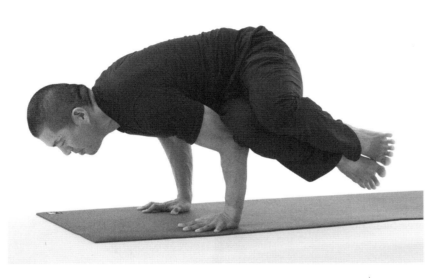

Empieza en cuclillas como para Bakasana, levántate sobre las puntas de los dedos, a mitad de recorrido endereza las piernas, haz una torsión desde el torso, gira ambas rodillas a la izquierda y vuelve a la posición en cuclillas; luego estira el brazo izquierdo hacia arriba, presiona las rodillas más hacia atrás y extiende el brazo izquierdo a lo largo de la rodilla derecha (tira del abdomen hacia arriba y a través del muslo); a continuación sitúa la mano izquierda sobre el suelo con ambas manos colocadas como si fuera para Chaturanga Dandasana.

Enraizándote a través de las manos mientras elevas el esternón, empieza a inclinarte ligeramente hacia delante sobre las puntas de los pies para llevar todo el peso sobre las manos, flexionando los codos mientras extiendes el esternón hacia delante y mantienes los tobillos juntos al levantarlos del suelo. Sigue enraizándote por las palmas, manteniendo los codos alineados con los hombros, las rodillas niveladas y la respiración y la mirada constantes. Cuando haya estabilidad, haz la transición a Dwi Pada o Eka Pada Koundinyasana (postura del sabio Koundinya de dos piernas o una pierna). Cada fase de este enfoque paso a paso tiene mucho que ofrecer: un abridor de caderas en cuclillas, una torsión abridora de caderas en cuclillas o una torsión en equilibrio sobre brazos.

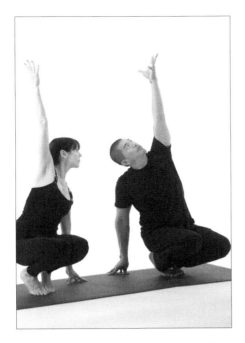

Guía al estudiante, verbalmente y mediante una demostración, a apoyarse en los metatarsos con los talones alzados y juntos y las puntas de los dedos presionando en el suelo bajo los hombros; luego, a mitad de recorrido, estirar las piernas, girando el torso para apuntar las rodillas noventa grados a la derecha, y estirar el brazo derecho hacia arriba en vertical.

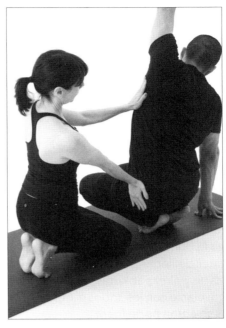

Sitúate detrás del estudiante en la postura de rodillas, utiliza las palmas abiertas sobre el área lateral y posterior de las costillas para alentarla a alargarse hacia arriba a través de la columna y extender el brazo durante la inspiración, luego torsión para llevar el brazo derecho a lo largo de la rodilla izquierda en la espiración, colocando las palmas en el suelo con los dedos señalando hacia delante.

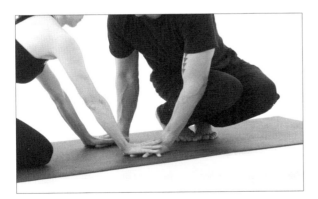

Guía verbalmente y mediante una demostración a colocar la mano izquierda sobre el suelo con las manos bajo los hombros. Utiliza las manos ligeras para guiar a presionar firmemente hacia abajo con las manos y los dedos.

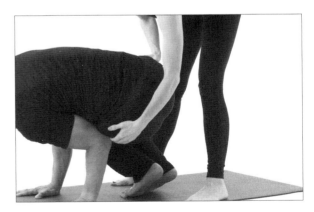

Guía verbalmente y mediante una demostración a la opción de colocar el lado izquierdo de la cadera sobre el codo izquierdo como un apoyo; con la práctica, prueba a mantener la cadera apartada del codo.

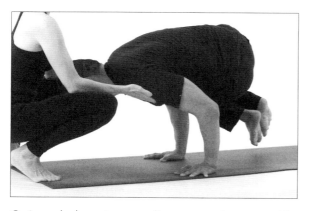

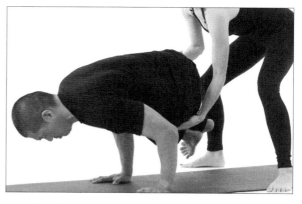

Guía verbalmente y mediante una demostración a inclinarse hacia delante sobre las manos mientras alza la punta de los pies y flexiona los codos para tratar de llegar a un equilibrio sobre las manos. Usa las palmas abiertas para guiar a los hombros a nivelarse con los codos e impedir que estos últimos se abran hacia fuera.

Emplea la postura del caballo y las manipulaciones de cadera mientras permaneces de pie detrás del estudiante para ayudarle con la ligereza y el equilibrio.

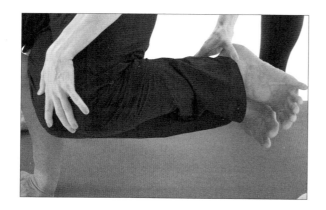

Utiliza las manos ligeras para guiar a mantener las rodillas y los tobillos juntos y apretados.

Para profundizar más:

La enseñanza del yoga: página 231
Secuencias de yoga: página 418

Centro de Recursos para la Enseñanza del Yoga:
www.markstephensyoga.com/resources

Bhujapidasana (postura de presión sobre los hombros)

Desde Adho Mukha Svanasana, hacer un salto de rana con los pies alrededor de las manos; deslizarlas hacia atrás todo lo lejos que sea posible mientras se mantienen las muñecas y las palmas enraizadas y se colocan las rodillas contra los hombros. Apretando firmemente las rodillas en la parte superior de los brazos o los hombros, suelta las caderas ligeramente hacia el suelo para levantar los pies con más facilidad; luego trata de cruzar los tobillos. Si las rodillas están colocadas en los hombros, trata de llevar los talones a las nalgas y la parte superior de la cabeza al suelo, manteniendo la postura durante cinco respiraciones o más antes de hacer la transición volviendo hacia atrás.

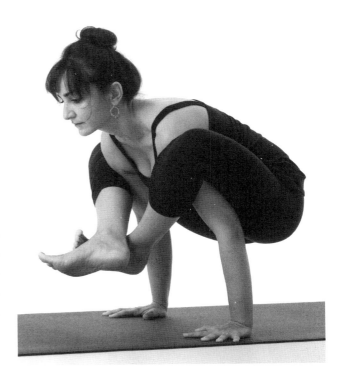

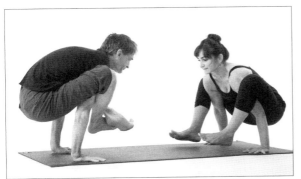

Guía verbalmente y mediante una demostración comenzando desde Prasarita Padottanasana A (postura de estiramiento anterior intenso con piernas extendidas A), o desde Adho Mukha Svanasana, haciendo un salto de rana con los pies hacia delante y por fuera de las manos; luego arrastra los dedos de los pies más adelante para colocar las rodillas lo más arriba posible de la parte superior de los brazos.

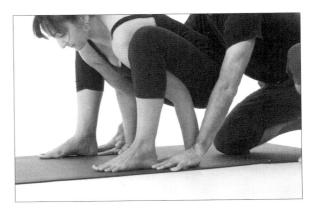

Utiliza las manos ligeras para indicar que se aprieten las manos y los dedos firmemente contra el suelo.

Ajustes de Yoga

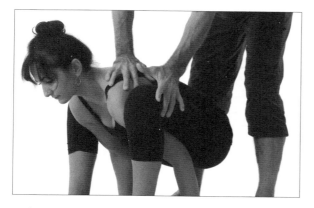

Utiliza las manos abiertas para ayudar a llevar las rodillas más arriba en la parte superior de los brazos.

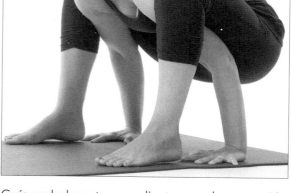

Guía verbalmente y mediante una demostración a sentarse hacia atrás, hacia los codos, mientras se levantan y cruzan los tobillos.

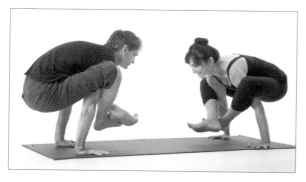

Guía verbalmente y mediante una demostración a presionar más firmemente hacia abajo con las manos para apretar los brazos enderezándolos más y levantar los pies del suelo.

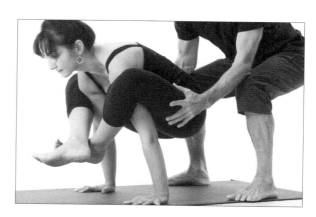

Utiliza las manipulaciones de caderas para ayudar al estudiante a elevarse y a equilibrarse.

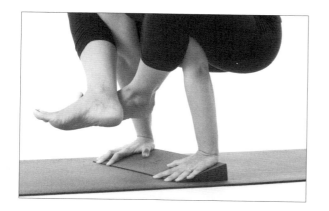

Modificación

A los estudiantes que no puedan colocar las manos totalmente en el suelo, ofréceles una cuña o unos bloques bajo las manos.

Para profundizar más:

La enseñanza del yoga: página 232
Secuencias de yoga: página 384

Centro de Recursos para la Enseñanza del Yoga:
www.markstephensyoga.com/resources

Tittibhasana (postura de la luciérnaga)

Desde Bhujapidasana, extiende lentamente las piernas rectas, separando los dedos de los pies e irradiando a través de los metatarsos. Presta mucha atención a las muñecas, enraizando más firmemente a través de los nudillos de los dedos índices. Los estudiantes intermedios pueden intentar la transición a Bakasana, alzando las caderas mientras tiran de los talones hacia fuera, hacia atrás y hacia arriba.

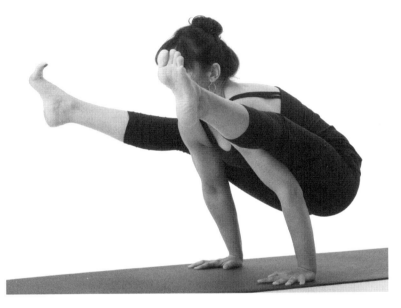

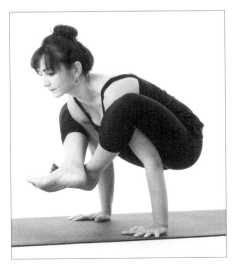

Guía verbalmente y mediante una demostración a llegar a Bhujapidasana.

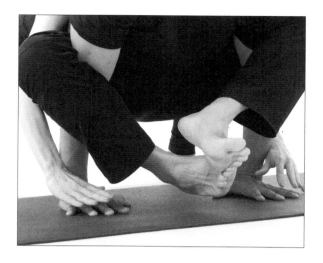

Guía verbalmente y mediante una demostración a extender lentamente las piernas, apuntando los pies y separando los dedos de estos. Utiliza las manos ligeras para guiar a presionar los índices firmemente hacia abajo.

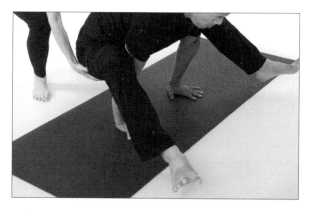

Utiliza las manipulaciones de cadera para ayudar al estudiante a levantar las caderas y enderezar los brazos mientras presiona las piernas hacia su extensión completa.

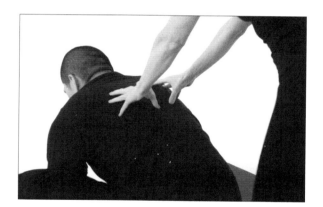

Emplea la retracción de los dedos para guiar los omóplatos en sentido descendente por la espalda mientras das instrucciones verbales al estudiante para que levante el esternón.

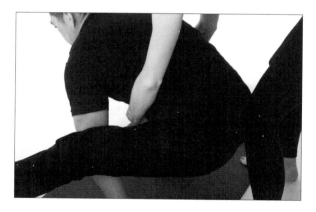

Utiliza las manos ligeras para clarificar y fomentar la tensión activa del abdomen al levantar las caderas.

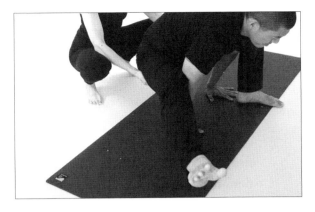

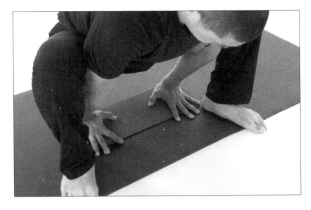

Modificaciones

Para prepararse para Tittibhasana, empieza con Bhujapidasana y extiende y flexiona de forma alterna una rodilla y luego la otra.

A los estudiantes que no puedan colocar las manos totalmente en el suelo, ofréceles una cuña o unos bloques bajo las manos. Esto también reduce la presión en las articulaciones de la muñeca.

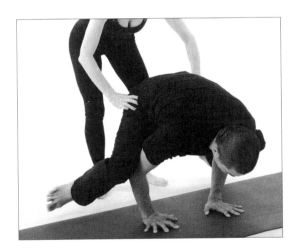

Variación

Utiliza las manipulaciones de cadera para ayudar al estudiante a hacer la transición a la postura de la grulla.

Para profundizar más:

La enseñanza del yoga: página 233

Secuencias de yoga: página 439

Centro de Recursos para la Enseñanza del Yoga:

www.markstephensyoga.com/resources

Vasisthasana (postura de la plancha lateral o equilibrio lateral de brazos)

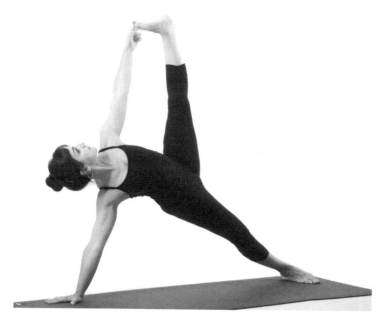

Desde Phalakasana, gira sobre el borde exterior del pie izquierdo mientras llevas la mano derecha a la cadera derecha. Colocando el tobillo derecho en la parte superior del izquierdo, flexiona ambos pies y presiona la cadera inferior hacia arriba. Enraizando desde el hombro izquierdo a través de la mano izquierda, explora o bien deslizar el pie derecho hacia arriba por el lado interior del muslo izquierdo, como en Vrksasana (postura del árbol), o bien agarrar el pulgar del pie izquierdo y extender esa pierna recta hacia arriba. Mantén la mano izquierda y el borde exterior del pie izquierdo firmemente enraizados. Cuando eleves la rodilla o la pierna derechas, intenta impedir que la cadera derecha se mueva hacia delante o hacia atrás. Mira hacia arriba, al pulgar; al otro lado, a la pared, o abajo, al suelo.

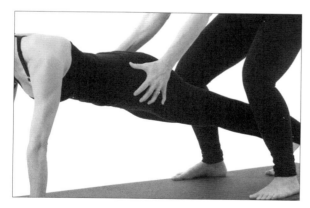

Guía verbalmente y mediante una demostración a Phalakasana; luego usa las palmas abiertas para guiar las caderas a alinearse con los hombros y los tobillos (ni colgando ni alzadas).

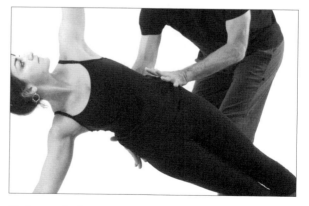

Guía verbalmente y mediante una demostración a desplazarse sobre el borde exterior del pie derecho y juntando los tobillos con ambos pies flexionados fuertemente; utiliza una vez más las palmas abiertas para guiar las caderas a alinearse con los hombros y los tobillos.

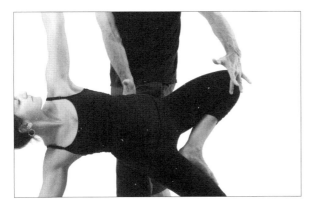

De pie, detrás del estudiante, con la pierna apoyada ligeramente contra su sacro, pídele que coloque el pie superior como si fuera para Vrksasana sin que las caderas cuelguen y sin dejar que la cadera superior se mueva hacia atrás. Utiliza la palma abierta sobre la rodilla flexionada para fomentar la apertura de cadera en Vrksasana mientras usas la pierna para impedir que la cadera superior vuelva hacia atrás.

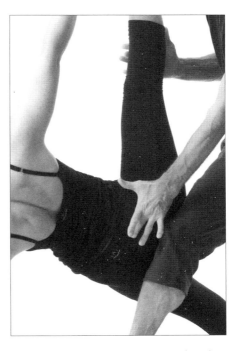

Pídele al estudiante que agarre el pulgar del pie superior en la posición de Vrkasasana y extienda esa pierna, sin que las caderas cuelguen y sin dejar que la cadera superior se mueva hacia atrás. Utiliza una palma abierta sobre la pierna alzada para fomentar la misma apertura de cadera mientras usas la pierna para impedir que su cadera se desplace hacia atrás.

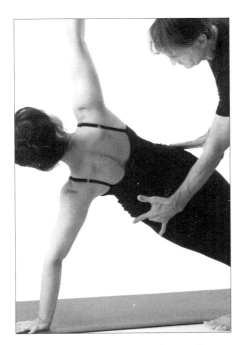

Si la cadera inferior del estudiante cuelga, utiliza una mano ligera para guiarla a mantenerse alzada.

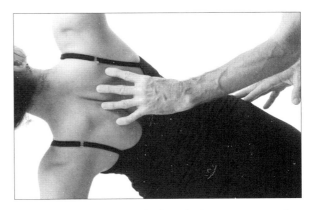

Emplea la retracción de los dedos para guiar los omóplatos a bajar contra el área posterior de las costillas y a expandirse a lo ancho del pecho.

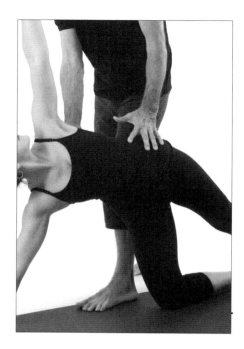

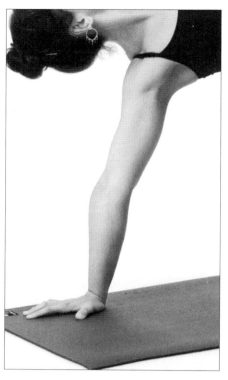

Modificaciones

La posición modificada básica consiste en apoyar sobre el suelo la rodilla de la pierna inferior.
La mano apoyada puede colocarse más alejada del hombro para reducir la presión en la muñeca. Utiliza las palmas abiertas en los hombros
para guiar el torso a mirar hacia la pared (en lugar de colgar hacia el suelo).

La mano apoyada puede colocarse más
alejada del hombro para reducir la presión en la muñeca. Colocar el antebrazo
en el suelo elimina cualquier presión en la
muñeca.

Para profundizar más:

La enseñanza del yoga: página 238
Secuencias de yoga: página 455

Centro de Recursos para la Enseñanza del Yoga:
www.markstephensyoga.com/resources

Eka Pada Koundinyasana A (postura del
sabio Koundinya sobre una pierna A)

Desde la variación «envuelta» de Virabhadrasana II (postura del guerrero II) o desde Ashta Chandrasana prep (postura de la media luna o de la estocada alta), lleva el hombro derecho bajo la rodilla derecha, coloca las manos y los brazos como para Chaturanga y extiende la pierna derecha mientras

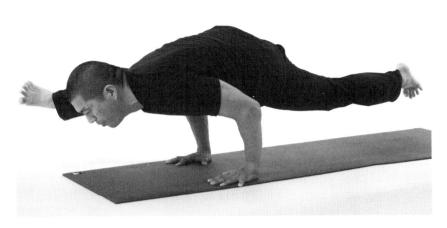

echas hacia atrás el pie derecho para explorar el equilibrio sobre las manos. Mira al frente (o abajo para que le resulte más cómodo al cuello), mantén los hombros y las orejas alineados con el suelo y, con una espiración, usa un uddiyana bandha suave para ganar ligereza al flotar a Chaturanga.

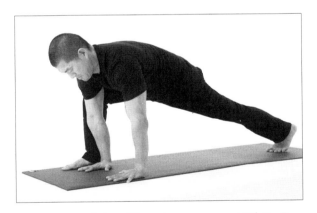

Empieza en Ashta Chandrasana o en Utthita Parsvakonasana (postura del ángulo lateral extendido); luego coloca las manos como para Chaturanga Dandasana.

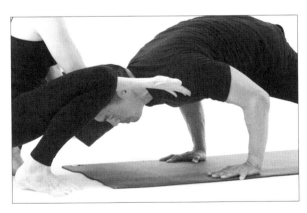

Utiliza las palmas abiertas y las manos ligeras para guiar los hombros a nivelarse con los codos, como para Chaturanga.

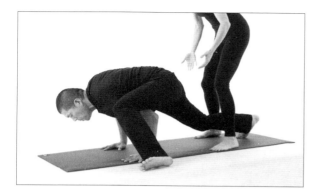

Guía verbalmente y mediante una demostración a emplear el pie atrasado para desplazar hacia delante el peso con objeto de alcanzar el equilibrio mientras la pierna adelantada se extiende hacia delante y hacia fuera, hacia el costado.

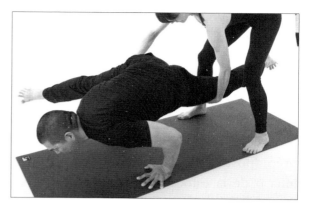

A horcajadas, utiliza las palmas abiertas en ambas piernas para ayudar al estudiante a extenderse hacia atrás, levantando la cadera a una cierta altura del suelo y extendiendo la pierna adelantada hacia delante y hacia afuera, hacia el costado.

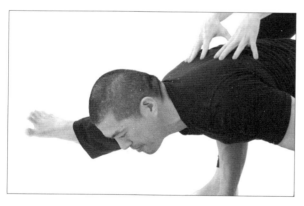

Utiliza la retracción de los dedos para guiar los omóplatos en sentido descendente contra la zona posterior de las costillas.

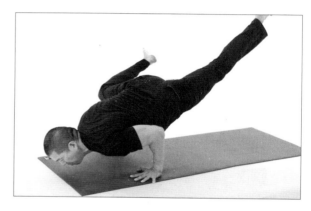

Guía verbalmente y mediante una demostración a flotar en Chaturunga con la espiración.

Modificación

A los estudiantes con las caderas y los tendones rígidos, guíalos a mantener flexionada la rodilla adelantada mientras levantan y desplazan hacia delante los dedos del pie atrasado. Colócate a horcajadas para ayudar a este movimiento.

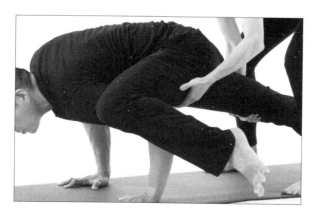

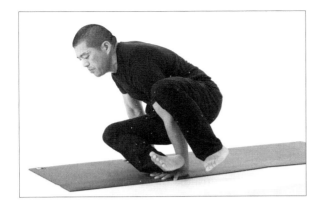

Variación

Transición directamente a Astavakrasana (postura de ocho ángulos); luego regresar a esta asana antes de volver a flotar a Chaturanga.

Para profundizar más:

La enseñanza del yoga: página 236

Secuencias de yoga: página 389

Centro de Recursos para la Enseñanza del Yoga:
www.markstephensyoga.com/resources

Adho Mukha Vrksasana (el árbol
hacia abajo o el pino sobre las manos)

Preséntalo en una pared en tres etapas: en primer lugar, en forma de L (como Adho Mukha Svanasana) con las manos sobre la pared y los pies en el suelo, extiende una pierna hacia arriba de forma alterna mientras mantienes todas las cualidades de Adho Mukha Svanasana en la parte superior del cuerpo; en segundo lugar, en forma de L con las manos en el suelo bajo los hombros y los pies sobre la pared donde estaban las manos, extendiendo de forma alterna una pierna recta hacia arriba; y por último, con las puntas de los dedos a unos doce centímetros de la pared, extiende una pierna hacia atrás y hacia arriba, mantenla recta y fuerte; empieza a dar saltitos con el otro pie para tomar impulso mientras giras la pierna alzada llevándola hacia arriba. En el momento en que

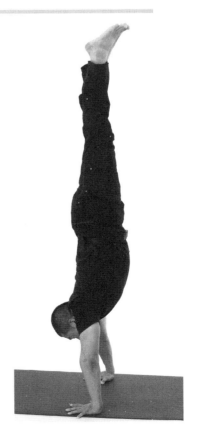

221

la pierna que está tomando impulso salta, ponla recta y fuerte y elévala hasta colocarla junto a la otra pierna por encima de la cabeza.

Presionar firmemente las manos hacia abajo como en Adho Mukha Svanasana, primero flexionar los pies y extenderse hacia arriba por las piernas y los talones y luego apuntar y presionar hacia fuera a través de los metatarsos. Mientras tiras del núcleo dorsal del cuerpo alargándolo más, envuelve ampliamente los omóplatos como en Adho Mukha Svanasana, tensa ligeramente el abdomen para aguantar la conexión estable del torso y la pelvis, mantén las costillas flotantes separadas de la piel mientras presionas hacia arriba la rabadilla y el pubis, activa mula bandha, gira los fémures internamente y respira mientras miras hacia abajo al espacio entre los pulgares.

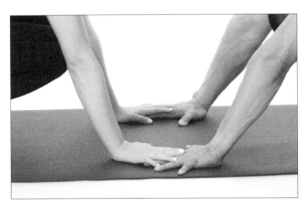

Utiliza el toque ligero para guiar el enraizamiento de los dedos índices.

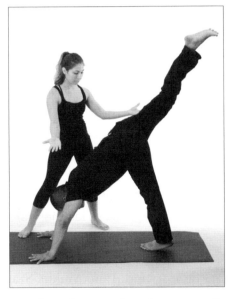

Para ayudar a levantar las piernas en tijera, adopta la postura del caballo colocándote en un ángulo de cuarenta y cinco grados con respecto al estudiante al lado de la pierna alzada, con un brazo extendido hacia el otro lado en línea con las muñecas (como formando una barrera para impedir que el estudiante la sobrepase) y el otro preparado para ayudar a la pierna alzada a girar hasta arriba.

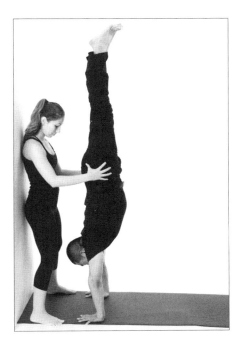

Una vez que las piernas estén alzadas, ponte detrás del estudiante y utiliza una rotación firme asiendo las caderas para centrarlas sobre las muñecas y para ayudar a colocar las piernas totalmente verticales.

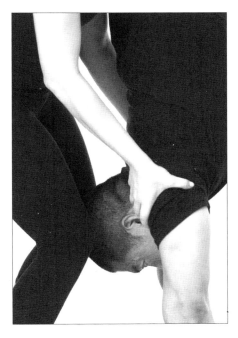

Una vez que el estudiante esté en alineamiento básico (junto a una pared o en medio de la sala), da las instrucciones de los dedos, los brazos y los hombros para Adho Mukha Svanasana.

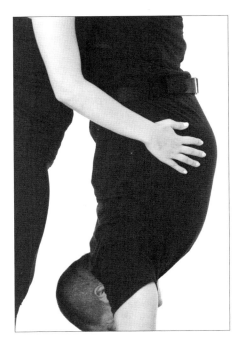

Utiliza las manos ligeras en el área frontal e inferior de las costillas para guiarlas hacia dentro.

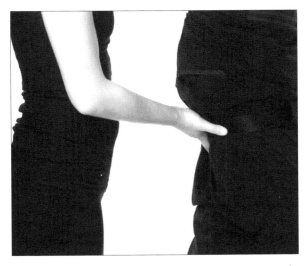

Emplea las manos ligeras en el sacro para guiar la pelvis a una posición neutral.

223

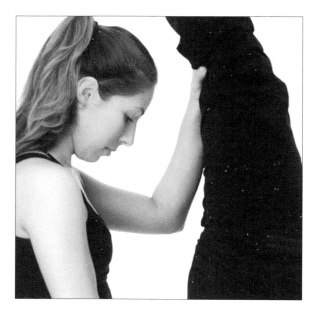

Coloca una mano entre las rodillas del estudiante solo durante el tiempo que se tarda en pedirle que intente sentir las dos piernas como si fueran una sola.

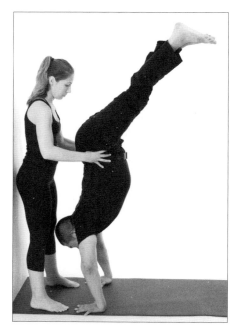

Utiliza la rotación asiendo las caderas para aflojar al estudiante bajándolo hasta una cómoda flexión anterior de pie durante unas cuantas respiraciones.

Modificación

Utiliza una pared como apoyo. Asimismo, sugiere permanecer en una de las posiciones preparatorias.

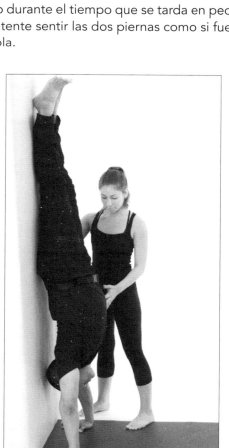

Para profundizar más:

La enseñanza del yoga: página 234
Secuencias de yoga: página 370

Centro de Recursos para la Enseñanza del Yoga:
www.markstephensyoga.com/resources

Shishulasana (postura del delfín)

Guía verbalmente y mediante una demostración, empezando a gatas con los dedos de los pies encogidos, y luego colocando en el suelo los antebrazos en paralelo. Si no puedes mantenerlos en paralelo, coloca bloques entre los dedos índices y una correa justo encima de los codos o entrelaza los dedos y plantéate utilizar la correa. Guía el enraizamiento a través de las manos y los antebrazos mientras presionas

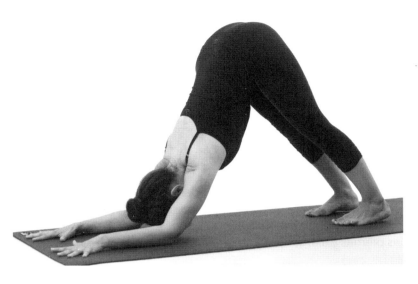

las los hombros separándolos de las muñecas y levantando las caderas hacia arriba y hacia atrás, presionando las piernas gradualmente hasta enderezarlas.

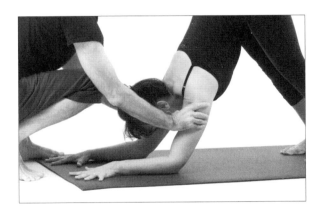

Utiliza la rotación asiendo los hombros para guiar su rotación externa activa; así se estabiliza y se reduce la presión alrededor del cuello.

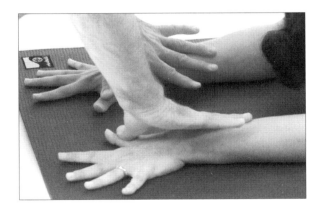

Utiliza las manos ligeras en las manos del estudiante y luego en los antebrazos para guiar su rotación interna y, de esta manera, enraizar mejor las manos y minimizar la presión en las muñecas.

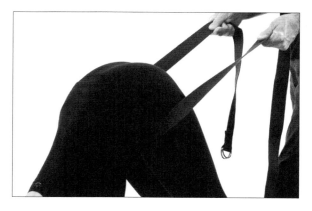

Coloca una correa a lo largo de la parte superior de los muslos y tira de ella uniformemente hacia arriba y hacia atrás para llevar más el peso hacia las piernas y alargar así la columna.

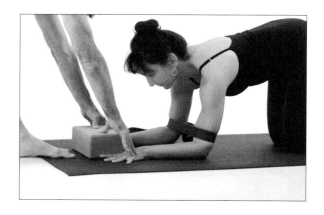

Modificaciones

Con las rodillas en el suelo, explora las diversas posiciones de brazos y utiliza apoyos para estos.

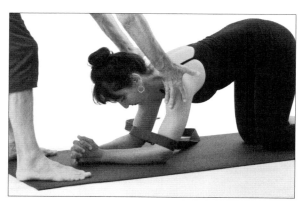

Guía a entrelazar los dedos para hacer la posición del brazo y el hombro más accesible a los estudiantes con hombros rígidos.

Para profundizar más:

La enseñanza del yoga: página 441
Secuencias de yoga: página 434

Centro de Recursos para la Enseñanza del Yoga:
www.markstephensyoga.com/resources

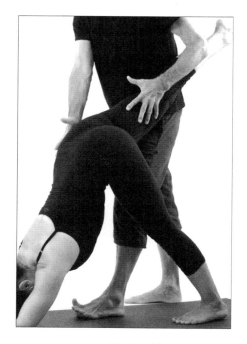

Variación

Guía a extender una pierna hacia arriba y hacia atrás, utilizando las palmas abiertas y la rotación asiendo un miembro para guiar las caderas a nivelarse y la pierna a rotar internamente y alcanzar una mayor extensión.

Pincha Mayurasana (postura del pavo desplegando las plumas)

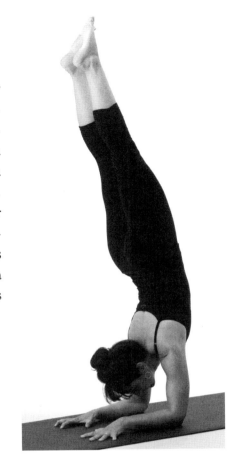

Emplea los mismos pasos que se describieron al presentar Adho Mukha Vrksasana, con la excepción de que los antebrazos están colocados sobre el suelo. Si los antebrazos de un estudiante se abren, coloca un bloque entre los dedos índices y una correa justo encima de los codos. En la tercera fase, presiona los hombros tan separados de las muñecas como sea posible. Mantén esta posición cuando levantes las piernas en tijera por encima de la cabeza. Una vez en Pincha Mayurasana, presiona firmemente a través de las palmas y los codos y tira de los hombros separándolos de las muñecas mientras presionas la rabadilla hacia los pies y hacia el techo. Rota internamente los fémures.

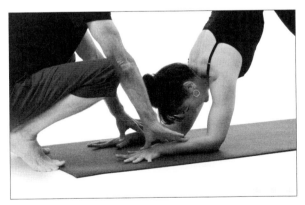

Prepara como para Shishulasana, utilizando las manos ligeras para guiar el enraizamiento firme de las manos y los dedos.

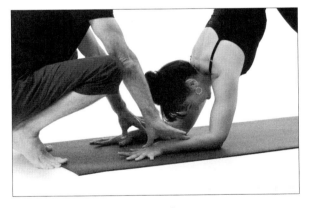

Pídele al estudiante que dé un paso y acerque más los pies a los codos para colocar las caderas sobre los hombros, utilizando las manos abiertas para resaltar el enraizamiento de la parte interior de las manos, y que presione los hombros separándolos de las muñecas.

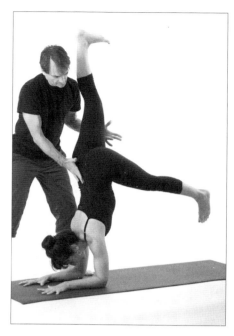

Pídele que extienda una pierna hacia arriba en la posición de la tijera; luego guíale a mantener esa pierna totalmente extendida mientras la lleva hasta arriba y al mismo tiempo brinca con la otra pierna, poniéndola recta y fuerte tan pronto como se alce del suelo.

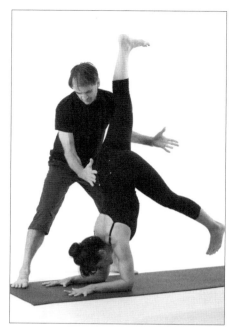

Para ayudar a levantar las piernas en tijera, adopta la postura del caballo colocándote en un ángulo de cuarenta y cinco grados con respecto al estudiante al lado de la pierna alzada, con un brazo extendido hacia el otro lado en línea con las muñecas (como formando una barrera para impedir que el estudiante la sobrepase) y el otro preparado para ayudar a la pierna alzada a girar hacia arriba.

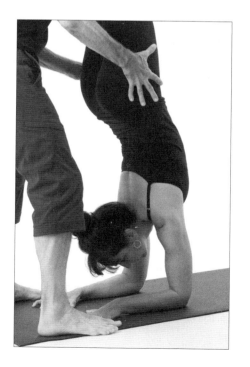

Una vez que las piernas estén alzadas, ponte detrás del estudiante y utiliza una rotación firme asiendo las caderas para centrarlas sobre los hombros y para ayudar a colocar las piernas en vertical.

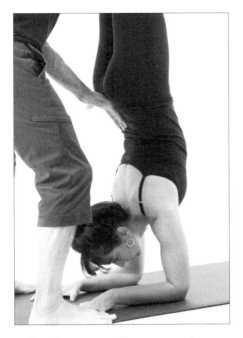

Utiliza las manos ligeras en el sacro para guiar la pelvis a una posición neutral.

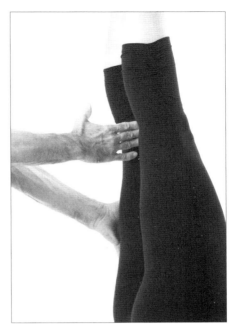

Coloca una mano entre las rodillas del estudiante solo durante el tiempo que tardas en pedirle que intente sentir las dos piernas como si fueran una sola.

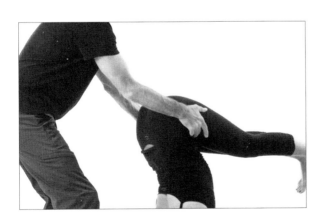

Usa la rotación asiendo las caderas para ayudar a bajar al estudiante.

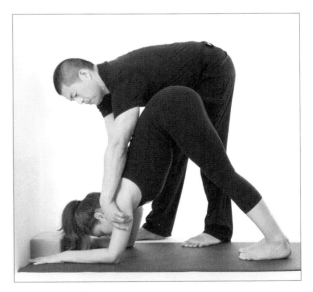

Modificaciones

Al practicar junto a una pared, coloca uno o varios bloques entre los dedos índices o una correa justo encima de los codos para mantener los brazos alineados y guía verbalmente la flexión de brazos de Shishulasana; utiliza las palmas abiertas para guiar a presionar los hombros para separarlos de las muñecas.

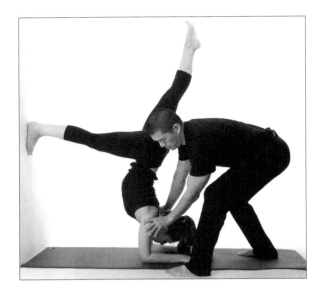

Una posición aún más accesible consiste en colocar los antebrazos sobre la pared para desarrollar la forma básica y la conciencia de la asana. Utiliza las palmas abiertas para guiar a la extensión de los omóplatos separándolos entre sí, alejándolos de las orejas y desplazándolos hacia abajo. Para la próxima fase, practica en forma de L con los pies sobre la pared a la altura de la cadera y los antebrazos en el suelo; luego prueba a extender una pierna recta hacia arriba y a continuación la otra.

Para profundizar más:

La enseñanza del yoga: página 235

Secuencias de yoga: página 422

Centro de Recursos para la Enseñanza del Yoga:

www.markstephensyoga.com/resources

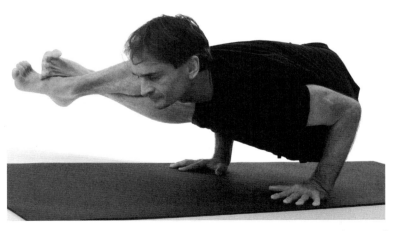

Astavakrasana (postura de ocho ángulos)

En Dandasana (postura del palo), desliza hacia dentro el pie derecho, abraza la rodilla para aprovechar la rotación anterior de la pelvis y la extensión de la columna. Luego haz lo siguiente: primero, abraza el pie derecho y muévelo formando una figura de ocho frente al pecho; segundo, encaja la parte inferior de la pierna derecha entre los codos, flexiona el pie derecho y mece la cuna; tercero, lleva la rodilla derecha sobre el hombro derecho mientras extiendes el brazo derecho hacia el frente, colocando la palma derecha junto a la cadera derecha y la palma izquierda junto a la cadera izquierda; cuarto, levanta del suelo la pierna izquierda y luego con una espiración presiona a través de las manos para elevar las caderas del suelo; quinto, cruza el tobillo derecho sobre el izquierdo y extiende las piernas rectas hacia fuera a la izquierda, y sexto, dobla los codos hasta que estén a la altura de los hombros. Sigue enraizando las palmas, levantando las caderas, presionando hacia fuera a través de los metatarsos, juntando y apretando las rodillas, tirando hacia delante del esternón y mirando hacia abajo (más cómodo para el cuello) o hacia el horizonte. Prueba a hacer la transición a Eka Pada Koundinyasana: primero, estirando los brazos; segundo, alzando las caderas; tercero, desentrelazando los pies; cuarto, volviendo a ensartar el pie y la pierna izquierdos entre los brazos, y quinto, abriendo las piernas en tijera. Desde aquí, flota a Chaturanga.

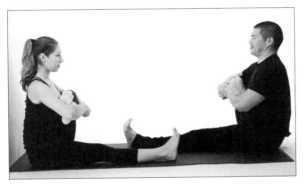

Guía verbalmente y mediante una demostración a Dandasana; luego lleva una rodilla hacia dentro como para Marichyasana A (postura del sabio Marichi A), y a continuación encaja esa pierna inferior a lo ancho del pecho antes de llevar la rodilla sobre el hombro y volver a poner las manos en el suelo.

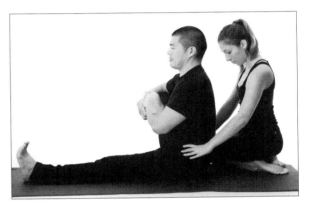

Utiliza las manipulaciones de cadera y la rotación contraria en las caderas para guiar a la rotación anterior de la pelvis y las manos ligeras subiendo por la espalda para sugerir el alargamiento de la columna.

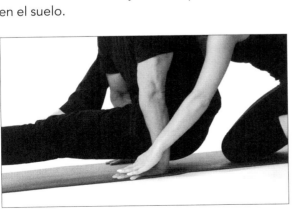

Guía verbalmente y mediante una demostración a levantar del suelo la pierna extendida y a continuación, presionar las manos hacia abajo para levantarse completamente del suelo. Utiliza las manos ligeras para presionar hacia abajo los dedos índices.

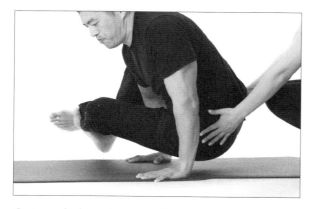

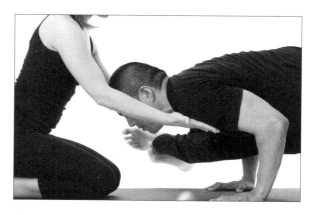

Guía verbalmente y mediante una demostración a cruzar el tobillo de la pierna extendida sobre el otro tobillo y luego extender ambas piernas rectas hacia un lado. Utiliza las palmas abiertas en las caderas para ayudar al estudiante a elevarse.

Guía verbalmente y mediante una demostración a flexionar lentamente los codos para nivelarlos con los hombros. Usa las palmas abiertas para orientar a la posición nivelada de los hombros.

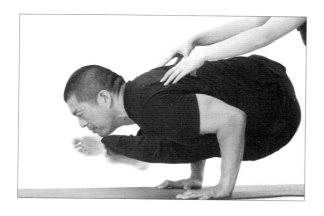

Utiliza la retracción de los dedos para guiar los omóplatos a bajar.

Para profundizar más:

La enseñanza del yoga: página 235
Secuencias de yoga: página 378

Centro de Recursos para la Enseñanza del Yoga:
www.markstephensyoga.com/resources

Galavasana (postura del cuervo volando)

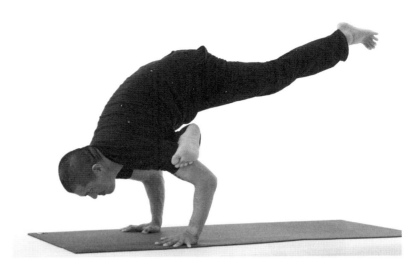

Enseña en etapas: primero, desde Tadasana (postura de la montaña), dobla las rodillas y luego levanta y cruza el tobillo derecho sobre la rodilla izquierda, flexionando fuertemente el pie derecho; segundo, junta las palmas frente al centro del corazón; tercero, lleva las palmas al suelo bajo los hombros, encajando el pie derecho flexionado alrededor del hombro izquierdo mientras colocas la rodilla izquierda sobre el hombro del mismo lado; cuarto, presiona las palmas e inclina el peso hacia delante, y quinto, extiende la pierna izquierda hacia atrás y hacia arriba. Mientras te enraízas a través de las manos, tira del esternón hacia delante y presiona hacia fuera por la pierna izquierda extendida. Flota a Chaturanga o haz la transición a Sirsasana II (el pino sobre la cabeza II) como preparación para pasar directamente al otro lado de la asana.

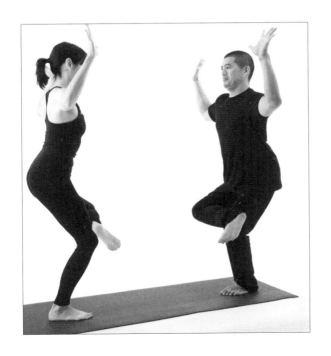

Empieza en Tadasana, guía verbalmente y mediante una demostración a doblar una rodilla mientras colocas el otro tobillo sobre ella y flexionas fuertemente el pie en dorsiflexión para estabilizar la rodilla levantada y juntas las palmas frente al corazón.

233

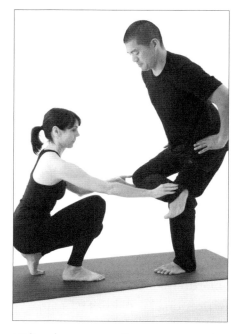

Utiliza las manos ligeras para guiar que el tobillo se coloque justo encima de la rodilla (no más arriba) y a flexionar el tobillo.

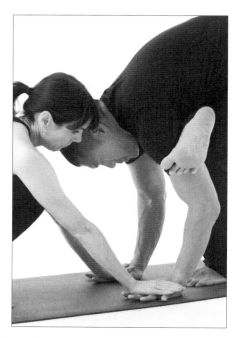

Guía verbalmente y mediante una demostración a plegarse hacia delante para poner las manos sobre el suelo y usa las manos ligeras para guiar a colocar las muñecas bajo los hombros y acercar así la parte superior de los brazos a la espinilla cruzada.

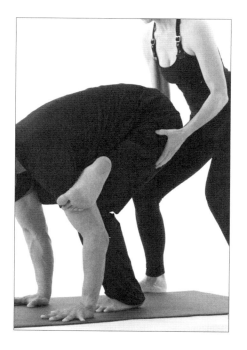

Guía verbalmente y mediante una demostración a inclinarse sobre las manos mientras intenta presionar los brazos y enderezarlos, o ayuda al estudiante colocándote de pie a un lado y utilizando las manipulaciones de cadera para que pueda presionar los brazos y enderezarlos más.

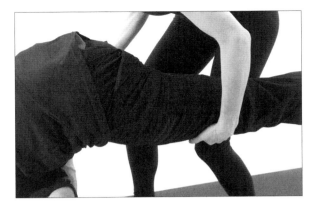

Guía verbalmente y mediante una demostración a levantar del suelo el pie enraizado y extender esa pierna hacia atrás y hacia arriba, o bien asiste al estudiante colocándote de pie a un lado y ayudándole a levantar las caderas.

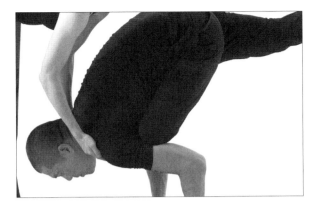

Una vez que el estudiante extienda la pierna hacia atrás y hacia arriba, utiliza las palmas abiertas en los hombros para sugerirle que presione los brazos y los enderece más mientras equilibra el peso del cuerpo uniformemente sobre las manos.

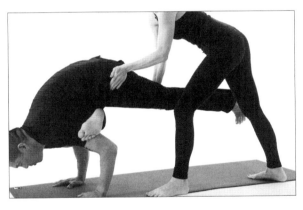

Utiliza las palmas abiertas sobre el lado exterior de la cadera extendida y el lado interno del muslo de esa pierna para guiar a nivelar las caderas y a la rotación interna y la extensión de la pierna extendida.

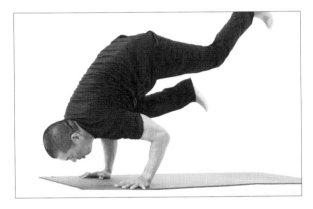

Guía verbalmente y mediante una demostración a flotar en Chaturanga en una espiración.

Para profundizar más:

La enseñanza del yoga: página 237
Secuencias de yoga: página 393

Centro de Recursos para la Enseñanza del Yoga:
www.markstephensyoga.com/resources

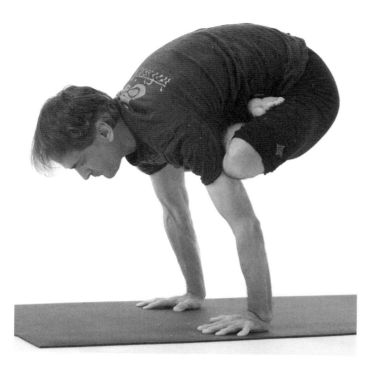

Urdhva Kukkutasana
(postura del gallo hacia arriba)

Hay dos maneras: primero, desde Padmasana (postura del loto), presiona con las manos mientras te apoyas sobre las rodillas y luego, con una espiración, desliza las rodillas para arriba hasta los brazos; segundo, desde Sirsasana II, dobla las piernas en Padmasana, baja las rodillas hasta los hombros y presiona las manos para enderezar los brazos.

Mantén un pada bandha, un mula bandha y un uddiyana bandha ligeros. Mira directamente hacia abajo. Haz la transición hasta Chaturanga Dandasana o a Sirsasana II; desde ahí, prueba Parsva Kukkutasana (postura lateral del gallo) torciéndote a lo ancho como en Parsva Bakasana.

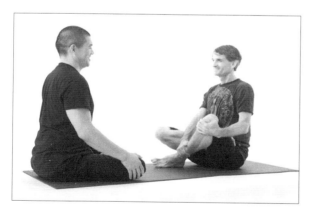

Guía verbalmente y mediante una demostración a llegar a la postura del loto.

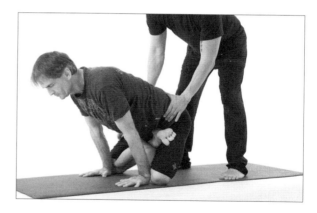

Utiliza las manipulaciones de caderas para ayudar al estudiante a apoyarse sobre las rodillas con las manos en el suelo bajo los hombros. Guíalo verbalmente a presionar las manos hacia abajo de manera uniforme y firme mientras siente cómo el abdomen se tensa al exhalar.

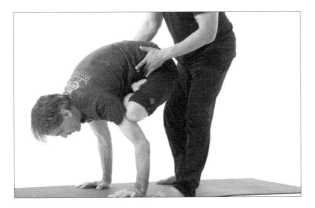

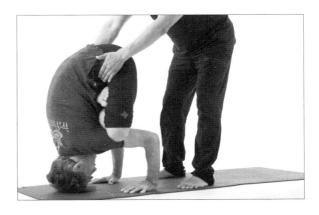

Utiliza las manipulaciones de caderas para ayudar al estudiante a deslizar las espinillas brazos arriba mientras espira, empleando el abdomen para elevar las caderas y situar las espinillas tan retiradas de los hombros como sea posible. Emplea las manipulaciones de cadera para ayudarlo a encontrar el equilibrio sobre las manos.

Variación

Utiliza las manipulaciones de caderas para bajar la cabeza del estudiante hasta el suelo para Sirsasana II y luego indícale que presione las rodillas por encima de la cabeza como preparación para Parsva Kukkutasana.

Para profundizar más:

La enseñanza del yoga: página 239

Secuencias de yoga: página 445

Centro de Recursos para la Enseñanza del Yoga:

www.markstephensyoga.com/resources

Uttana Prasithasana
(postura del lagarto volador)

Entra en la segunda etapa de Galavasana Prep; a continuación haz lo siguiente: primero, emplea la mano izquierda para estabilizar el tobillo derecho sobre la rodilla izquierda; segundo, estira el brazo derecho hacia arriba para alargarlo a través del lado derecho; tercero, tuerce el torso y tira del codo

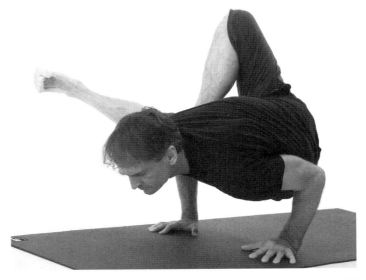

derecho hacia el arco izquierdo, juntando y apretando las palmas para aprovechar la torsión; cuarto, lleva el hombro derecho al arco y suelta la mano derecha en el suelo fuera del tobillo izquierdo; quinto, coloca la mano izquierda en el suelo, a la distancia del hombro desde la mano derecha, y sexto, inclina el peso a la izquierda mientras flexionas los codos, extendiendo la pierna izquierda a la izquierda, levantándola del suelo e inclinando el pecho hacia delante. Pídeles a los estudiantes que traten de igualar la altura de sus codos. Manda energía fuera a través de la pierna extendida. Flota a Chaturanga.

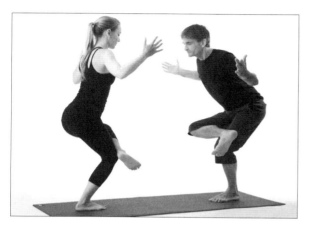

Guía verbalmente y mediante una demostración a llegar a la posición preparatoria de pie para Galavasana, con el tobillo derecho hacia la rodilla izquierda.

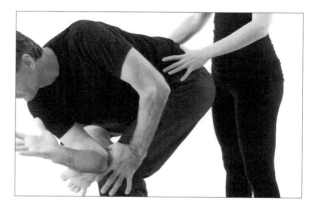

Guía verbalmente y mediante una demostración a colocar la mano izquierda en el talón derecho mientras se extiende la mano derecha hacia arriba por encima de la cabeza, luego emplea las palmas abiertas sobre la zona posterior y lateral de las costillas para fomentar el alargamiento hacia arriba a través de la columna y el brazo extendido durante la inspiración y a continuación se realiza una torsión para llevar el codo derecho a lo largo de la rodilla izquierda durante la espiración en la postura de la oración con torsión.

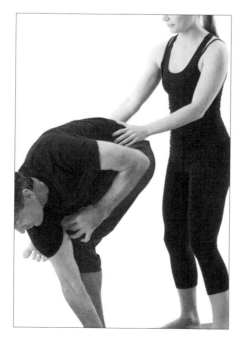

Utiliza las manipulaciones de cadera para ayudar al equilibrio del estudiante, o si es lo bastante alto, colócate a horcajadas en una postura de la montaña amplia y aprieta las rodillas sobre sus caderas para dejar las manos libres y ayudarle con las palmas abiertas en el área lateral de las costillas a profundizar la torsión hasta que su hombro derecho cruce la rodilla. Este es el punto crucial de la asana.

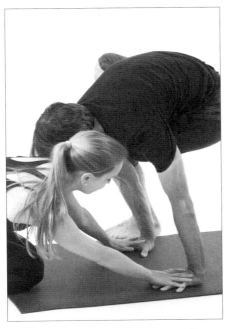

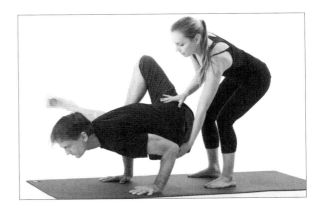

Utiliza las manipulaciones de cadera para aliviar el peso de los brazos y los hombros del estudiante mientras le pides que extienda la pierna izquierda recta por encima, a la derecha, al tiempo que dobla los codos como para Chaturanga. La pierna izquierda debería estar descansando sobre el antebrazo derecho, junto al pie derecho.

Indícale verbalmente al estudiante que coloque la mano derecha en el suelo junto al pie derecho y luego, inclinándose a la izquierda, repita la operación con la mano izquierda, colocando las manos como para Adho Mukha Svanasana. Utiliza las manos ligeras para guiarle a presionar hacia abajo de manera uniforme a través de las manos y los dedos.

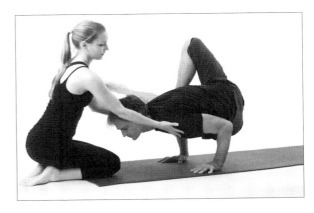

Utiliza las manos ligeras o las palmas abiertas para guiar a mantener los hombros nivelados y a la altura del codo.

Para profundizar más:

La enseñanza del yoga: página 238
Secuencias de yoga: página 451

Centro de Recursos para la Enseñanza del Yoga:
www.markstephensyoga.com/resources

Capítulo 7

Flexiones posteriores

Las flexiones posteriores, con su estiramiento profundo de toda la parte frontal del cuerpo, especialmente a través del centro del corazón, el abdomen y las ingles, provocan una reacción apasionada en los estudiantes. Esta pasión suele oscilar entre un esfuerzo denodado y un retraimiento temeroso, lo que les ofrece otra oportunidad para cultivar la ecuanimidad entre estos dos extremos emocionales.

El propósito físico principal de las flexiones posteriores es abrir la parte frontal del cuerpo al movimiento completo de la respiración y de la energía, no lograr los estiramientos posteriores más extraordinariamente profundos de esa parte del cuerpo.

Puedes guiar a los estudiantes a descubrir una sensación de esfuerzo mantenido al explorar sus límites en la práctica de las flexiones posteriores resaltando las características de apertura del corazón de esta práctica: sentir compasión por uno mismo mientras se explora el camino hacia los propios límites, abrirse a una sensación de armonía interior innata como fuente de *aparigraha*, sentir una presencia sanadora en la respiración que refuerza la sensación de valoración en lugar de la crítica y reconocer el amor del corazón como el cemento que lo mantiene todo unido en un proceso interminable de cambio. Recomienda las flexiones posteriores como práctica de ecuanimidad, no de consecución de logros, y de purificación encaminada a alcanzar la libertad, no la perfección, centrándote en la apertura del corazón.

Las asanas de la familia de las flexiones posteriores pueden clasificarse en flexiones posteriores de contracción, de tracción y de palanca; cada una de ellas tiene efectos y diferencias importantes:

- **Flexiones posteriores de contracción:** los músculos de la espalda se contraen concéntricamente para superar la gravedad; por ejemplo, levantarse en Salabhasana A (postura de la langosta A).
- **Flexiones posteriores de tracción:** los músculos de la parte delantera del cuerpo se contraen excéntricamente para superar la gravedad; por ejemplo, bajar la espalda en Ustrasana (postura del camello).
- **Flexiones posteriores de palanca:** los brazos o las piernas presionan contra un objeto inamovible (el suelo, una pared u otra parte del cuerpo) para estirar la parte frontal; por ejemplo, Dhanurasana (postura del arco) o Urdhva Dhanurasana (postura del arco hacia arriba).

Dentro de cada una de estas categorías de flexiones posteriores el húmero puede estar en extensión o en flexión. Está en extensión en asanas como Salabhasana A, Ustrasana o Setu Bandha Sarvangasana (postura del puente), en flexión en asanas como Salabhasana C, Kapotasana (postura de la paloma) o Viparita Dandasana (postura del palo invertido). Estas posturas diferentes de brazos requieren áreas diferentes de tensión y relajación en la cintura escapular, de la manera siguiente:

- **Flexiones posteriores con extensión del hombro:** la extensión de los brazos requiere que la escápula se estabilice con la ayuda de los músculos romboides, trapecio inferior y serrato anterior, mientras que los pectorales mayores y menores deben relajarse.
- **Flexiones posteriores con flexión del hombro:** la flexión requiere que el romboides, el dorsal ancho, los pectorales mayores y los tríceps se relajen.

Salabhasana A, B y C (postura de la langosta A, B y C)

Desde Phalakasana (postura de la plancha), lleva secuencialmente las rodillas, el pecho y la barbilla hasta el suelo (*ashtanga pranam*, o postración de ocho puntos) al espirar; luego, suéltate completamente, enraizando las caderas y los pies firmemente en el suelo, extiéndete enérgicamente hacia atrás a través de las piernas y los pies, girando en espiral la cara interna de los muslos hacia arriba y empujando la rabadilla hacia los

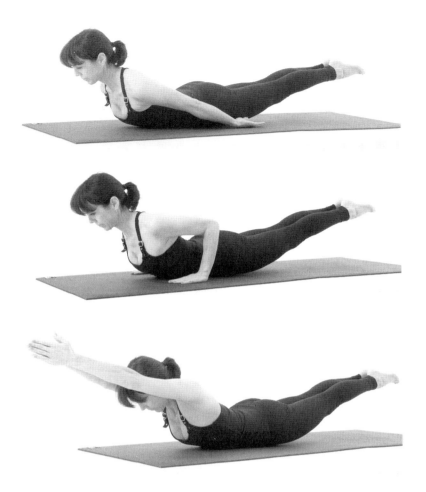

talones. Mientras los estudiantes mantienen esta tensión activa en las piernas, guíalos a A, B o C de la manera siguiente:

- ◆ **A:** mantén la parte posterior de las manos presionando firmemente en el suelo para aprovechar el elevamiento del pecho y la sensación de llevar la zona torácica de la columna hacia delante y hacia arriba, al centro del corazón.
- ◆ **B:** pídeles que hagan presión con las manos (colocadas debajo de los codos) y levanten el pecho mientras encogen los omóplatos en sentido descendente y miran ligeramente hacia abajo para mantener el cuello cómodo.
- ◆ **C:** resalta mantener los omóplatos enraizados hacia abajo contra la zona posterior de las costillas mientras los giras en espiral ampliamente hacia fuera como en Adho Mukha Svanasana (postura del perro hacia abajo).

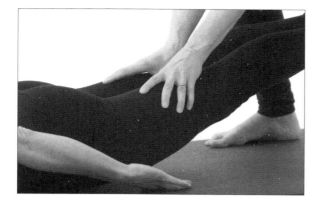

Utiliza las manos ligeras para guiar a la rotación interna de los muslos.

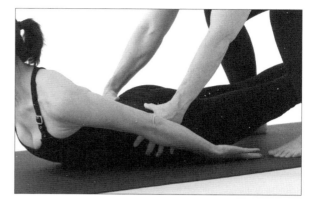

Emplea las manipulaciones de cadera y la rotación asiendo el cuerpo para guiar el enraizamiento y la leve rotación posterior de la pelvis. Luego guía al estudiante a levantar las piernas del suelo (o no, si esto le crea tensión en la zona lumbar) y a extenderlas completamente.

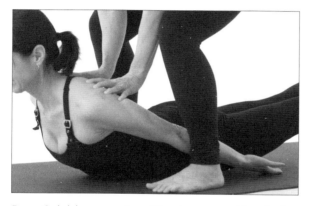

Para Salabhasana A, utiliza la retracción de los dedos para guiar los omóplatos a la espalda en sentido descendente mientras les pides a los estudiantes que lleven la parte media y superior de la columna al corazón.

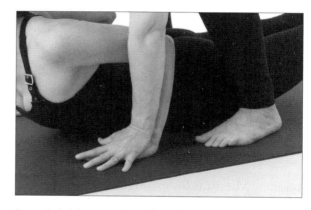

Para Salabhasana B, coloca las manos ligeras sobre las manos del estudiante para guiarlas a girar hacia fuera sin moverlas en realidad, ayudando así a alinear los codos detrás de los hombros y a expandir el pecho.

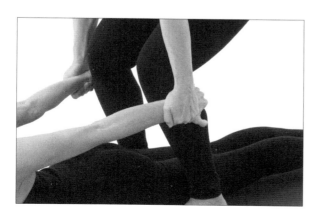

Para Salabhasana C, empieza con la posición preparatoria con los dedos entrelazados detrás de la espalda. Si al estudiante le resulta fácil hacerlo y tiene la zona lumbar sana, adopta la postura del caballo con los pies junto a las caderas y los codos sobre las rodillas y luego agarra las muñecas para guiar sus manos a asir el extremo superior de tus pantorrillas.

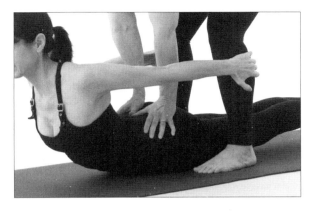

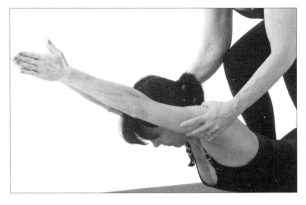

Sin salir de Salabhasana C prep, utiliza ahora la manipulación de caderas y la rotación asiendo el cuerpo para guiar al enraizamiento y leve rotación posterior de la pelvis mientras presionas lentamente las piernas enderezándolas más, intensificando así la flexión posterior del estudiante. Agárrale firmemente los brazos antes de dejarlo caer gradualmente y solo entonces pídele que te suelte las pantorrillas.

En la expresión completa de Salabhasana C, utiliza la rotación asiendo la parte superior de los brazos del estudiante para guiar a su rotación externa.

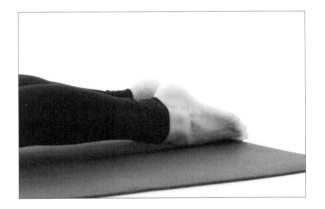

Modificación

Para Salabhasana A, B o C, recomienda mantener los pies enraizados activamente en el suelo para que resulte más cómodo para la zona lumbar.

Para profundizar más:

La enseñanza del yoga: página 242

Secuencias de yoga: página 428

Centro de Recursos para la Enseñanza del Yoga:
www.markstephensyoga.com/resources

Bhujangasana (postura de la cobra)

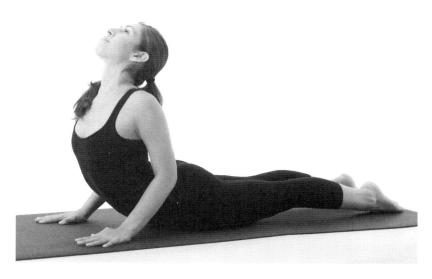

Recuéstate boca abajo con la frente en el suelo, coloca las palmas de las manos hacia abajo junto a los hombros y encoge los omóplatos hacia abajo. Activa las piernas como en Salabhasana, rota los muslos internamente y empuja la rabadilla hacia los talones. Eleva el pecho todo lo alto que sea posible sin usar las manos; a continuación presiona las manos hacia abajo y eleva el pecho un poco más con cada inspiración, permaneciendo ahí con la espiración y tirando de la columna hacia delante, hacia el corazón. Continúa así, ahondando en la flexión posterior con cada respiración siempre que te encuentres cómodo. Al presionar las palmas hacia abajo, gíralas enérgicamente hacia fuera en espiral (sin llegar a moverlas en realidad), sintiendo con esta acción cómo los codos se meten ligeramente hacia dentro, el pecho se expande y los bordes inferiores de los omóplatos se encogen hacia el corazón.

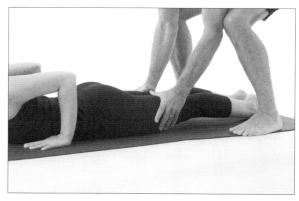

Aplica la rotación asiendo los muslos del estudiante para guiar a su rotación interna al tiempo que le aprietas y juntas las piernas y le pides que irradie energía hacia abajo a través de ellas enraizando tanto los pies en el suelo que se levanten las rodillas.

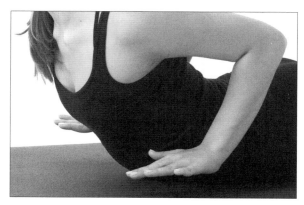

Pídele que eleve el pecho tan alto del suelo como le resulte cómodo sin usar las manos como palanca y luego guíalo a enraizar las manos en el suelo.

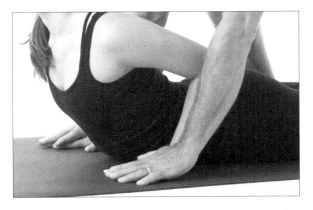

Utiliza las manos ligeras para guiar a enraizar las manos y crear una sensación de girarlas hacia fuera para ayudar a tirar de los codos hacia dentro y abrirse a lo ancho del pecho.

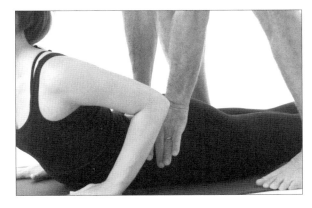

Utiliza las manipulaciones de cadera con los pulgares en el sacro del estudiante para guiarle a presionar la rabadilla hacia los talones, manteniendo así espacio en la zona lumbar.

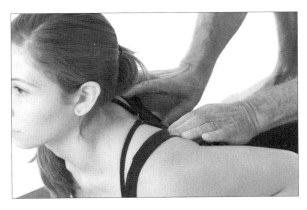

Pídele que presione las manos uniformemente contra el suelo para levantarse un poco más con cada inspiración, manteniéndose en esa altura durante la espiración mientras eleva el esternón. Aplica la retracción de los dedos en los omóplatos en sentido descendente para aumentar la sensación de expandir el centro del corazón.

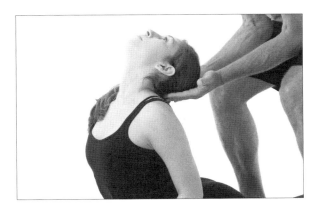

Conforme el estudiante avanza con cada respiración hacia la flexión más plena que pueda realizar con comodidad, utiliza una mano ligera para sostener la parte posterior de la cabeza, si se siente cómodo dejándola colgar hacia atrás.

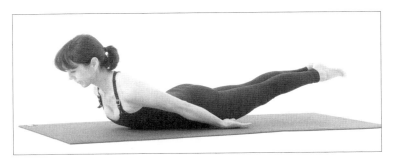

Modificación

Si se siente incómodo practicando Bhujangasana, sugiérele que siga con Salabhasana A y B.

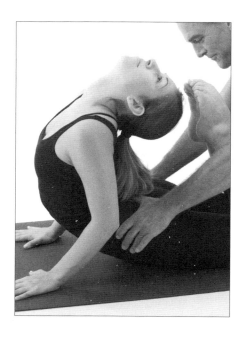

Variación

Si el estudiante puede dejar colgar la cabeza hacia atrás cómodamente, guíale a doblar las rodillas y llevar los pies hacia adelante o a la cabeza. No le ayudes en esto; en vez de eso, utiliza las manipulaciones de cadera con la rotación asiendo el cuerpo para ayudarle a mantener la pelvis enraizada y espacio en la zona lumbar.

Para profundizar más:

La enseñanza del yoga: página 244
Secuencias de yoga: página 383

Centro de Recursos para la Enseñanza del Yoga:
www.markstephensyoga.com/resources

Urdhva Mukha Svanasana (postura del perro hacia arriba)

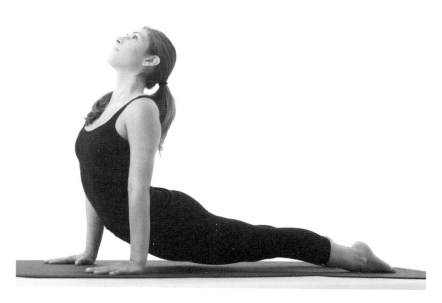

Perro arriba es una asana de flexión posterior intensa y poderosamente activadora. Ofréceles siempre a los estudiantes la opción de Salabhasana B como alternativa en las siguientes circunstancias: dolor en la zona lumbar o fuerza insuficiente en los brazos, los hombros o las piernas para sostener el cuerpo sobre las manos y los pies. Al aprender perro arriba, resulta útil practicar primero Salabhasana B, que fortalece la zona lumbar y enseña la activación de piernas, que es importante en esta asana. Subraya la importancia de las piernas activas y alineadas: los pies están extendiéndose hacia atrás y presionando firmemente hacia abajo mientras las piernas permanecen firmes, con la cara interior de los muslos rotando hacia arriba. Alienta a los estudiantes a presionar firmemente el extremo superior de las piernas hacia abajo y crear una sensación de extender los dedos de los pies directamente hacia atrás. Al enraizar los pies, las piernas se vuelven más activas. Desde esta base de los pies, pídeles que tiren hacia delante de la pelvis, separándola de los tobillos, presionando la rabadilla hacia atrás, hacia los talones, y manteniendo las nalgas relajadas mientras permiten que el peso de la pelvis proporcione la tracción sobre la parte inferior de la espalda. No les pidas que aprieten los músculos del glúteo, porque esto hace que el fémur rote externamente y comprima la articulación sacroilíaca.

Guía a los estudiantes hasta la expresión plena de la asana pidiéndoles que presionen firmemente con las manos, que eleven el pecho y que creen la sensación de centrar la flexión posterior en su centro del corazón. Enraizarse firmemente en los nudillos de los dedos índices ayuda a asegurar una presión equilibrada a través de las manos y de las articulaciones de la muñeca, reduciendo así la probabilidad de sobresfuerzo en las muñecas. El enraizamiento fuerte y equilibrado de las manos también conduce a una mayor extensión de los brazos y a una elevación y apertura del pecho, que es esencial para crear la longitud de la columna que se requiere para profundizar la flexión posterior. Las muñecas deberían estar alineadas directamente bajo los hombros. Si están colocadas por delante, los estudiantes sentirán una presión excesiva en la zona lumbar; si están colocadas más atrás, las extenderán demasiado. El punto en el que terminan los hombros con relación a las muñecas viene determinado por el movimiento de los pies en la transición de Chaturanga y por la profundidad de la flexión posterior. Mantener las puntas de los pies fijas y girar sobre ellas adelantará las caderas y los hombros; extender los pies hacia atrás mientras se presionan los brazos, rectos, desplazará los hombros más atrás. No hay un método correcto. Más bien, la estructura corporal única y cambiante de cada estudiante (la longitud de sus brazos, piernas, pies y torso, además del grado de su arco de flexión posterior) determina cuánto hay que resaltar el girar sobre los dedos de los pies o extender los pies hacia atrás. Al hacer una demostración de estas alternativas, resalta el efecto de Urdhva Mukha Svanasana sobre la zona lumbar, las muñecas y la integridad general.

Pídeles a los estudiantes que eleven conscientemente la curva de la flexión posterior por la columna y que creen una sensación de tirar de los bordes inferiores de los omóplatos hacia dentro y hacia arriba, como si los llevaran al centro del corazón. Aquellos con hombros débiles tenderán a tenerlos caídos. Esto suele crear tensión en el cuello, cerrar el centro del corazón, afectar a la respiración y agravar la tendencia a apoyarse en la zona lumbar. Enséñales a presionar más enérgicamente con las manos (si las muñecas lo permiten) para poder así tirar mejor de los hombros hacia abajo, separándolos de las orejas. La cabeza puede mantenerse nivelada; con la práctica, la soltura y la estabilidad, la acción final de la asana podría ser soltar la cabeza para que vuelva atrás. Pídeles que mientras presionan firmemente las palmas hacia abajo, las giren con fuerza hacia fuera para crear más espacio en el centro del corazón, tirando de toda la columna hacia el corazón para hacer una flexión posterior más pronunciada.

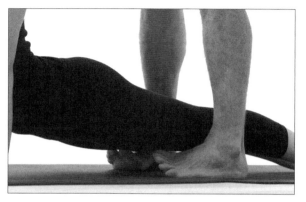

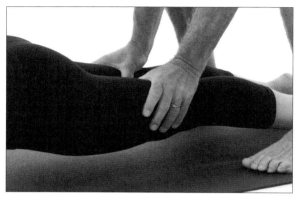

Como esta asana se suele hacer dinámicamente y se mantiene solo durante la pausa mientras los pulmones están llenos de aire, las instrucciones tienen que darse de una manera relativamente rápida y terminante. Cuando el estudiante levanta el torso entrando en la flexión posterior y le pides que se enraíce firmemente hacia fuera y hacia abajo a través de los pies, desliza los pies bajo la parte media de los muslos para resaltar la tensión activa de las piernas que extiende las rodillas.

Utiliza las manos ligeras para guiar a la rotación interna de los muslos mientras le pides al estudiante que presione fuertemente hacia abajo a través de los pies y que cree una sensación de tirar de las caderas hacia delante separándolas de los tobillos.

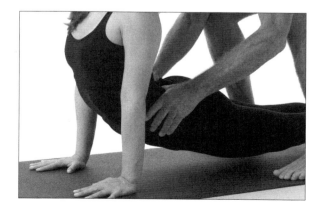

Utiliza las manipulaciones de cadera y presiona los pulgares hacia atrás en el sacro para guiar a la rotación posterior de la pelvis, creando así más espacio en la región lumbar de la columna.

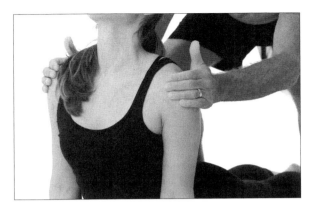

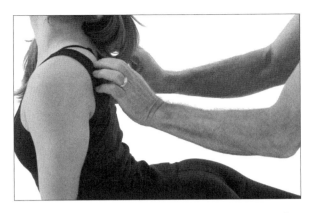

Emplea las manos muy ligeras para sugerir tirar hacia atrás de los hombros del estudiante, pero sin tirar de ellos, ya que esto puede comprimir la zona lumbar.

Utiliza la retracción de los dedos para guiar a los omóplatos espalda abajo mientras le pides al estudiante que tire de la parte superior de la columna hacia el corazón.

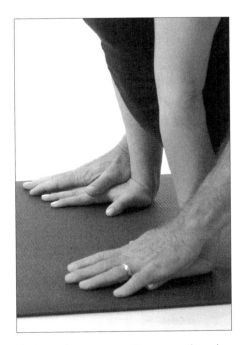

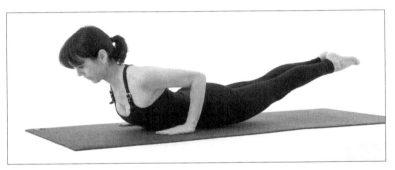

Modificación

Si está incómodo practicando Bhujangasana, sugiérele que siga con Salabhasana A y B.

Coloca las manos ligeras sobre las manos del estudiante y gira hacia fuera las manos mientras le das instrucciones como si fuera una acción energética realizada por él (sin que mueva en realidad las manos), ayudándole así a expandir la clavícula y a abrir el corazón.

Para profundizar más:

La enseñanza del yoga: página 245
Secuencias de yoga: página 447

Centro de Recursos para la Enseñanza del Yoga:
www.markstephensyoga.com/resources

Naraviralasana (postura de la esfinge)

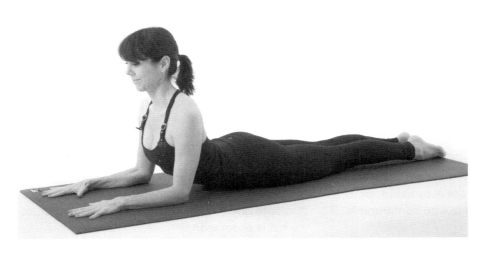

Recostado boca abajo, apoyado sobre los antebrazos, alinea los codos bajo los hombros y los antebrazos y las manos hacia delante y en paralelo. Activa las piernas como para la preparación de Salabhasana, enraizando las caderas y los pies, rota internamente los fémures y presiona el sacro hacia los talones. Enraiza los antebrazos mientras tiras de ellos con fuerza hacia atrás y hacia dentro y expande el pecho al tiempo que hundes los omóplatos y tiras de la columna hacia el corazón. Con el tiempo, alza la cabeza y mira al frente. Esta es una flexión posterior profunda aparentemente fácil que puede tensar en exceso el área lumbar y el cuello. Refuerza la tensión activa de las piernas y la inclinación posterior de la pelvis para mantener espacio en la parte inferior de la espalda. Recomienda a los estudiantes que miren hacia abajo para no forzar el cuello.

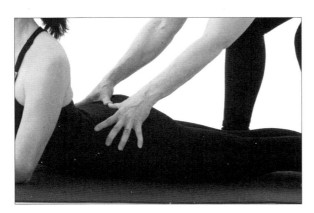

A horcajadas frente al estudiante, utiliza las manipulaciones de caderas con los pulgares girados hacia su sacro para guiar a una ligera rotación posterior de la pelvis, reduciendo la presión en la zona lumbar.

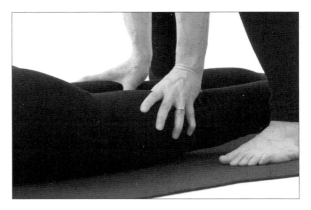

Utiliza la rotación asiendo los muslos del estudiante para guiar su rotación interna al tiempo que le guías también a juntar las piernas.

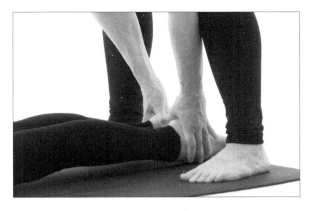

Presiona con las manos ligeras los pies del estudiante para guiar a su enraizamiento activo hasta el punto de que sus rótulas se levanten del suelo, activando así las rodillas.

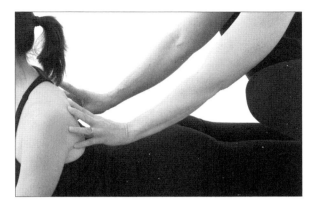

Utiliza retracciones fuertes de los dedos para guiar los omóplatos espalda abajo mientras le pides que presione el área torácica superior de la columna hacia el pecho.

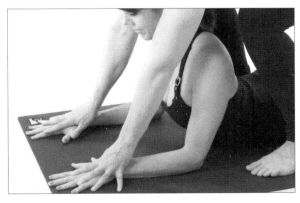

Con las manos ligeras sobre las manos del estudiante, guíalo a deslizarlas hacia atrás, sin moverlas en realidad, para hacer más pronunciado el estiramiento hacia arriba a través del área media de la columna.

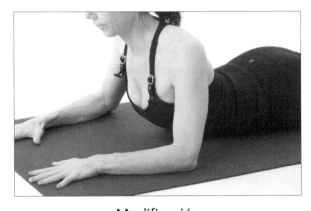

Modificación

Coloca los codos más separados para alejarte de la intensidad de la flexión posterior.

Para profundizar más:

La enseñanza del yoga: página 243

Centro de Recursos para la Enseñanza del Yoga:
www.markstephensyoga.com/resources

Dhanurasana (postura del arco)

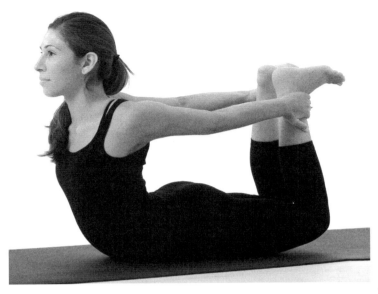

Acostado boca abajo, extiéndete hacia atrás para abrazar las rodillas. Flexiona los pies para activar pada bandha y estabilizar las rodillas. Enraizando por las caderas, tira de los tobillos para impulsar que el pecho y las piernas se eleven del suelo, presionando la rabadilla hacia atrás mientras tiras de la columna hacia delante, hacia el corazón, y te extiendes por las clavículas. Intenta mecerte más hacia atrás sobre los muslos para levantar más el pecho; luego presiona los pies hacia atrás y hacia arriba. Centra la flexión posterior en la región torácica media de la columna. Si el cuello está estable, deja colgar la cabeza para atrás, hacia los pies.

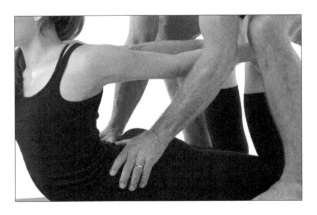

Utiliza las manipulaciones de cadera para fomentar la rotación posterior de la pelvis, presionando el sacro hacia las rodillas.

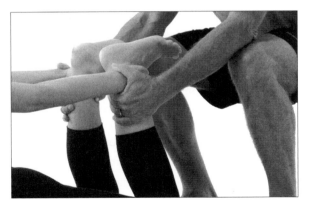

En una postura baja del caballo, apoya los codos sobre las rodillas mientras agarras los tobillos y las manos del estudiante; luego desplaza gradualmente el peso hacia atrás al tiempo que tiras de sus talones hacia tus hombros.

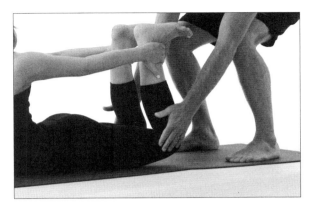

Utiliza las manos ligeras para guiar a separar las rodillas a la anchura de las caderas (tienden a abrirse hacia fuera).

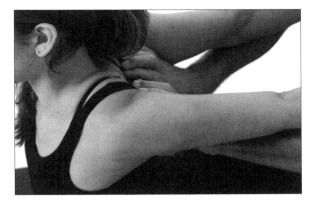

Utiliza las manos ligeras sobre los hombros o la retracción de los dedos por los omóplatos para guiar a tirar hacia abajo los hombros y separarlos de las orejas.

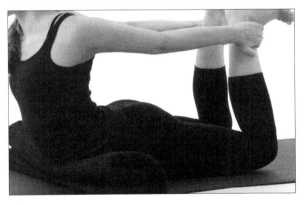

Modificaciones

Coloca una manta doblada bajo la parte frontal superior de la pelvis del estudiante (justo bajo la espina ilíaca antero-superior) para facilitar el desplazamiento del peso del cuerpo más hacia atrás y reducir la presión en la zona inferior de la espalda.

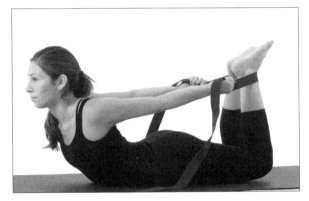

Si el estudiante no puede abrazarse los tobillos cómodamente, ofrécele una correa alrededor de los pies.

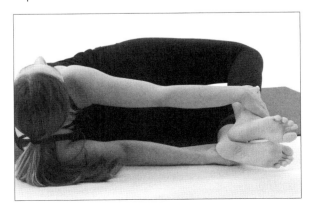

Variación

Recomienda probar Parsva Dhanurasana (postura del arco lateral), girando sobre un lado de la cadera y manteniendo esta posición durante varias respiraciones antes de pasar al otro. Pídeles a los estudiantes que sean conscientes de la presión en la parte externa de las rodillas (ligamentos colaterales laterales y meniscos).

Para profundizar más:

La enseñanza del yoga: página 246
Secuencias de yoga: página 386

Centro de Recursos para la Enseñanza del Yoga:
www.markstephensyoga.com/resources

Bhekasana (postura de la rana)

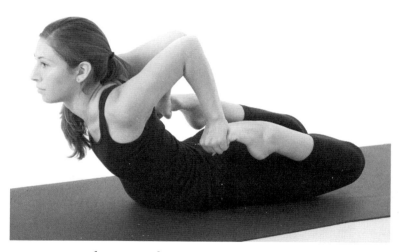

Empieza como para Salabha-sana; luego coloca los antebrazos en el suelo con los codos bajo los hombros como para Narviralasa-na. Prueba un lado y luego el otro, primero agarrando el pie derecho con la mano derecha y tirando del talón derecho hacia el exterior de la cadera del mismo lado. Al hacer este esfuerzo intenta rotar el codo hacia arriba y colocar la mano sobre el pie con los dedos apuntando a la misma dirección que los de los pies. Trata de rotar el hombro derecho hacia delante para cuadrar los hombros hacia el frente de la esterilla. Si tienes la suficiente flexibilidad, haz esto con ambas manos y pies simultáneamente. Enraizando las caderas hacia abajo y presionando la rabadilla hacia atrás, aprieta los pies hacia el suelo mientras elevas el pecho (presta mucha atención a las rodillas y a la región lumbar). Intenta tirar de los omóplatos hacia abajo, con las puntas inferiores presionando hacia el corazón. La mirada hacia abajo, para que el cuello esté relajado, o al frente.

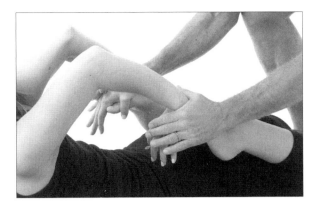

Utiliza las manos ligeras para ayudar al estudiante a colocar las manos sobre los pies con los dedos apuntando en la misma dirección que los de los pies.

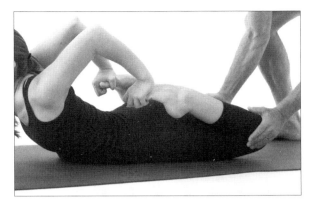

Emplea las manos muy ligeras para guiar a las rodillas a alinearse directamente hacia atrás desde las caderas (tienden a abrirse hacia fuera, creando potencialmente tensión en la parte exterior de las rodillas).

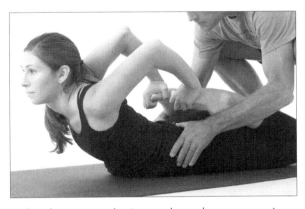

Utiliza las manipulaciones de cadera para guiar a la rotación posterior de la pelvis, creando así más espacio en la región lumbar de la columna, y al mismo tiempo fijar mejor la pelvis para la flexión posterior que surge de ella.

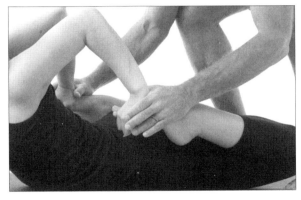

Utiliza las manos muy ligeras para dirigir al estudiante a presionar los pies hacia el suelo junto a las caderas mientras eleva el pecho.

Utiliza la retracción de los dedos para guiar al estudiante a tirar de los omóplatos espalda abajo mientras le pides que levante el pecho.

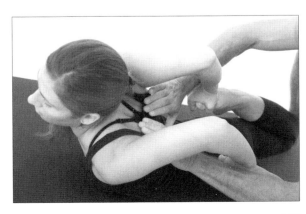

257

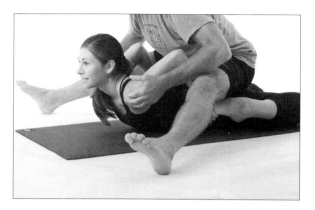

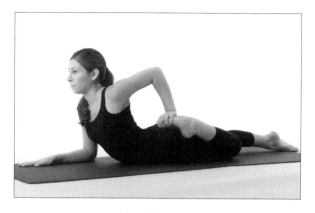

Si el estudiante puede presionar los pies a la altura de la pelvis, siéntate erguido en la posición preparatoria para Upavista Konasana (postura de flexión anterior sentada en ángulo amplio), colocando los isquiones sobre su sacro mientras presionas las piernas hacia fuera y hacia abajo para apretar más los pies del estudiante hacia el suelo. Ahora tienes las manos libres para guiar por la parte superior del cuerpo.

Modificación

Desde la posición preparatoria parecida a la esfinge, guía al estudiante verbalmente y mediante una demostración a llevar la mano derecha al pie derecho y a mantenerse así durante varias respiraciones antes de cambiar de lado.

Para profundizar más:

La enseñanza del yoga: página 245
Secuencias de yoga: página 382

Centro de Recursos para la Enseñanza del Yoga:
www.markstephensyoga.com/resources

Ustrasana (postura del camello)

Apoyado sobre las rodillas con los dedos de los pies metidos hacia dentro (o los pies doblados hacia atrás para una flexión posterior más pronunciada) y las rodillas separadas a la anchura de las caderas, coloca las manos sobre las caderas para empujar hacia abajo la rabadilla y las caderas hacia delante y haz palanca para elevar el esternón, creando una sensación de elevación de la columna hacia el corazón. Enraizando por las piernas y los pies, presiona las caderas hacia delante y la rabadilla hacia abajo mientras tiras de las manos hacia los talones o hacia los tobillos (o hacia los bloques). Presionando desde las caderas a través de las rodillas y desde los hombros hasta las manos y hacia abajo, a través de los pies, usa estos puntos de palanca para for-

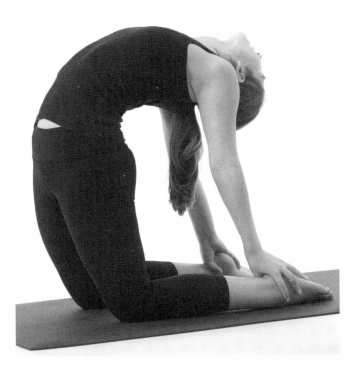

mar una curva más pronunciada en la región torácica de la columna mientras presionas la rabadilla hacia abajo y elevas el esternón hasta el cielo.

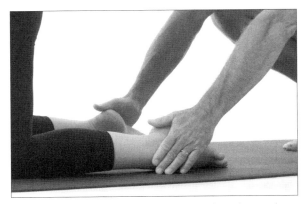

Utiliza las manos ligeras para ayudar al estudiante a colocar los pies rectos hacia atrás alineados con las caderas (si apuntan hacia atrás, tenderán a apuntar hacia dentro).

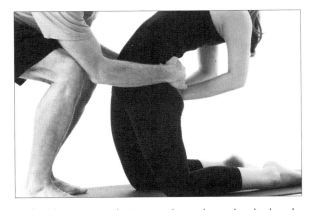

Utiliza las manipulaciones de cadera alrededor de la zona lumbar y el sacro del estudiante para ayudarle a meter la espalda hacia dentro en la asana. Emplea esta misma posición para guiarle a llevar la espalda hacia arriba.

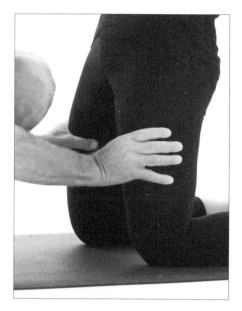

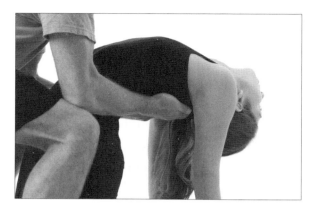

Desde la postura del caballo, utiliza las manos ligeras bajo los omóplatos del estudiante para guiar a presionar el vértice de los omóplatos como si fueran hacia arriba, hacia el pecho.

Emplea la rotación asiendo los muslos del estudiante para guiar a su rotación interna.

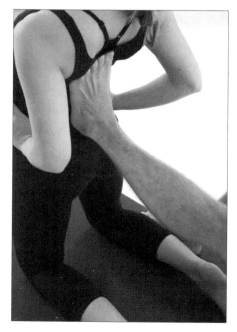

Coloca el talón sobre la parte superior del sacro del estudiante y los metatarsos de tu pie contra la parte inferior de sus omóplatos (si tus pies son muy cortos para la longitud de su columna, coloca el otro talón encima de ese pie). Luego, cuando el estudiante se incline hacia atrás, tu talón inferior presionará el sacro hacia abajo y los metatarsos de tu pie superior presionarán hacia arriba el pecho, creando así espacio en la zona lumbar y por el centro del corazón. Simplemente presiona los metatarsos en sentido ascendente entre los omóplatos para empujar hacia arriba su espalda.

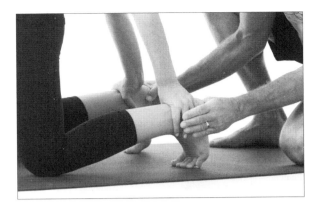

Modificación

Si el estudiante no puede agarrarse los talones con los pies en flexión plantar, ofrécele la opción de la dorsiflexión (con los dedos de los pies metidos hacia dentro) o coloca bloques junto a los tobillos.

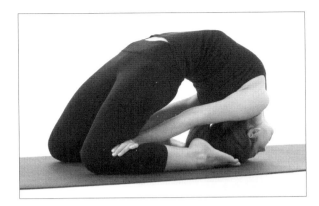

Variación

Si Ustrasana es fácilmente accesible, prueba Laghu Vajrasana (postura del pequeño rayo).

Para profundizar más:

La enseñanza del yoga: página 247

Secuencias de yoga: página 448

Centro de Recursos para la Enseñanza del Yoga:

www.markstephensyoga.com/resources

Laghu Vajrasana (postura del pequeño rayo)

Mantener todos los elementos de Ustrasana y llevar las manos hacia delante, hacia las rodillas o hasta ellas. Al inspirar, dejarse caer hacia atrás, llevando la cabeza hacia el suelo solo en la medida en que el estudiante pueda volver a elevarse cómodamente a Ustrasana mientras espira, repitiendo cinco veces y

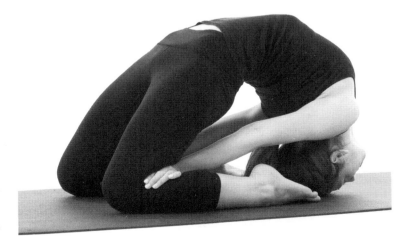

manteniendo la asana de cinco a ocho respiraciones la última vez que se deje caer hacia atrás. Mantener el enraizamiento firme de los pies y las rodillas mientras se alarga la columna, prestando atención al espacio y a la comodidad en la región lumbar y en el cuello. Mantener el esternón elevándose y la respiración constante. La mirada, puesta en el tercer ojo.

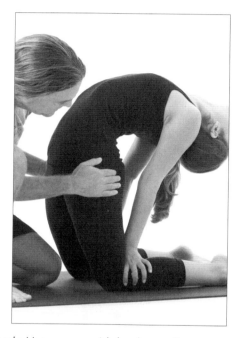

Desde Ustrasana, pídele al estudiante que coloque las manos en los tobillos o delante tan cerca de las rodillas como le resulte cómodo. Repite la instrucción verbal (y añade las manos ligeras para acentuarla) de enraizarse desde las caderas hacia abajo a través de las rodillas (estabilizando) mientras presiona los pies firmemente hacia abajo (haciendo palanca para liberar más espacio en la región lumbar).

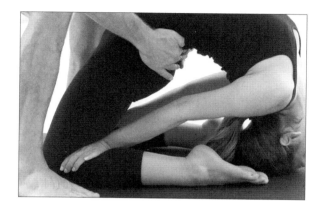

De pie o de rodillas frente al estudiante, utiliza las manos en una posición invertida de manipulación de caderas (los dedos alrededor de la espalda hacia el sacro) alineadas con la separación de dedos para guiar a abrir espacio en la región lumbar y a que las caderas presionen como si fueran hacia delante aunque el estudiante se recline para atrás.

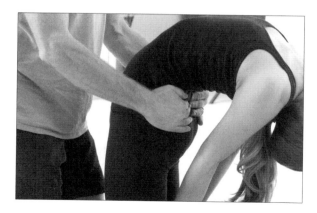

Mantén la misma posición de la mano y las mismas acciones al ayudar al estudiante a volver a elevarse a Ustrasana antes de volver a reclinarse; repetir varias veces antes de mantener al estudiante en la posición más reclinada durante un máximo de cinco respiraciones. Luego ayúdalo de la misma manera a volver a elevarse a Ustrasana.

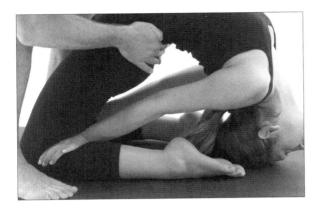

Cuando deje colgar la cabeza en el suelo con comodidad, sujétalo durante varias respiraciones
antes de volver a elevarse a Ustrasana o probar
Kapotasana.

Para profundizar más:

La enseñanza del yoga: página 247

Secuencias de yoga: página 403

Centro de Recursos para la
Enseñanza del Yoga:
www.markstephensyoga.com/resources

Kapotasana (postura de la paloma)

En la posición de rodillas, junta las palmas frente al corazón. Enraízate y expándete como para Ustrasana, dejándote caer lentamente hacia atrás como practicaste con Laghu Vajrasana, llevando la coronilla al suelo. Pon los codos en el suelo y sujeta los pies (finalmente las rodillas) con las manos. Tras un periodo de cinco a ocho respiraciones, pon 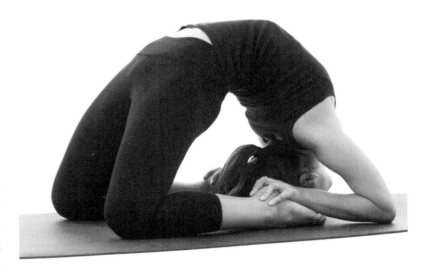 las palmas en el suelo donde estaban colocados los codos, endereza los brazos y mantén entre cinco y ocho respiraciones. Inspira para levantarte. Intenta mantener el enraizamiento firme de los codos, los pies y las rodillas, expandiendo la parte frontal del cuerpo mientras mantienes el espacio y la comodidad en la zona lumbar.

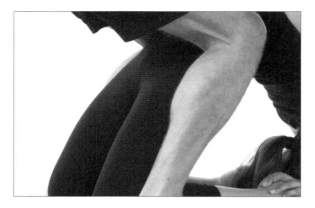

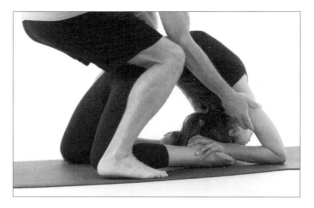

Desde Laghu Vajrasana, si la cabeza del estudiante llega al suelo, coloca tus rodillas ligeramente dobladas alrededor de sus caderas para estabilizar la posición de estas; luego presiona las rodillas gradualmente hacia atrás para acentuar la acción de presionar la pelvis separándola de la espalda.

Sin dejar de sujetar las caderas del estudiante con las rodillas, utiliza las manos en rotación asiendo la parte superior de sus brazos para ayudar a su rotación externa y flexión cuando lleve las manos hacia los dedos de los pies (con el tiempo a las rodillas).

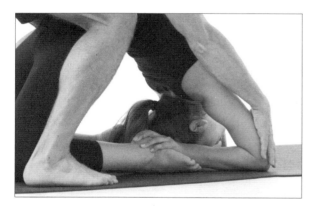

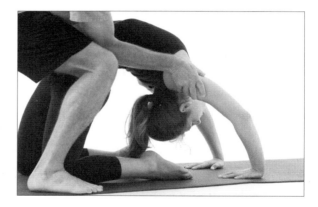

Usa las manos ligeras para guiar los codos hacia el suelo.

En el primer paso para salir de la asana, guía al estudiante a colocar las palmas de las manos en el suelo donde estaban los codos, con los dedos apuntando hacia los pies, y luego a presionar los brazos, enderezándolos. Ofrece la rotación asiendo la parte superior de los brazos para ayudar a rotarlos externamente.

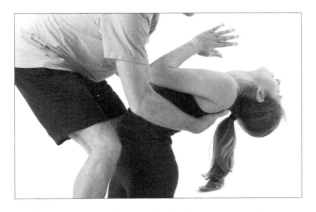

Utiliza las manos ligeras bajo la parte media y superior de la espalda para ayudar al estudiante a volver a elevarse a Ustrasana.

Para profundizar más:

La enseñanza del yoga: página 248
Secuencias de yoga: página 399

Centro de Recursos para la
Enseñanza del Yoga:
www.markstephensyoga.com/resources

Eka Pada Raj Kapotasana II (postura del rey palomo sobre una pierna II)

Desde Adho Mukha Svanasana, lleva la rodilla derecha justo a la parte exterior de la mano derecha mientras sueltas la cadera y la pierna izquierda al suelo. Utiliza apoyos para el isquion izquierdo elevándolo tanto como sea necesario para asegurarse de que está apoyado firmemente, las caderas permanecen niveladas y no hay presión en el interior de la rodilla derecha. Manteniendo los isquiones enraizados y las caderas niveladas, sujeta el pie izquierdo con la mano izquierda (usa una correa si es necesario), luego lleva ambos brazos por encima de la cabeza para sujetar el pie (o la correa) y suelta la parte

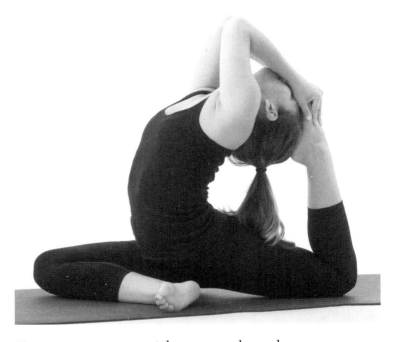

superior de la cabeza en el arco del pie. En esta asana es esencial mantener las caderas niveladas y enraizadas con objeto de proteger la zona lumbar y la rodilla adelantada. En la flexión posterior, rota hacia delante la cadera de la pierna atrasada, girando internamente esa pierna para reducir la presión en el sacro y alinear más fácilmente la pierna y la pelvis. Presiona hacia abajo la rabadilla al tiempo que elevas el pecho y tiras de los codos juntándolos, creando una sensación de elevación de los bordes inferiores de los omóplatos hacia el corazón mientras levantas y expandes el corazón abriéndolo hacia el cielo.

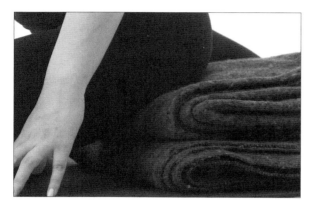

Utiliza apoyos si es necesario para asegurarte de que las caderas están niveladas y uniformes y los isquiones firmemente enraizados, creando así la base para hacer esta asana con un riesgo considerablemente menor para las rodillas y la zona lumbar.

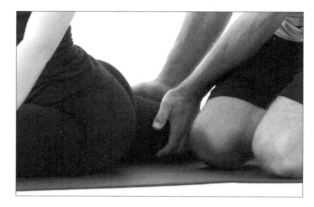

Colócate de rodillas para estas instrucciones. En la posición preparatoria (la pierna atrasada extendida hacia atrás y las puntas de los dedos en el suelo junto a las caderas), utiliza la rotación asiendo el muslo atrasado para guiarlo a su rotación interna.

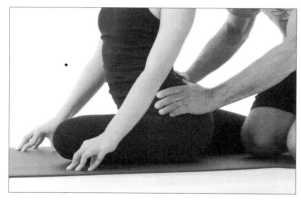

Utiliza las manipulaciones de caderas para guiar a la pelvis a una posición neutral, nivelada y uniforme.

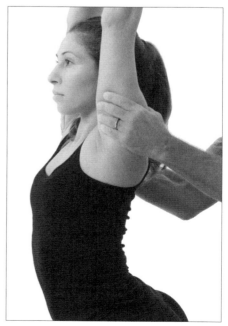

Cuando el estudiante lleva los brazos por encima de la cabeza, utiliza la rotación asiendo la parte superior de los brazos para guiar a su rotación externa y a una mayor flexión.

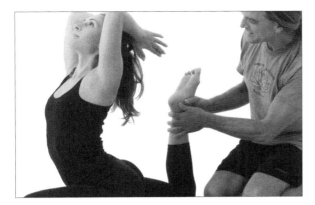

Emplea una mano ligera para ayudar al estudiante a doblar la rodilla atrasada, guiando su pie atrasado hacia sus manos.

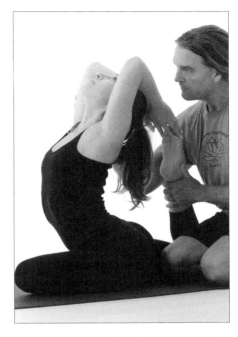

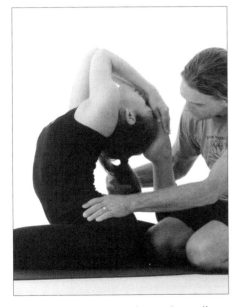

Utiliza las manos ligeras para ayudar al estudiante a llevar ambas manos al pie mientras eleva la curva de la flexión posterior más arriba de la columna y hacia el corazón. No ofrezcas la alternativa habitual de colocar un codo alrededor del pie mientras sujeta las manos por encima de la cabeza, ya que esto produce una torsión en la región lumbar de la columna en medio de una flexión posterior pronunciada, que puede afectar gravemente a la parte inferior de la espalda.

Una vez que el estudiante haya llegado a la compleción de la asana, utiliza las manipulaciones de caderas para renovar la acción de rotación posterior de la pelvis, con la rotación asiendo la parte superior de los brazos para lograr una rotación externa y una flexión mayores y pídele que vuelva a soltar la cabeza en el arco del pie.

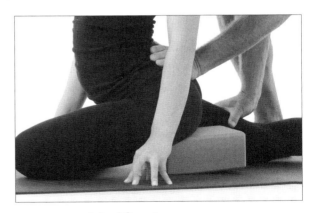

Modificaciones

Con bloques bajo los isquiones, guía a permanecer erguido sobre las puntas de los dedos mientras guías el alineamiento y las acciones en la pierna atrasada y la pelvis.

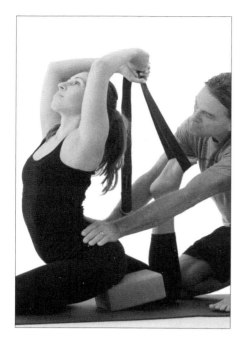

Si el estudiante no puede sujetar el pie con ambas manos, ofrécele una correa para que la utilice desde el pie hasta las manos. Una vez más, no ofrezcas la alternativa habitual de colocar un codo alrededor del pie mientras sujeta las manos por encima de la cabeza, ya que esto produce una torsión en la región lumbar de la columna en medio de una flexión posterior pronunciada, que puede afectar gravemente a la parte inferior de la espalda.

Para profundizar más:

La enseñanza del yoga: página 252
Secuencias de yoga: página 391

Centro de Recursos para la Enseñanza del Yoga:
www.markstephensyoga.com/resources

Supta Virasana (postura del héroe reclinado)

Desde Virasana (postura del héroe), explora por pasos: en primer lugar, coloca las manos a unos cuantos centímetros tras las caderas, eleva las caderas ligeramente para meter hacia dentro la rabadilla y vuelve a sentarte mientras te elevas y expandes a lo ancho del pecho; en segundo lugar, reclínate sobre los codos y repite las acciones del primer paso; por último, reclínate sobre la espalda y repite las acciones del primer paso. Mantén las rodillas presionando contra el suelo, los muslos rotando internamente y la rabadilla metiéndose para dentro. Para lograr más intensidad, lleva una rodilla para dentro hacia el hombro del mismo lado. Prueba a llevar los brazos por encima de la cabeza y abrazar los codos.

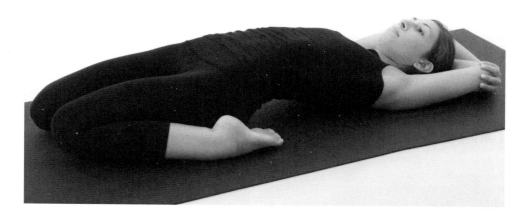

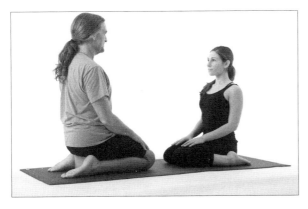

Guía verbalmente y mediante una demostración a llegar a Virasana.

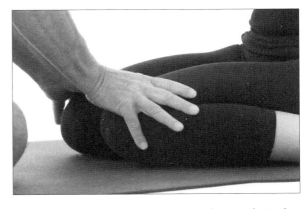

Con las manos ligeras, presiona hacia abajo los muslos por encima de las rodillas para reducir en ellas la presión producida por el tirón de los músculos cuádriceps.

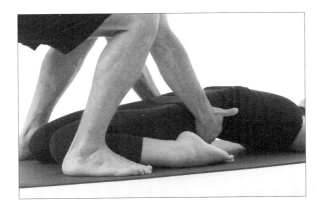

Con las palmas abiertas a lo ancho de la región lumbar y el sacro, presiona el sacro hacia abajo para llevar más espacio a la parte inferior de la espalda.

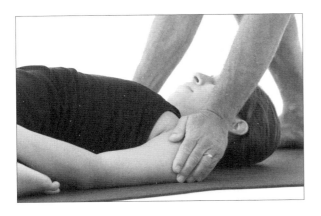

Aplica las manos ligeras a los hombros, presionando suavemente hacia abajo para expandir el centro del corazón.

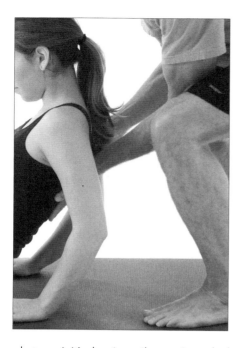

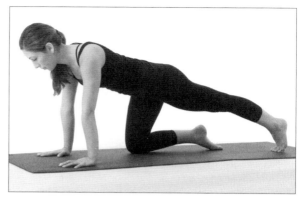

Como la mayoría de los estudiantes experimentará tensión en las rodillas al levantarse, guíales verbalmente y mediante una demostración a ponerse a gatas y a extender una pierna hacia atrás con los dedos de los pies metidos para dentro en el suelo; luego cambia de lado.

Al hacer la transición hacia arriba, guía verbalmente (o ayuda con las manos ligeras), en primer lugar, a tirar de la barbilla hacia el pecho para reducir la presión en el cuello, a continuación a apoyarse en los codos, luego en las manos y a partir de ahí a levantarse completamente. Si a un estudiante le resulta difícil levantarse, asístele colocando las manos bajo su espalda y tirando para arriba de él.

Modificaciones

Al igual que con Virasana, si un estudiante no puede sentarse sobre los isquiones sin sobrecargar de tensión las rodillas o sin hundir la pelvis y la columna, ofrécele un bloque u otro apoyo para que lo coloque justo bajo los isquiones.

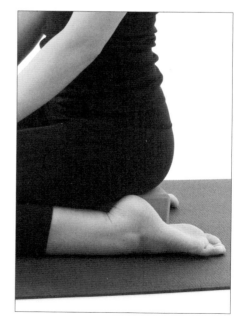

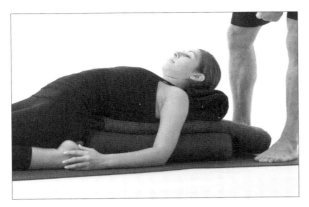

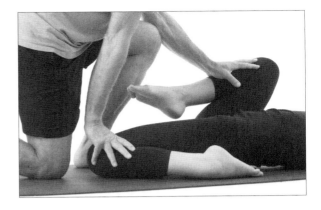

Si las rodillas del estudiante se levantan del suelo, o si se queja de tensión en las rodillas o en la región lumbar, ofrécele la opción de reclinar solo un poco la espalda sobre las manos, o alejándose de estas, sobre los codos. Si lo hace sobre los codos, ofrécele cojines para apoyar la espalda y la cabeza.

Variaciones

Si está completamente reclinado y cómodo y sin embargo no siente un estiramiento significativo en los muslos y en las caderas, guíalo a llevar una rodilla hacia dentro, hacia el hombro del mismo lado. Posa una mano ligera en la rodilla adelantada y presiónala hacia abajo, mientras colocas una mano ligera en la parte superior de la otra espinilla justo bajo la rodilla y la presionas hacia el hombro.

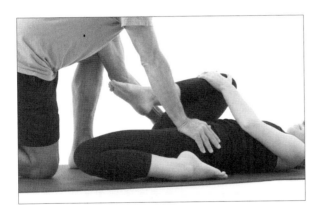

Si el estudiante se encuentra en la posición anterior tirando de una rodilla hacia dentro, utiliza las manipulaciones de cadera para guiar las caderas a igualarse entre sí.

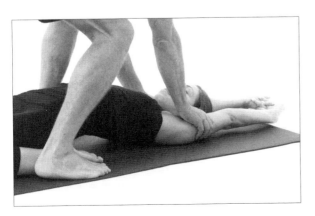

Ofrece varias posiciones de brazos para abrir los hombros, especialmente llevando los brazos por encima de la cabeza hacia el suelo. Aplica las manos ligeras a la parte frontal e inferior de las costillas para guiarlas a meterse hacia dentro; a continuación usa la rotación asiendo la parte superior de los brazos para guiar a su rotación externa.

Para profundizar más:

La enseñanza del yoga: página 249
Secuencias de yoga: página 437

Centro de Recursos para la Enseñanza del Yoga:
www.markstephensyoga.com/resources

Setu Bandha Sarvangasana (postura del puente)

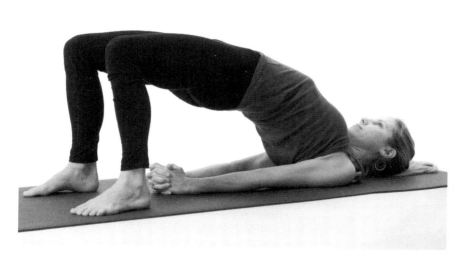

Recostado boca arriba, desliza los pies hacia dentro cerca de las nalgas, separados a la anchura de las caderas y en paralelo. Al terminar la espiración, siente cómo la zona lumbar empuja hacia el suelo y la rabadilla se mete para dentro y hacia arriba. Al inspirar, presiona por los pies (pada bandha fuerte) para levantar las caderas con la sensación de la cara interior de los muslos girando hacia abajo y la rabadilla adelantada para mantener espacio en la zona inferior de la columna. Entrelaza los dedos bajo la espalda y encoge los hombros ligeramente por debajo, solo lo justo para aliviar cualquier presión que puedas sentir en el cuello. Manteniendo pada bandha y la rotación interna de los fémures, presiona hacia abajo más firmemente a través de los pies, para elevar las caderas. Presiona hacia abajo por los hombros, los codos y las muñecas, así como las puntas de los omóplatos para dentro, hacia el corazón, mientras elevas el esternón hacia la barbilla y te expandes ampliamente a todo lo ancho de la parte superior de la espalda y las clavículas. Para salir, levanta los talones, extiende los brazos por encima de la cabeza y, lentamente, ve enrollándote vértebra a vértebra hacia abajo.

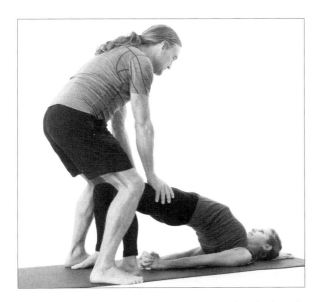

Utiliza la rotación asiendo la zona alrededor de los muslos del estudiante para guiar a su rotación interna y ayudar a alinear las rodillas con las caderas. Prueba a apoyar tus rodillas contra las suyas para perfeccionar el alineamiento de la rodilla.

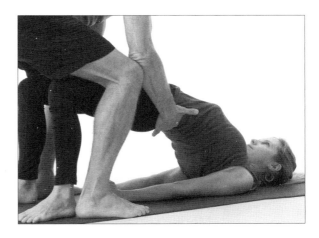

A horcajadas sobre el estudiante, coloca las palmas abiertas o las manos ligeras sobre la región lumbar y el sacro para elevar suavemente la pelvis mientras ejerces una presión moderada para guiar a aplanar ligeramente la pelvis, creando así más espacio en la zona inferior de la espalda.

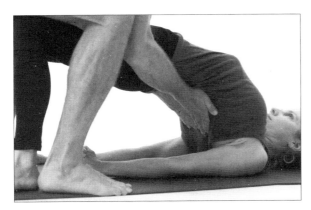

Todavía a horcajadas (y si está lo bastante elevado, presionando las rodillas contra la parte exterior de sus muslos para ayudarle a mantener su alineamiento), desliza las palmas abiertas hasta llegar al extremo de la parte superior de la espalda entre los omóplatos; a continuación, presiona las manos hacia arriba contra sus omóplatos para guiarle a elevar la curva de la flexión posterior en la columna mientras eleva el esternón hacia la barbilla.

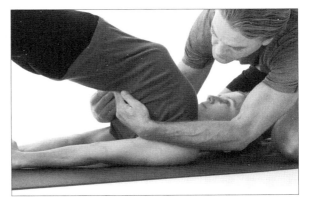

Otro enfoque sería, sentado en la postura de rodillas junto a la cabeza del estudiante, deslizar las manos entre los brazos y la espalda para colocar las palmas abiertas contra los omóplatos y presionar para expandir la flexión posterior hasta la parte superior de la espalda y el centro del corazón. Prueba a apretar los antebrazos al mismo tiempo contra la parte superior de los brazos del estudiante para enraizarlos hacia abajo y acentuar la flexión posterior.

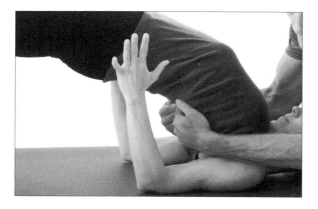

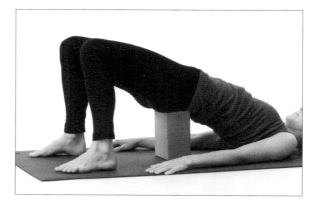

Modificaciones

Si el estudiante no puede entrelazar los dedos bajo la espalda y extender totalmente los brazos con las muñecas y los codos en el suelo, pídele que doble los codos y los enraíce en el suelo con los antebrazos y los dedos apuntando hacia arriba.

Si la asana básica le resulta muy difícil, coloca un bloque bajo el sacro para que tenga una posición con más apoyo.

Para profundizar más:

La enseñanza del yoga: página 249
Secuencias de yoga: página 434

Centro de Recursos para la Enseñanza del Yoga:
www.markstephensyoga.com/resources

Urdhva Dhanurasana (postura del arco hacia arriba o postura de la rueda)

Empieza como para Setu Bandha Sarvangasana, con los pies en paralelo y cerca de las caderas; coloca las palmas sobre el suelo junto a los hombros y alineados con ellos. Rota externamente los hombros para colocar los codos apuntando directamente hacia arriba; si no puedes hacer esto, prueba a separar un poco más las manos y a girar las puntas de los dedos ligeramente hacia fuera para facilitar la rotación externa, creando la sensación de deslizar las palmas hacia atrás para enraizar los omóplatos contra el área posterior de las costillas. Con una inspiración, presiona sobre la parte superior de la cabeza con las caderas alzadas del suelo y reafirmando la posición de los codos y los hombros. Con una inspiración, presiona los brazos, enderezándolos. Mantén pada bandha, las piernas activas y la rotación interna de los fémures y alarga la rabadilla hacia las rodillas. Presiona uniformemente hacia abajo a través de las manos, rotando externamente los brazos de forma vigorosa y expandiendo a lo ancho la parte superior de la espalda y el pecho. Con el tiempo, profundiza la asana llevando las manos hacia los pies. Si las muñecas están en tensión o los codos ligeramente doblados, prueba a colocar las manos sobre bloques fijados contra la pared en un ángulo de cuarenta y cinco grados.

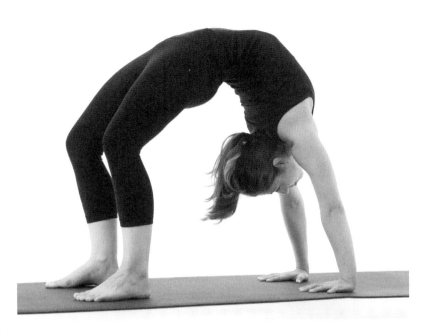

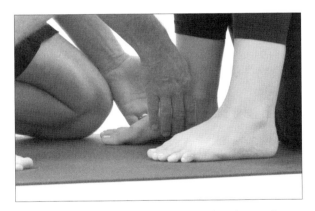

Utiliza las manos ligeras para ayudar al estudiante a colocar los pies y las manos y golpecitos de dedos para guiar a pada bandha.

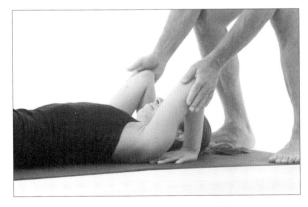

Utiliza las manos ligeras para guiar al alineamiento de las rodillas con las caderas y los codos con los hombros (ambos tienden a abrirse hacia fuera).

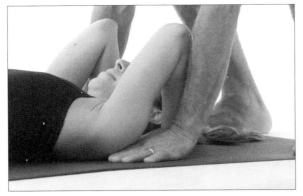

Con las manos ligeras sobre las del estudiante, gira tus manos hacia fuera y tira de ellas ligeramente hacia atrás para sugerirle a él las mismas acciones energéticas, ayudando así a mantener el alineamiento de los codos y a enraizar los omóplatos contra la zona posterior de las costillas mientras pasas a la siguiente fase.

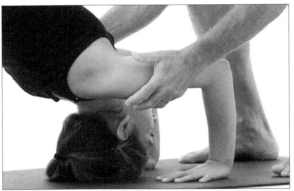

Tras pedirle al estudiante que presione sobre la parte superior de la cabeza, utiliza la rotación asiendo la parte superior de los brazos para ayudar a su rotación externa mientras él presiona los brazos enderezándolos. Repite esta instrucción una vez que los brazos estén rectos. Nunca tires de los hombros hacia ti, y ten absolutamente claro que estás rotando externamente y por tanto estabilizando los hombros, ya que rotarlos en sentido contrario o tirar de ellos puede dislocarlos.

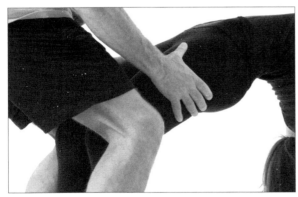

Con tus rodillas rozando levemente la parte exterior de las rodillas del estudiante, presiona ligeramente para ayudarle a alinearlas con las caderas mientras utilizas la rotación asiendo los muslos para guiar a su rotación interna.

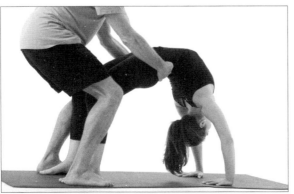

Coloca las manos ligeras sobre la zona lumbar y el sacro del estudiante elevando suavemente la pelvis mientras empleas una presión moderada para guiar a que la pelvis se meta ligeramente para dentro, creando así más espacio en la zona inferior de la espalda. Pídele que presione las piernas enderezándolas más y oponiendo a la presión resultante contra tus manos la misma resistencia.

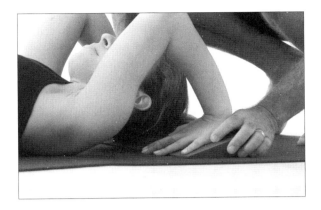

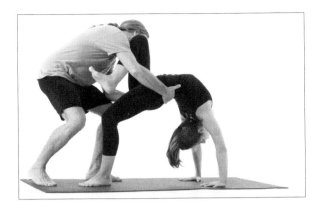

Modificación

Si el estudiante no puede extender completamente los codos, aconséjale que descienda y permanezca con Setu Bandha Sarvangasana y Dhanurasana hasta que los hombros y los brazos se abran, o prueba a colocar cojines o cuñas bajo las manos.

Variación

Si el estudiante está estable y cómodo, pídele que levante gradualmente un pie del suelo, a continuación, que eleve esa rodilla y, finalmente, que extienda una pierna recta y hacia arriba en la variación de Eka Pada. Utiliza las manipulaciones de cadera o las manos ligeras en la parte posterior de la pelvis para añadir estabilidad.

Para profundizar más:

La enseñanza del yoga: página 250
Secuencias de yoga: página 443

Centro de Recursos para la Enseñanza del Yoga:
www.markstephensyoga.com/resources

Viparita Dandasana (postura del palo invertido)

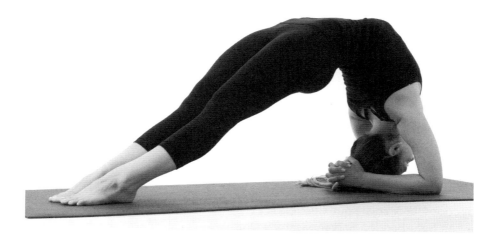

Empieza con la fase preparatoria de Urdhva Dhanurasana, donde la coronilla está sobre el suelo; lleva los codos al suelo, separados a la distancia de los hombros, y entrelaza los dedos alrededor de la cabeza como en Sirsasana I (el pino sobre la cabeza I). Presionando firmemente hacia abajo a través de los antebrazos, levanta la cabeza del suelo, extiende las piernas rectas, junta los pies y absorbe energía desde abajo a través de las piernas y los pies. Enraizando a través de los antebrazos y los pies, rota los muslos internamente y, con fuerza, presiona la rabadilla hacia los talones y expándete a lo ancho del pecho.

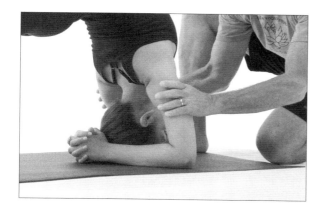

Una vez que el estudiante coloca los codos en el suelo, usa la rotación asiendo la parte superior de los brazos para guiar a su rotación externa mientras le pides que se enraíce más firmemente a través de los antebrazos, creando así más espacio bajo la cabeza.

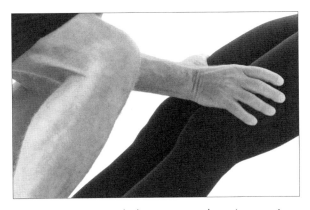

Pídele que extienda lentamente las piernas, junte los pies, enraíce los metatarsos y rote internamente los muslos mientras mantienes las piernas totalmente extendidas y en tensión. Usa la rotación asiendo la parte media de los muslos para guiar a su rotación interna.

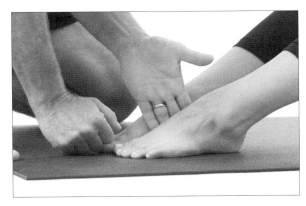

Utiliza los dedos de los pies o las manos ligeras para resaltar el enraizamiento de los metatarsos y golpecitos de dedos para resaltar pada bandha.

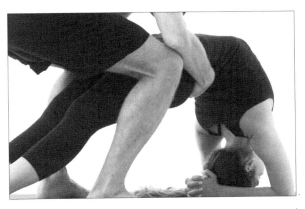

Aplica las palmas abiertas a la región lumbar y el sacro del estudiante, dirigiendo la presión hacia los talones para crear más espacio en la parte inferior de la espalda.

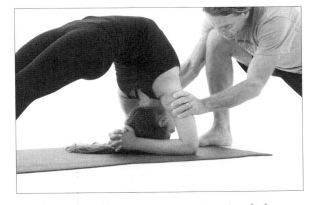

Usa las manos ligeras para seguir guiando los codos a permanecer alineados bajo los hombros y utiliza la rotación asiendo la parte superior de los brazos para renovar la rotación externa de estos.

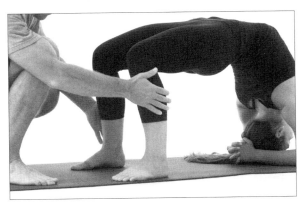

Modificación

Como preparación para la expresión más completa de esta asana, guía a mantener las rodillas dobladas y alineadas por encima de los talones, separadas a la anchura de las caderas.

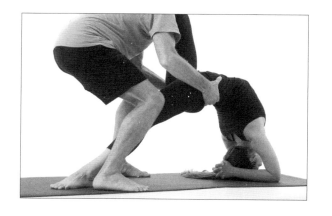

Variación

Si el estudiante está estable y cómodo, pídele que levante gradualmente un pie del suelo, a continuación, que levante esa rodilla y, finalmente, que extienda una pierna recta hacia arriba en la variación Eka Pada. Usa las manipulaciones de cadera o las manos ligeras en la parte posterior de la pelvis para añadir estabilidad.

Para profundizar más:

La enseñanza del yoga: página 251

Secuencias de yoga: página 456

Centro de Recursos para la Enseñanza del Yoga:
www.markstephensyoga.com/resources

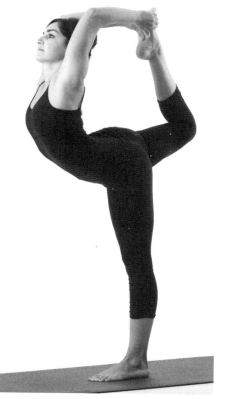

Natarajasana (postura del rey bailarín)

Desde Tadasana (postura de la montaña), flexiona la rodilla derecha para llevar el pie derecho arriba, hacia la cadera derecha. Sujetando este con la mano derecha, rota el codo derecho hacia dentro y hacia arriba mientras desde la cadera extiendes la pierna derecha hacia atrás y hacia arriba. Alza el brazo izquierdo por encima de la cabeza, dobla el codo izquierdo y sujeta el pie derecho. Mantén pada bandha en el pie apoyado para ayudar a estabilizar el pie y la articulación del tobillo. Mantén la pierna apoyada recta y fuerte mientras prestas atención a la tendencia a cerrar la rodilla de esa pierna. Intenta mantener la pelvis nivelada para crear una base simétrica para la extensión total de la columna. Presionando la rabadilla hacia atrás y hacia abajo, expande el pecho y presiona las puntas inferiores de los omóplatos hacia delante y hacia arriba para abrir el centro del corazón. Si la coronilla está estable y cómoda, déjala caer hacia el arco del pie y tira de los codos juntándolos. ¡Respira!

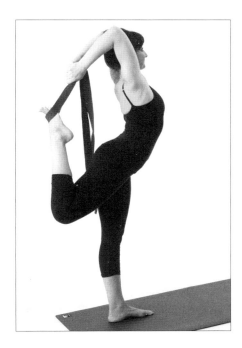

Reflejando al estudiante en Tadasana, guía verbalmente y mediante una demostración a colocar una correa abierta alrededor del metatarso, a continuación dobla esa rodilla para tirar del talón hacia la cadera mientras sujetas la correa por encima de la cabeza con ambas manos.

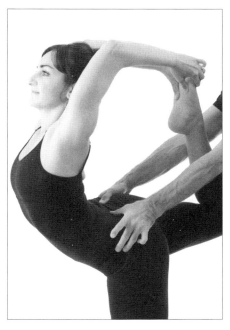

En la postura de la montaña detrás del estudiante, utiliza las manipulaciones de cadera simultáneamente para ayudarle con el equilibrio y guiar las caderas a permanecer niveladas mientras usas la rotación asiendo el cuerpo para guiar a la rotación anterior de la pelvis.

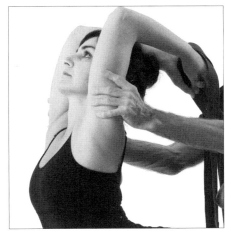

Utiliza la rotación asiendo la parte superior de los brazos para guiar a su rotación externa y a su flexión; usa también este contacto para sugerir elevar el esternón en lugar de plegar el torso hacia delante mientras el estudiante baja las manos por la correa para intentar agarrar el pie.

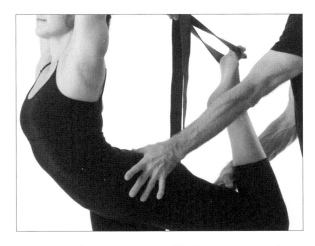

Usa una palma abierta en el lado externo de la cadera alzada para ayudar a la estabilidad mientras utilizas la otra mano para guiar a la rotación interna de la pierna alzada.

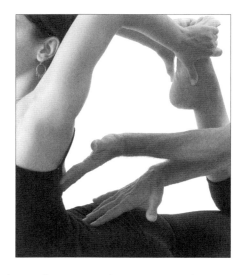

Si el estudiante puede agarrarse el pie con las manos, emplea las manipulaciones de cadera para volver a nivelar las caderas; luego en la parte media de la columna usa una mano ligera hacia arriba para guiar a alzar el pecho, elevando así la curva de la columna.

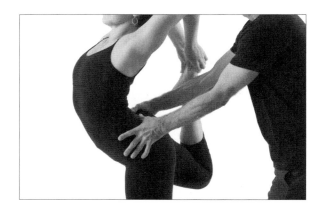

Permanece de pie ligeramente hacia un lado del estudiante mientras este hace la transición para salir de la asana y usa las manos ligeras o las manipulaciones de cadera para ayudarle a volver a ponerse de pie sobre las dos piernas.

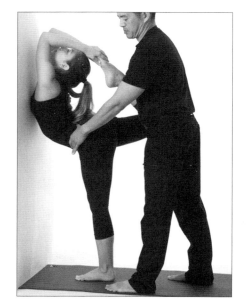

Modificación

Prueba a practicar junto a una pared para añadir estabilidad. Trata de mantener el pecho contra la pared para ayudar a elevarlo en lugar de dejarlo caer hacia el suelo.

Para profundizar más:

La enseñanza del yoga: página 253
Secuencias de yoga: página 408

Centro de Recursos para la Enseñanza del Yoga:
www.markstephensyoga.com/resources

Matsyasana (postura del pez)

Desde Pindasana (postura del embrión), suelta lentamente la columna hacia el suelo, agarrando los pies y tirando de ellos para hacer palanca, elevando el pecho y dejando que la coronilla toque el suelo. O, desde Padmasana (postura del loto), reclínate sobre los codos, agarra los pies y tira de ellos; a continuación deja caer la cabeza al suelo al tiempo que elevas el pecho hacia el cielo. Presiona las rodillas hacia el suelo mientras tiras de los pies para lograr un arco más pronunciado en la columna. Haz la transición directamente a Uttana Padasana (postura de la pierna extendida).

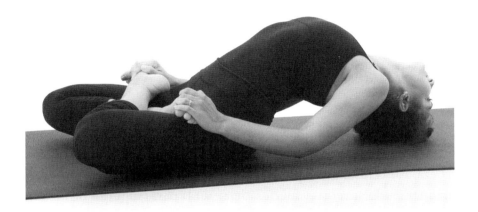

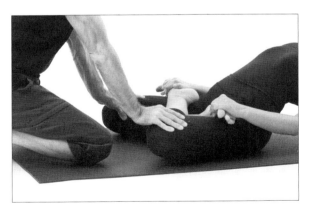

Usa las manos ligeras para presionar las rodillas hacia el suelo. Aprieta también alrededor del lado interno de las rodillas para empujar el muslo hacia la pantorrilla, reduciendo así la presión en ellas.

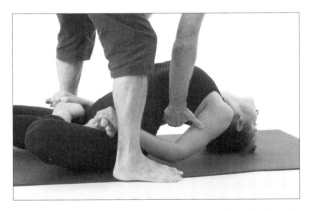

De pie con las piernas abiertas a ambos lados de las del estudiante en la postura del caballo, coloca tus manos bajo los omóplatos para guiarlo a elevar el corazón hacia el cielo.

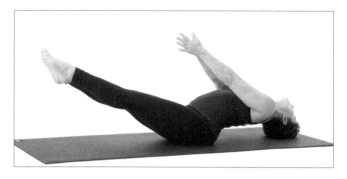

Variación

Pídele que haga la transición directamente a Uttana Padasana.

Para profundizar más:

La enseñanza del yoga: página 255
Secuencias de yoga: página 407

Centro de Recursos para la
Enseñanza del Yoga:
www.markstephensyoga.com/resources

Uttana Padasana (postura de la pierna extendida o postura del pez volador)

Acostado boca arriba, propúlsate con los codos, con las puntas de los dedos in-
troducidas ligeramente bajo las nalgas, presionando hacia abajo a través de los codos
para empujar el pecho hacia arriba. Presta mucha atención al cuello al dejar caer hacia
atrás la cabeza. Para la asana completa, levanta las piernas a unos treinta centímetros del
cuerpo, manteniéndolas rectas y fuertes; deja caer la parte superior de la cabeza al suelo
y junta las palmas sobre las piernas en el mismo ángulo que estas. Rota internamente
los muslos, presiona la rabadilla hacia los talones, tira hacia arriba de las puntas de los
omóplatos metiéndolos en el pecho, manda energía hacia fuera a través de los brazos y
las puntas de los dedos y mantén la mirada en la punta de la nariz.

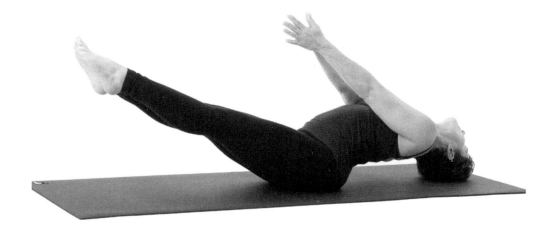

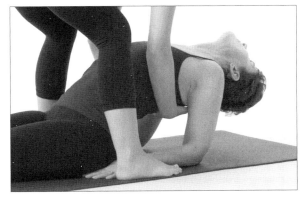

En la preparación para la asana, pídele al estudiante que deslice las manos bajo las caderas mientras enraíza los codos hacia abajo y eleva el pecho, probando a continuación a dejar caer la cabeza hacia atrás. Con las piernas a ambos lados de las caderas, presiónale los omóplatos con las palmas abiertas para acentuar la expansión de la apertura del corazón a lo ancho del pecho.

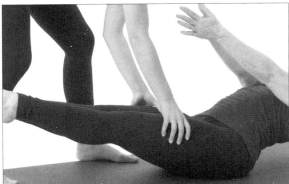

Si no hay problema con el cuello y la región lumbar del estudiante, deja que su cabeza cuelgue hasta el suelo mientras le pides que eleve las piernas del suelo. Dando un paso hacia atrás, usa las manos ligeras y plantéate utilizar la rotación asiendo los muslos para guiar a su rotación interna mientras le pides que irradie intensamente hacia el exterior y hacia abajo a través de las piernas y los pies.

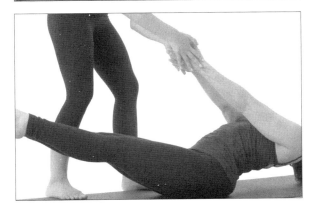

Guía al estudiante a juntar las palmas con los brazos rectos extendidos hacia el frente y hacia arriba y en el mismo ángulo que las piernas. Usa las manos ligeras para resaltar juntar las palmas firmemente y pídele que presione continuamente la zona superior de la columna metiéndola hacia el centro del corazón mientras prestas mucha atención al cuello y a la región lumbar.

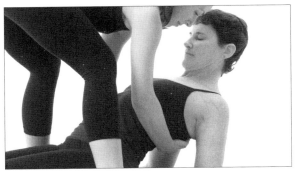

Modificación

Permanece en la posición de preparación y ofrece la opción de meter la barbilla para dentro hacia el pecho para impedir que el cuello se extienda excesivamente.

Para profundizar más:

La enseñanza del yoga: página 255

Secuencias de yoga: página 450

Centro de Recursos para la Enseñanza del Yoga:

www.markstephensyoga.com/resources

Capítulo 8

Torsiones sentadas y supinas

Las torsiones penetran agradablemente en el torso, estimulando y tonificando los órganos internos, especialmente los riñones y el hígado, mientras crean flexibilidad y libertad en la columna y abren el pecho, los hombros, el cuello y las caderas. Las torsiones supinas activas, como Jathara Parivartanasana (postura de la torsión invertida), fortalecen los músculos oblicuos abdominales, un grupo importante de músculos en muchas asanas que implican un movimiento rotatorio, como Parsvakonasana (postura del ángulo lateral) y Astavakrasana (postura de ocho ángulos).

Hacer torsiones habitualmente ayuda a mantener la longitud y resiliencia normal de los tejidos suaves de la columna y la salud de los discos vertebrales y la articulación facetaria de la columna, restaurando la amplitud natural de movimiento de esta. Es una paradoja de una belleza poética que cuanto más torcemos nuestro cuerpo enroscándonos al máximo, con más facilidad soltamos la tensión física y emocional que acumula. Además de liberar la tensión, las torsiones tienden a llevar al cuerpo-mente a un estado más neutral y sátvico. Por tanto, normalmente ni calientan ni enfrían el cuerpo, sino ambas cosas: calientan si viene de un estado relativamente frío y enfrían si viene de un estado relativamente caliente. Estas cualidades nos permiten colocar las torsiones en varios lugares en cualquier secuencia.

Presenta las torsiones gradualmente a lo largo de la parte de calentamiento de la práctica así como en la senda hacia la cumbre, como un medio de reducir la tensión que puede surgir al hacer asanas de otras familias de asanas. Por regla general, la acción dinámica de torsión de Jathara Parivartanasana es de calentamiento y puede hacerse en cualquier momento de la práctica como una manera de aliviar la tensión y mantener el calor en el cuerpo. Relajar las capas exteriores grandes de los músculos del tronco con flexiones anteriores, posteriores y laterales permite una rotación más fácil y más completa al nivel profundo de los pequeños músculos de la columna.

Las torsiones, como asanas neutralizadoras, son excelentes para calmar la ansiedad y aliviar la apatía. Además, estimulan suavemente el sistema nervioso y reavivan la energía tras unas secuencias profundamente relajantes de flexiones anteriores y abridores de cadera. Las torsiones, junto a las asanas preparatorias de calentamiento de otras familias de asanas, son una preparación excelente para las flexiones anteriores y unas magníficas asanas neutralizadoras iniciales (también calmantes) para realizar tras las flexiones posteriores. En particular son excelentes para neutralizar la columna tras flexiones posteriores y anteriores profundas, y pueden explorarse creativamente en varias asanas sin torsión como Utkatasana (postura de la silla), Virasana (postura del héroe), Gomukhasana (postura de la cara de vaca) pero sin el elemento del brazo ni la flexión anterior, Ardha Prasarita Padottanasana (flexión anterior con la pierna medio extendida) y Utthita Hasta Padangusthasana (postura de la mano extendida hasta el pulgar).

Las torsiones realizadas suavemente son refrescantes y deberían explorarse de esa manera como parte de la senda integradora hacia Savasana (postura del cadáver). Sin embargo, antes de llegar a Savasana, realiza tras cada torsión una flexión anterior simétrica como Paschimottanasana (postura de flexión anterior sentada o de estiramiento hacia el oeste) para aliviar aún más la tensión de la columna y cualquier sensación de desequilibrio que pueda haber surgido al hacer la torsión de un lado y luego del otro. Practica siempre cada torsión uniformemente en cada lado, promoviendo el equilibrio.

Ardha Matsyendrasana (media postura del señor de los peces)

Desde Dandasana (postura del palo), desliza los pies hacia dentro a medio camino y tira del talón derecho hacia atrás y abajo, hacia el lado exterior de la cadera izquierda; luego coloca el pie izquierdo sobre el suelo justo en la parte exterior de la rodilla derecha. Sujeta la rodilla con ambas manos para hacer palanca en la rotación anterior de la pelvis y alargar la columna mientras presionas hacia abajo a través de los isquiones y el pie izquierdo. Estira el brazo derecho hacia arriba para alargarte a través de la columna y del hombro y a continuación rota la parte media del torso a la izquierda, sujetando la rodilla izquierda y llevando el codo o el hombro derechos al otro lado de la rodilla izquierda para hacer palanca en la torsión, o bien estirando el brazo derecho a lo largo de la parte externa inferior de la pierna izquierda y su-

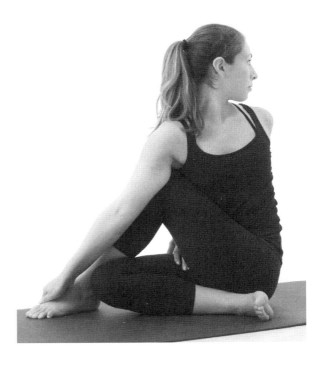

jetando la parte interior del pie izquierdo. Mantén los isquiones enraizados y presiona el pie derecho hacia abajo como si estuvieras intentando ponerte de pie sobre él. Con cada inspiración, ve saliendo ligeramente de la torsión para alargar más fácilmente la columna, aumentando la torsión con cada espiración. Mantén los omóplatos tirando hacia abajo por la espalda, el centro del corazón amplio y la respiración estable. Mira a la izquierda. Los estudiantes avanzados pueden hacer la transición de salida a través de Eka Pada Koundinyasana B (postura del sabio Koundinya sobre una pierna B) hasta Chaturanga Dandasana (postura del palo de cuatro miembros).

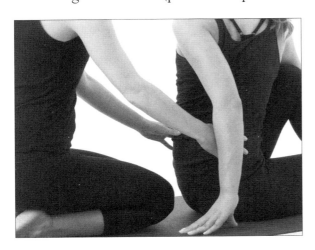

Sentado de rodillas o en la postura del lazo, utiliza las manipulaciones de cadera con la rotación asiendo el cuerpo para resaltar la importancia de mantener las caderas niveladas incluso mientras el estudiante se está enraizando hacia abajo a través de los isquiones y rotando la pelvis hasta llevarla a la neutralidad.

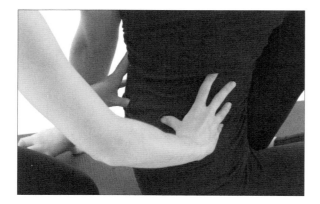

Usa la extensión de dedos entre la parte superior de la pelvis y el área inferior de las costillas para guiar el alargamiento hacia arriba a través de la región lumbar y el torso.

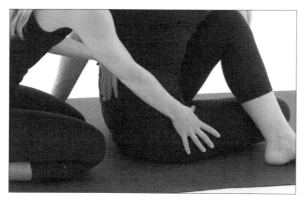

Para perfeccionar aún más, vuelve a la base de la postura y usa la rotación asiendo la parte superior del muslo abducido (inferior) para guiar a su rotación externa. Prueba a usar la rotación opuesta para esta misma instrucción, con el dedo guiando la rotación externa mientras el pulgar vuelve a resaltar la importancia de mantener la pelvis en una posición neutral deslizándose hacia arriba por el área exterior del sacro.

Modificaciones

Si el estudiante no puede sentarse nivelado sobre los isquiones (sin desplomarse) o siente presión en las rodillas, ofrécele un bloque u otro apoyo para que lo coloque bajo los isquiones.

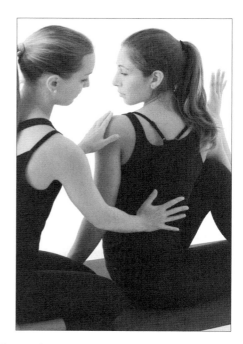

Usa las palmas abiertas para fomentar la torsión: coloca una palma justo bajo la zona inferior y posterior de las costillas, en el lado hacia el que el estudiante está haciendo la torsión y la otra palma en la parte superior frontal del hombro opuesto. Cuando inspire, usa la mano inferior para fomentar la elevación de la caja torácica; cuando espire, usa ambas manos para ayudar a la torsión.

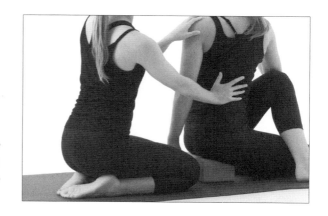

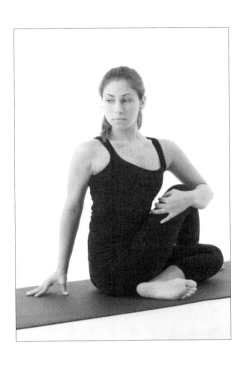

Si el estudiante no puede rotar el cuerpo lo suficiente como para llevar el codo sobre la rodilla, pídele que en lugar de eso se sujete la pierna con la mano alrededor de la rodilla.

Para profundizar más:

La enseñanza del yoga: página 258
Secuencias de yoga: página 376

Centro de Recursos para la Enseñanza del Yoga:
www.markstephensyoga.com/resources

Marichyasana C (postura del sabio Marichi C)

Desde Dandasana, lleva el talón derecho al isquion derecho con la rodilla levantada. Coloca la mano derecha sobre el suelo junto a la cadera derecha, estírate por la columna y el hombro y el brazo izquierdos; luego rota el torso a la derecha mientras llevas el codo izquierdo desde el hombro hasta el otro lado de la rodilla derecha, presionando contra la rodilla para hacer palanca en la torsión. Con más flexibilidad, extiende el brazo izquierdo alrededor del muslo y la pantorrilla derechos para sujetar la muñeca derecha tras la espalda. Enraízate por los esquiones y extiéndete por la pierna izquierda fuertemente tensada. Con cada inspiración, ve saliendo ligeramente de la torsión para alargar con más facilidad la columna; con cada espiración,

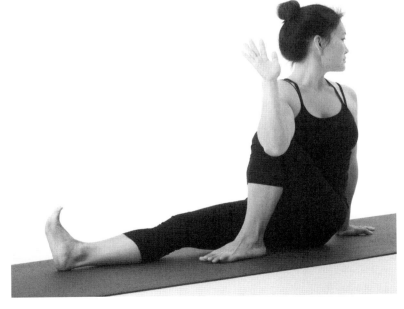

aumenta la torsión. Mantén los omóplatos tirando hacia abajo por la espalda, el centro del corazón amplio y la respiración estable. Mira a la izquierda. Los estudiantes avanzados pueden hacer la transición hacia fuera por Eka Pada Bakasana (postura de la grulla con una pierna) hasta Chaturanga Dandasana.

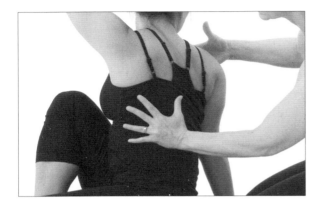

Una vez que el talón derecho se lleva hacia dentro desde Dandasana, guía verbalmente y mediante una demostración a sujetarlo con ambas manos para hacer palanca en la rotación de la columna llevándola a la posición neutral y logrando una mayor extensión por la columna hacia arriba y a lo ancho del pecho; a continuación coloca la mano derecha en el suelo junto a la cadera derecha mientras alargas el brazo izquierdo recto hacia arriba. Con palmas abiertas a ambos lados de la zona posterior y lateral de las costillas, sigue fomentando el alargamiento del lado izquierdo para ayudar a la acción inicial de torsión mientras el estudiante lleva el codo o el hombro izquierdos al otro lado de la rodilla derecha.

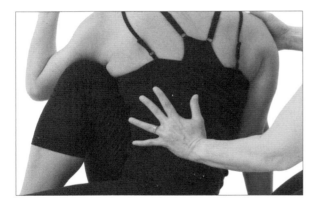

Desliza una palma abierta hacia arriba a lo largo del lado izquierdo posterior del torso para ayudar a un mayor alargamiento con la inspiración.

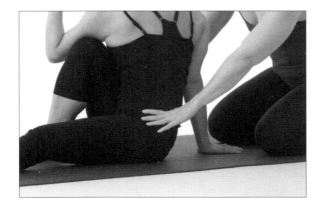

Sentado en la postura de rodillas, utiliza las manipulaciones de caderas con rotación asiendo las caderas para resaltar que se mantengan niveladas incluso mientras se enraízan hacia abajo a través de los isquiones y la pelvis permanece en su posición neutral.

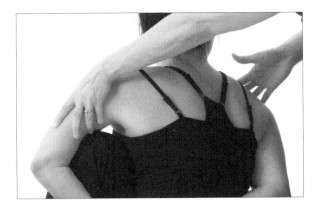

Usa la rotación asiendo la parte superior del brazo izquierdo del estudiante para ayudarle a su rotación interna mientras prueba a llevar el brazo alrededor del muslo y el tobillo al tiempo que pasa el otro brazo por detrás de la espalda para sujetar la muñeca.

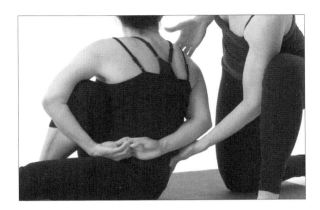

Prestando atención a la tendencia a hundir la columna en un esfuerzo por envolver o abrazar, guíalo verbalmente a que retroceda a una posición más accesible o utiliza las palmas abiertas para guiar la torsión: coloca una palma justo bajo la parte inferior y posterior de las costillas en el lado hacia el que el estudiante está rotando y la otra en la parte superior frontal del hombro contrario. Con su inspiración, utiliza la mano inferior para ayudar a elevar la caja torácica; con la espiración emplea ambas manos para ayudar a la torsión.

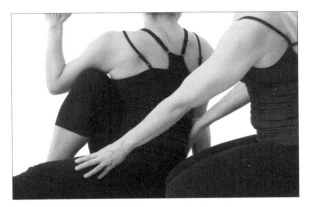

Pídele que siga enraizando los isquiones y una corriente fuerte de energía hacia fuera a través de la pierna extendida mientras mantienes ese pie flexionado y ese muslo rotando internamente hacia los pies, la rodilla y los dedos de los pies apuntando hacia arriba. Utiliza las manos ligeras para guiar estas cualidades de alineamiento y de acción energética.

Modificaciones

Si el estudiante no puede sentarse nivelado sobre los isquiones (sin desplomarse) o siente presión en las rodillas, ofrécele un bloque u otro apoyo para que lo coloque bajo los isquiones.

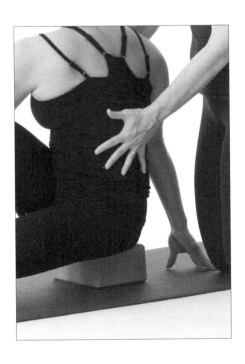

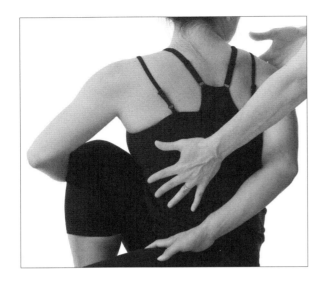

Si no puede rotar el cuerpo lo suficiente como para llevar el hombro al otro lado de la rodilla, en lugar de esto guíalo a llevar el codo al otro lado de la rodilla o a sujetarla con la mano, manteniendo la otra mano en el suelo para ayudar al alargamiento de la columna o a intentar llevar ese brazo alrededor de la espalda para sujetar el lado interno del muslo.

Para profundizar más:

La enseñanza del yoga: página 259

Secuencias de yoga: página 406

Centro de Recursos para la Enseñanza del Yoga:

www.markstephensyoga.com/resources

Parivrtta Janu Sirsasana (postura invertida de la cabeza a la rodilla)

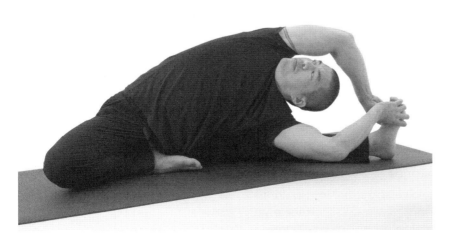

Desde Dandasana, extiende la pierna derecha como para Upavista Konasana (postura de flexión anterior sentada en ángulo amplio) y lleva el talón izquierdo hacia dentro como para Baddha Konasana (postura del ángulo con ayuda). Enraíza los isquiones, siéntate erguido, afirma el muslo derecho, realiza la torsión hacia la izquierda e inclínate a la derecha, moviéndote en etapas: primero, el codo derecho a la rodilla derecha, el brazo izquierdo abajo hacia la cadera izquierda en rotación externa, luego alza el brazo izquierdo por encima de la cabeza; segundo, el codo o el hombro derechos, a la rodilla derecha o al suelo, rotando aún el torso para abrirlo mientras elevas el brazo izquierdo sobre la cabeza para agarrar el pie derecho. Si sientes molestias en el cuello al mirar hacia arriba, deja colgar la cabeza hacia abajo o crea un apoyo para ella con la mano derecha. Céntrate en alargar la columna mientras estás en flexión lateral. Haz un estiramiento lateral, no una flexión anterior. Si es fácil agarrar el pie derecho con ambas manos, usa la derecha para presionar el muslo izquierdo hacia fuera y hacia abajo, profundizando el estiramiento.

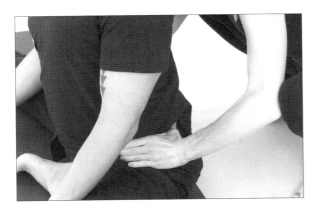

Usa las manipulaciones de cadera con rotación asiendo el cuerpo para guiar a la neutralidad pélvica; si es necesario, coloca apoyos bajo los isquiones para facilitar la rotación anterior de la pelvis.

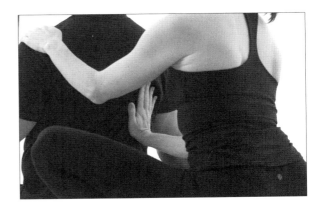

Ayúdale a hacer la torsión a la izquierda con las palmas abiertas, la palma derecha sobre la parte inferior y posterior de las costillas para guiar a la elevación (al inspirar) y a rotar (al espirar), y la mano izquierda sobre el hombro izquierdo para ayudar aún más a la torsión.

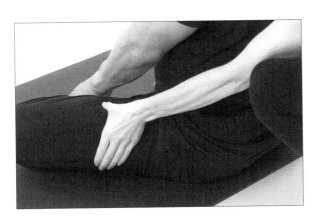

Aplica la rotación asiendo la parte superior del muslo izquierdo o coloca una rodilla allí para dar la misma instrucción (enraizar y rotar externamente).

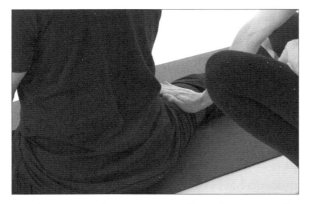

Usa las manos ligeras para aclarar la tensión firme de los cuádriceps de la pierna derecha y para guiar a la rodilla y los dedos de los pies de esa pierna a apuntar directamente hacia arriba (el tobillo en una dorsiflexión intensa).

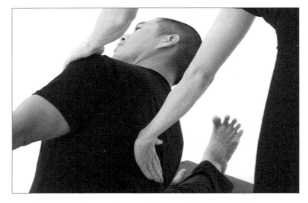

Vuelve a aplicar las palmas abiertas, ahora con ambas manos, a lo largo de los lados del torso para guiar su alargamiento y rotación ligera cuando el estudiante inclina el torso sobre la pierna derecha extendida.

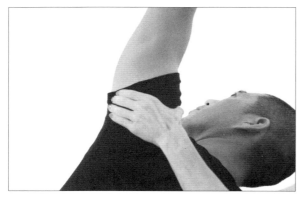

Utiliza la rotación asiendo la parte superior del brazo izquierdo para guiar a su rotación externa; luego vuelve a colocar las palmas abiertas a ambos lados del torso para renovar su rotación y alargamiento.

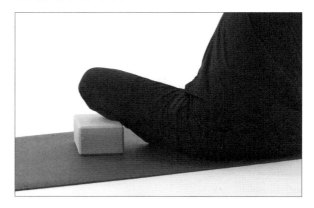

Modificaciones

Si hay tensión en la rodilla o la cadera izquierda, o en la cara interior del muslo izquierdo, coloca un bloque bajo la rodilla.

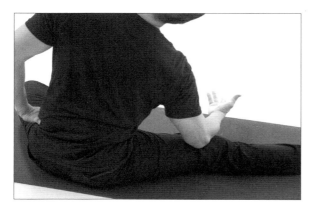

Si no puedes impedir que la columna del estudiante se arquee exageradamente en flexión lateral, aconséjale que se centre en sentarse erguido, realizando la torsión a la izquierda e inclinándose solo un poco a la derecha.

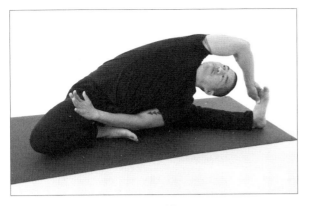

Variación

Si al estudiante le resulta fácil agarrar el pie derecho con ambas manos, guíale a colocar la mano derecha sobre la parte superior del muslo izquierdo y a presionarla hacia fuera (en rotación externa).

Para profundizar más:

La enseñanza del yoga: página 262
Secuencias de yoga: página 415

Centro de Recursos para la
Enseñanza del Yoga:
www.markstephensyoga.com/resources

Swastikasana (postura de la paz)

Desde Dandasana, guía verbalmente y mediante una demostración a deslizar los pies hacia dentro a medio camino hacia las caderas y separados entre sí unos sesenta centímetros; a continuación, deja caer ambas rodillas a la derecha, colocando los muslos, la parte inferior de las piernas y los pies para crear una serie de ángulos rectos antes de rodar sobre la cadera derecha y llevar las manos al suelo a la derecha. Desde aquí, guía a los estudiantes a rotar aún más hacia la derecha y a dejar caer gradualmente el pecho en el suelo.

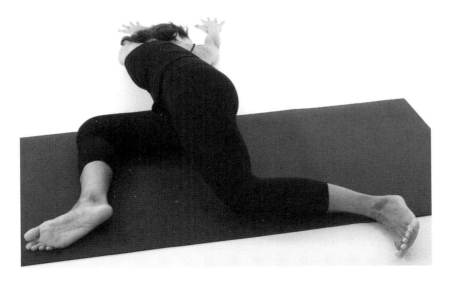

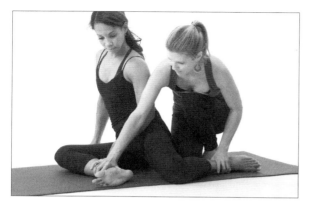

Usa las manos ligeras para ayudar a mantener la posición de las piernas del estudiante en una serie de ángulos rectos (en los tobillos, las rodillas y las caderas).

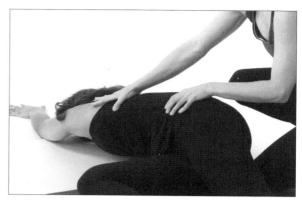

Coloca una mano ligera en lo alto de la cadera superior y sobre el omóplato del mismo lado; a continuación, presiona las manos separándolas entre sí para alargar el torso y profundizar ligeramente la torsión.

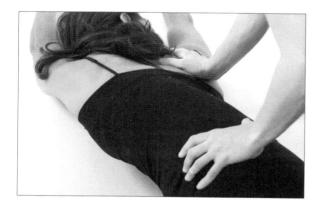

Manteniendo una mano ligera sobre la cadera superior, coloca la otra mano en el omóplato del hombro opuesto, y a continuación, presiona las manos separándolas entre sí para profundizar aún más la torsión.

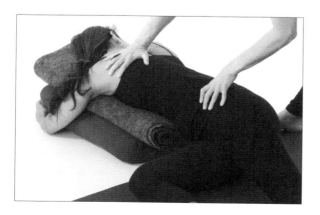

Modificaciones

Coloca un cojín grande bajo el torso para reducir la posible tensión en la región lumbar y para crear una posición más descansada.

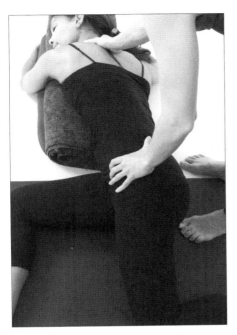

Gira la cabeza en la misma dirección a la que apuntan las rodillas para reducir la posible tensión en el cuello.

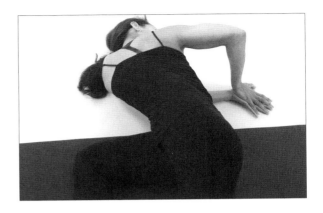

Variación

Desliza el brazo inferior más hacia el otro lado y prueba a crear una torsión con las palmas juntas como para oración y los codos separados entre sí.

Para profundizar más:

La enseñanza del yoga: páginas 257-258

Secuencias de yoga: página 227

Centro de Recursos para la Enseñanza del Yoga:

www.markstephensyoga.com/resources

Bharadvajrasana A (postura del sabio Bharadvajr A o postura sencilla del lazo A)

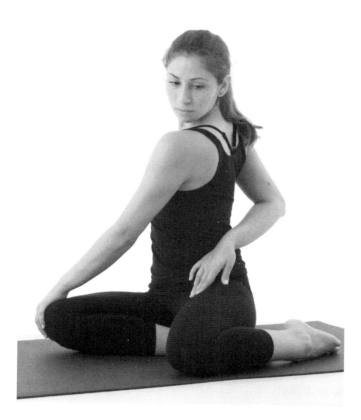

Desde Dandasana, inclinándote a la izquierda, dobla ambas rodillas para llevar ambos talones hacia atrás a la derecha, manteniendo el tobillo izquierdo bajo el muslo derecho. Torciendo hacia la izquierda, extiende la mano izquierda tras la espalda y sujeta un trozo de tela, la cara interna del muslo derecho o el pie en loto mientras sujetas la rodilla izquierda con la mano derecha. Enraizando los isquiones, alarga la columna con cada inspiración, tomándote las manos para hacer palanca en la torsión con cada espiración. Crea una sensación de tirar hacia dentro de la parte superior de la columna hacia el centro del corazón, extendiendo los omóplatos hacia abajo y expandiendo las clavículas. Mientras tuerces el torso a la izquierda, gira la cabeza a la derecha, tirando ligeramente para abajo de la barbilla hacia el hombro derecho.

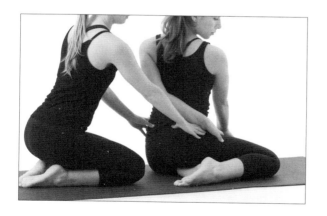

Usa las manipulaciones de cadera con rotación asiendo el cuerpo para guiar a enraizar los isquiones junto con la neutralidad pélvica; si es necesario, coloca apoyos para elevar los isquiones con objeto de conseguir más fácilmente esa rotación anterior de la pelvis.

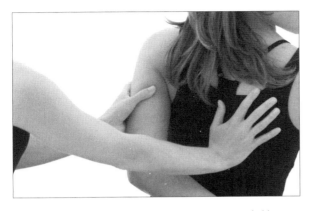

Usa la rotación asiendo la parte superior del brazo que está envolviendo la espalda para guiar a su rotación interna, facilitando así la posición de este alrededor de la espalda, con la mano del estudiante asiendo la cara interna del muslo derecho o un trozo de tela.

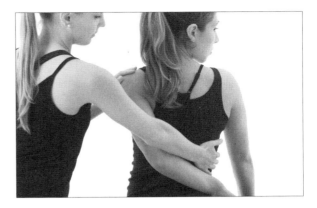

Ayuda a la torsión con las palmas abiertas, la palma derecha sobre el área inferior y posterior de las costillas para guiar a elevar (en la inspiración) y a rotar (en la espiración) y la mano izquierda sobre el hombro izquierdo para ayudar más a la torsión.

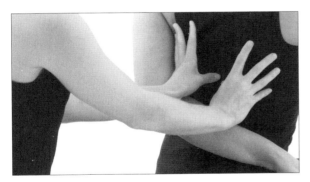

Guía los omóplatos hacia abajo contra la zona posterior de las costillas usando la retracción de los dedos.

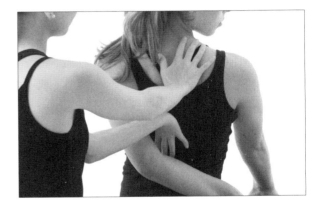

Si el estudiante hunde el pecho, usa las manos ligeras bajo los omóplatos para seguir ayudándolo a erguir la columna y guíalo verbalmente a la sensación de tirar de toda la columna hacia el corazón mientras alzas el esternón.

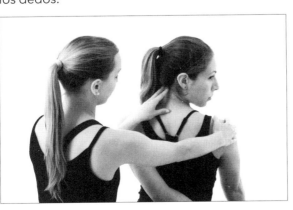

Guía verbalmente a girar la cabeza en la dirección contraria de la torsión mayor, utilizando extensiones de dedos ligeras por la parte posterior del cuello para guiar la barbilla a nivelarse con el suelo o a meterse ligeramente para dentro (respondiendo a la presión en el cuello).

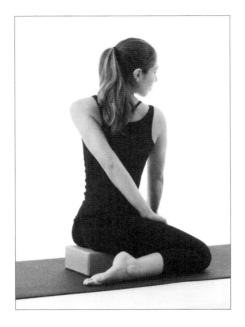

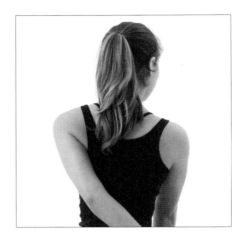

Si tiene problemas de cuello, debe mantener la cabeza nivelada y minimizar la torsión en el cuello.

Modificaciones

Si el estudiante no puede sentarse sobre la parte superior de los isquiones sin encorvarse, coloca un bloque bajo ambos isquiones.

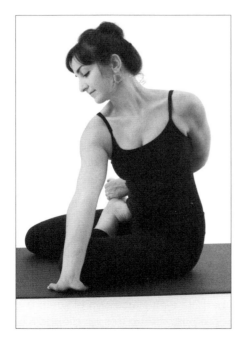

Variación

Si al estudiante le resulta fácil esta asana y tiene rodillas saludables, que explore Bharadvajrasana B (postura del sabio Bharadvaj B).

Para profundizar más:

La enseñanza del yoga: página 260
Secuencias de yoga: página 381

Centro de Recursos para la Enseñanza del Yoga:
www.markstephensyoga.com/resources

Bharadvajrasana B (postura del sabio Bharadvaj B o postura sencilla del lazo B)

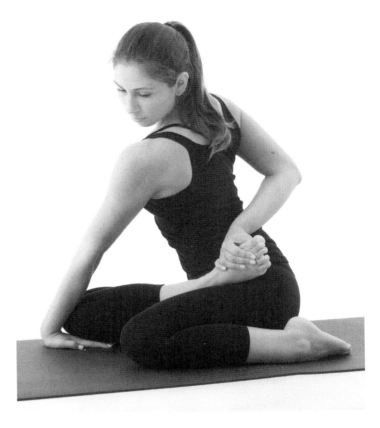

Presta mucha atención a las rodillas y actúa con precaución. Empieza como para Bharadvajrasana A, con la excepción de llevar el talón derecho cerca de la cadera derecha en la posición Virasana y el pie izquierdo a medio loto. Torciendo hacia la izquierda, extiende la mano derecha tras la espalda y sujeta un trozo de tela, la cara interna del muslo derecho o el pie en loto mientras sujetas la rodilla derecha con la mano izquierda. Intenta colocar la palma izquierda en el suelo bajo la rodilla derecha, apuntando hacia el talón izquierdo. Enraizando los isquiones, alarga la columna con cada inspiración, tomándote las manos para hacer palanca en la torsión con cada espiración. Crea una sensación de tirar hacia dentro de la parte superior de la columna hacia el centro del corazón, tirando de los omóplatos en sentido descendente y expandiendo las clavículas. Mientras tuerces el torso a la izquierda, gira la cabeza a la derecha, tirando ligeramente de la barbilla para abajo hacia el hombro derecho.

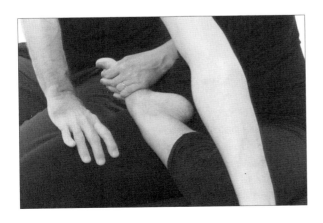

Para perfeccionar la posición de Virasana de la pierna derecha, usa la rotación asiéndola para ayudar a la rotación interna de ese muslo.

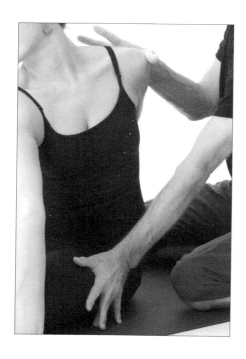

Usa la rotación asiendo la parte superior del muslo izquierdo para guiar a su rotación externa al colocar la pierna en loto.

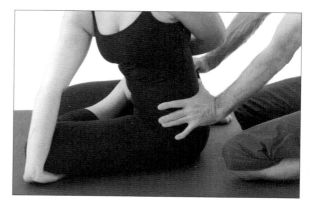

Emplea las manipulaciones de cadera con rotación asiendo el cuerpo para guiar al enraizamiento de los isquiones junto a la neutralidad pélvica; si es necesario, coloca apoyos para elevar los isquiones con objeto de acceder más fácilmente a la rotación interna de la pelvis.

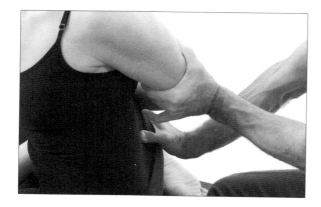

Usa la rotación asiendo la parte superior del brazo izquierdo para guiar a su rotación interna, facilitando así la colocación de ese brazo alrededor de la espalda, con la mano del estudiante agarrando a continuación el pie en loto, la cara interna del muslo o un trozo de tela.

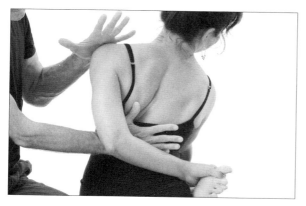

Ayuda a la torsión a la izquierda con las palmas abiertas, la palma derecha sobre la zona inferior y posterior de las costillas para guiar a elevar (en la inspiración) y a rotar (en la espiración) y la izquierda sobre el hombro izquierdo para ayudar más a la torsión.

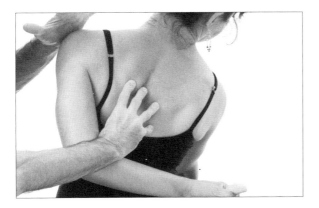

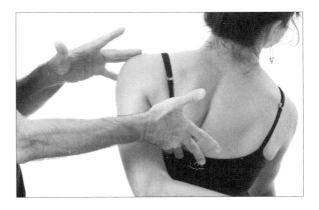

Guía los omóplatos hacia abajo, contra el área posterior de las costillas, usando la retracción de los dedos.

Si el estudiante hunde el pecho, usa las manos ligeras bajo los omóplatos para seguir guiando a levantar la columna; guíalos verbalmente a la sensación de tirar de la columna a través del corazón mientras eleva el esternón.

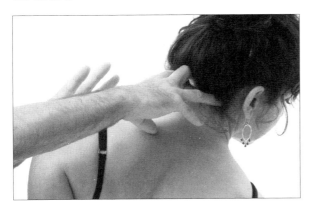

Guíalo verbalmente a girar la cabeza en la dirección contraria de la torsión mayor, utilizando las extensiones de dedos ligeras por la parte posterior del cuello para guiar la barbilla a nivelarse con el suelo o a meterse ligeramente para dentro (respondiendo a la presión en el cuello).

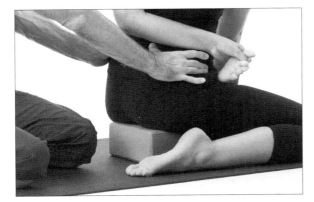

Modificación

Si el estudiante no puede sentarse sobre los isquiones sin encorvarse, coloca un bloque a lo ancho bajo los isquiones. Si tiene problemas de cuello, que mantenga la cabeza nivelada y reduzca al mínimo la torsión del cuello.

Para profundizar más:

La enseñanza del yoga: página 260
Secuencias de yoga: página 381

Centro de Recursos para la
Enseñanza del Yoga:
www.markstephensyoga.com/resources

Supta Parivartanasana (postura reclinada inversa)

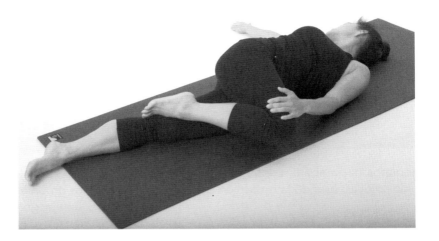

Acuéstate boca arriba, con las rodillas hacia el pecho como en Apanasana (postura de alivio de gases), los brazos hacia fuera y las palmas hacia abajo. Mirando a la mano derecha, suelta la rodilla hacia la izquierda. Alternativamente, mantén la pierna izquierda recta sobre el suelo y lleva la rodilla derecha al otro lado. La posición de la rodilla doblada es más cómoda para la región lumbar. En la torsión mantenida, anima a los estudiantes a interesarse más en mantener el hombro en el suelo que en llevar la rodilla al suelo, torciendo así hacia dentro el área torácica de la columna, no la región lumbar. Al trabajar la musculatura abdominal, presiona los hombros y las palmas firmemente hacia abajo mientras mueves las piernas, levantándolas al inspirar y volviendo al centro al espirar.

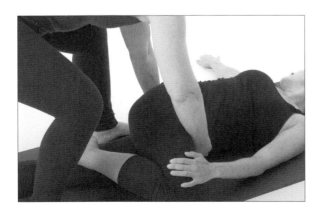

Ayuda a los estudiantes que tienen dificultades para llevar la cadera inferior al centro levantando y recolocando la pelvis. Hazlo con las rodillas dobladas y prestando mucha atención a tu propia zona lumbar.

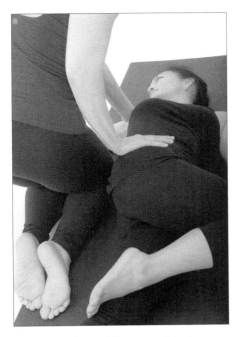

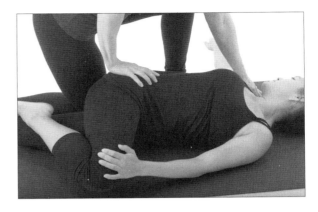

Realiza el mismo ajuste básico en la postura arrodillado sobre una rodilla.

En la posición de rodillas en el lado opuesto a la rodilla doblada del estudiante, coloca las palmas abiertas en la parte superior de la cadera y el hombro superiores, presionando la cadera hacia ese pie (alargando, no rotando, a través de la región lumbar) mientras presionas el hombro ligeramente hacia el suelo.

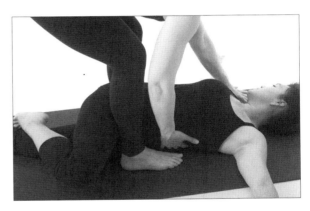

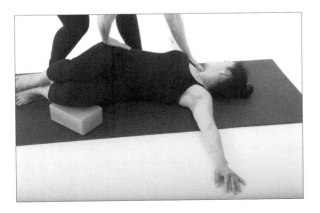

Un enfoque totalmente diferente es rodear con tus piernas el vientre del estudiante en la postura de la montaña, doblar las rodillas para deslizar los talones hacia atrás y luego, ligera, pero firmemente, apretar las rodillas juntándolas mientras presionas la parte posterior de las pantorrillas contra el muslo y la pelvis del estudiante al tiempo que usas las palmas abiertas en el torso y en el hombro para fomentar la torsión.

Modificación

Si el estudiante tiene problemas en la región lumbar, guíalo a mantener ambas rodillas dobladas y coloca un bloque bajo la rodilla inferior o entre ambas rodillas. Usa las palmas ligeras para guiar suavemente los hombros al suelo.

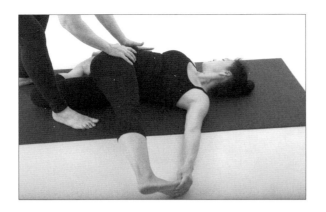

Variación

Pídele al estudiante que doble la rodilla de la pierna recta y que agarre ese pie con la mano contraria mientras extiende completamente la otra pierna y le guías a sujetarla con la mano por donde llegue, o por el pie, o por una correa alrededor del pie, creando así una torsión que puede ajustar por sí mismo y un estiramiento profundo del músculo tensor de la fascia lata y la banda iliotibial.

Para profundizar más:

La enseñanza del yoga: página 261

Secuencias de yoga: página 172

Centro de Recursos para la Enseñanza del Yoga:

www.markstephensyoga.com/resources

Capítulo 9

Flexiones anteriores sentadas y supinas y abridores de cadera

L as flexiones anteriores y los abridores de cadera son asanas profundamente relajantes que nos hacen partícipes de los misterios y mecanismos internos de nuestras vidas.[1] La clásica flexión anterior sentada, Paschimottanasana, significa en sánscrito «postura de estiramiento hacia el oeste», haciendo referencia a la puesta de sol de una práctica que tradicionalmente se iniciaba mirando al sol naciente. Aquí, al plegarnos sobre nosotros mismos, la asana se presta de manera natural a una introspección más profunda, que desde el punto de vista emocional puede ser enriquecedora o difícil, dependiendo de lo que surja. Otras flexiones anteriores como Balasana (postura del niño) son profundamente afectivas; permanecemos en esta posición durante los nueve meses de gestación y volvemos espontáneamente a esta postura fetal para mimarnos o protegernos.

Al estimular los órganos de la pelvis y el abdomen, los sutiles efectos energéticos de las flexiones anteriores se concentran en los chakras inferiores, revelando a menudo emociones básicas arraigadas profundamente en el cuerpo. Mantener las flexiones anteriores durante al menos unos pocos minutos mientras refinamos el flujo de la respiración permite a los estudiantes explorar tranquilamente esos sentimientos. Al plegarnos hacia delante, estiramos y exponemos la parte trasera y vulnerable de nuestros cuerpos que en gran parte no vemos nunca directamente. Cuando nos plegamos hacia delante, tendemos a sujetarnos con los músculos posteriores, así como, a menudo, en las flexiones posteriores como Laghu Vajrasana (postura del pequeño rayo) se intensifica el miedo a caer de espaldas en lo desconocido.

Para soltarnos por completo en las flexiones anteriores, debemos relajar toda una cadena de músculos que empiezan en la fascia plantar de los pies y pasan a través de los tendones de Aquiles, el gastrocnemio y el sóleo en la parte inferior de las piernas; en los tendones de las corvas y algunos aductores en la parte posterior e interior de los muslos; en los músculos glúteo mayor, piriforme y cuadrado lumbar, alrededor de la parte trasera de la pelvis y en la zona lumbar, y en los músculos de toda la espalda, principalmente en los erectores de la columna, multífido y dorsal ancho (Aldous 2004, 65). Para lograr esta relajación hace falta tener paciencia mientras la parte trasera se va soltando poco a poco, dejando que se manifieste la elegancia de la flexión anterior. Cuando se realiza de forma agresiva, es probable que se produzcan lesiones en los tendones o en la zona lumbar. Los estudiantes con lesiones en las vértebras deberían practicar las flexiones anteriores con mucha precaución y paciencia, quedándose con las asanas en las que pueden concentrar el estiramiento en los tendones y en las caderas, no en la zona lumbar, como Dandasana (postura del palo) y Supta Padangusthasana (postura reclinada del pulgar del pie).

Aunque la mayoría de las asanas de pie y todas las flexiones anteriores estiran los músculos de la pelvis y de su alrededor, la familia más pura de abridores de cadera la encontramos en las posiciones sentadas, supina o prona. Cuando las caderas están estables y abiertas, son la clave de nuestra movilidad en el mundo. Sin embargo, sentarse habitualmente en sillas y participar en una actividad atlética intensa pueden, cuando existe una predisposición genética, hacer de las caderas una de las partes más rígidas del cuerpo, reduciendo el alcance del movimiento y pudiendo llegar a provocar una distensión en la región lumbar. Las caderas abiertas son uno de los elementos fundamentales para practicar sin riesgo y a fondo flexiones posteriores y anteriores, y también para sentarse sin esfuerzo en Padmasana (postura del loto) o en cualquier otra posición de meditación con las piernas cruzadas.

Al practicar los abridores de cadera, presta atención a la presión en las rodillas; cuando la pelvis y los pies están fijados en una posición, la mayoría de las asanas que estiran los músculos relacionados con la cadera ejercerán presión en las rodillas y posiblemente dislocarán los ligamentos de estas o tensionarán los músculos adheridos a ellas o a su alrededor. Podemos desarrollar y mantener una amplitud saludable de movimiento en las caderas con una práctica equilibrada que implique a cada uno de los músculos relacionados, consiguiendo numerosos beneficios en asanas de pie, y en flexiones anteriores y posteriores:

♦ **Los flexores de caderas:** cuando los principales flexores de caderas (el ilipsoas y el recto femoral) están tensos, se tira de la pelvis llevándola a una rotación anterior y la región lumbar tiende a desarrollar una lordosis. Aunque las asanas de pie Anjaneyasana (postura de estocada baja) y Virabhadrasana I y II (postura del guerrero I y II) son muy eficaces para estirar estos músculos, los abridores clásicos de cadera como Supta Virasana (postura del héroe reclinado) y Eka Pada Raj Kapotasana prep (postura preparatoria del rey palomo sobre una pierna) ofrecen una relajación más específica de los flexores de caderas.

♦ **Los extensores de caderas:** los extensores de caderas tensos tiran de los isquiones hacia la parte posterior de las rodillas, pudiendo dar lugar a un aplanamiento de la zona lumbar y provocando cifosis en la región torácica de la columna. Los extensores de caderas tensos (especialmente los tendones y las fibras interiores del glúteo máximo) limitan las flexiones anteriores; la forma más directa de estirarlos es mediante las flexiones anteriores con las piernas rectas.

♦ **Los abductores de caderas:** los abductores tensos (especialmente el glúteo medio) son una de las causas principales de que se abra la parte frontal de la rodilla en las asanas de estocadas de pie (además de los aductores débiles), el castigo de los estudiantes que intentan cruzar las rodillas en Garudasana (postura del águila) y Gomukhasana (postura de la cara de vaca) y una fuente de presión en la articulación sacroilíaca. Una vez más, las asanas en las que la tirantez de estos músculos limita más el alcance de movimiento son también las que más los estiran, especialmente Gomukhasana.

♦ **Los aductores de caderas:** los aductores tensos (además de los abductores débiles) provocan que la parte frontal de la rodilla se abra hacia dentro en asanas de estocadas de pie y hacen que resulte más difícil abrir las piernas en varias asanas de pie, o sentadas, y en equilibrios sobre brazos (la relativa pequeñez de las cabezas de los femorales y de los ligamentos iliofemorales también limitará la amplitud de movimiento que se suele pensar que viene causada por unos aductores tensos). Upavista Konasana (postura de flexión anterior sentada en ángulo amplio) y Baddha Konasana (postura del ángulo con ayuda) son las asanas clásicas sentadas para abrir los aductores.

♦ **Los rotadores internos:** la tirantez de los rotadores internos puede causar que las rodillas se cierren la una hacia la otra al permanecer de pie en Tadasana (postura de la montaña) y limitar la apertura en posturas como Padmasana y Virabhadrasana II. Upavista Konasana y Baddha Konasana están estrechamente asociadas con los aductores.

♦ **Los rotadores externos:** los músculos más poderosos del cuerpo, los glúteos mayores, son los rotadores externos principales de los fémures. Cuando están tensos o se usan excesivamente (como sucede con muchos bailarines), las rodillas y los pies tienden a girar hacia fuera, causando una falta de alineación en muchas asanas de pie y ejerciendo presión sobre la articulación sacroilíaca. Gomukhasana y Supta Parivartanasana (postura de la torsión reclinada) estiran eficazmente estos músculos.

Dandasana (postura del palo)

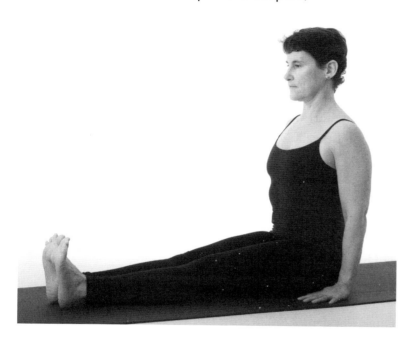

Esta es la asana básica para todas las demás flexiones anteriores sentadas, cuya acción principal es enraizarse firmemente en los isquiones. No separes la carne de los isquiones porque esto expondrá excesivamente las inserciones de los tendones en su punto más vulnerable. Siéntate recto con las piernas extendidas hacia delante y la pelvis neutral. Si el sacro se inclina hacia atrás, siéntate sobre un cojín para obtener la neutralidad pélvica y la extensión neutral de la columna. Enraíza los isquiones, flexiona los pies, afirma los muslos sin extender excesivamente las rodillas, gira internamente los muslos con el hueso púbico hacia abajo y el sacro ligeramente hacia dentro y alarga la columna, con los omóplatos bajando, las palmas enraizando, el pecho amplio y la cabeza hacia el cielo.

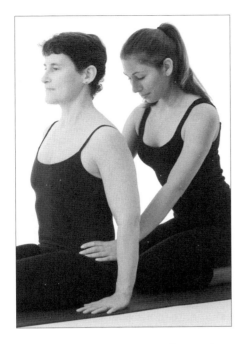

Utiliza manipulaciones de cadera para enraizar firmemente los isquiones y aplica la rotación asiendo el cuerpo para guiar la pelvis a su neutralidad.

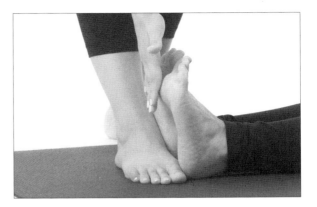

Sencillamente coloca tus pies a lo largo del pie del estudiante para sugerir corrientes fuertes de energía saliendo por las piernas y los talones. Juega también a usar las manos sobre sus pies para enseñarle la dorsiflexión, animándole a ejercer una mayor presión a través de los metatarsos mientras llevas hacia atrás el lado del meñique de los pies.

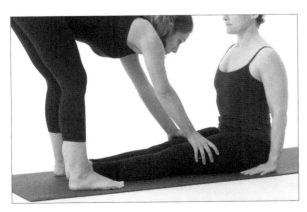

Usa las manos ligeras o la rotación asiendo los muslos para guiar a su rotación interna, que debería facilitar el movimiento hacia delante de la pelvis.

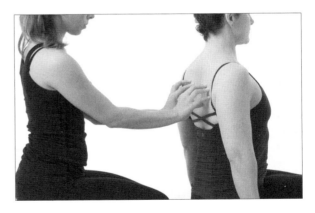

Presiona con las manos ligeras la parte superior de los hombros para guiar a los omóplatos en sentido descendente mientras le pides al estudiante que eleve el esternón al tiempo que mantiene las costillas flotantes hacia dentro. Usa también retroacciones de dedos sobre los omóplatos para resaltar esta instrucción.

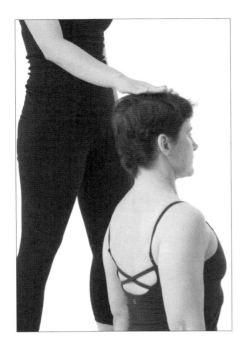

Posa una mano ligera sobre la parte superior de la cabeza del estudiante al tiempo que le pides que enraíce más fuertemente los isquiones mientras se sienta lo más erguido posible sin sentirse incómodo.

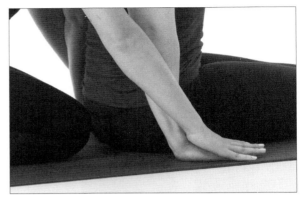

Aplica las manos ligeras a la parte superior de las manos del estudiante para animarle a enraizar más enérgicamente las palmas en el suelo.

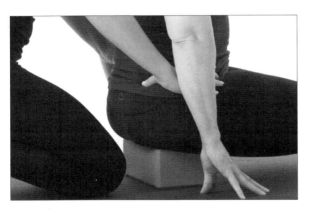

Modificaciones

Si el estudiante no puede sentarse erguido con el peso sobre la parte frontal de los isquiones (neutralidad pélvica), ofrécele un bloque u otro cojín para elevar los isquiones.

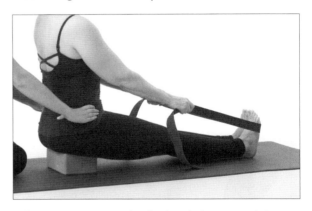

Ofrece una correa alrededor de los pies del estudiante para que la sujete y tire de ella para hacer palanca al extenderse a través de las piernas, la pelvis más hacia delante, la columna más erguida y el centro del corazón más amplio.

Para profundizar más:

La enseñanza del yoga: página 268

Secuencias de yoga: página 386

Centro de Recursos para la Enseñanza del Yoga:

www.markstephensyoga.com/resources

Paschimottanasana (postura de flexión anterior
sentada o de estiramiento hacia el oeste)

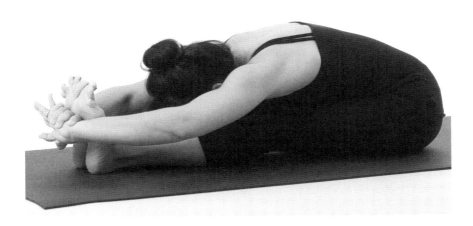

Sentado recto en Dandasana, lleva las manos hacia los pies tan lejos como sea posible sin doblar la columna. Abrázalos (o coloca una correa alrededor de ellos) para hacer palanca con la activación de las piernas, alargando la columna y con rotación anterior de la pelvis. Lleva el torso hacia delante sobre las piernas rotando la pelvis hacia delante. Estira los codos separándolos entre sí y tira de los omóplatos hacia abajo. Renueva el firme enraizamiento de los isquiones. Con cada inspiración, alarga la columna; con cada espiración, suelta el torso hacia delante. Interésate más por llevar el centro del corazón hacia arriba y hacia delante que por conseguir que la cara toque las piernas. Mantén las piernas activas, permitiendo pacientemente que la parte posterior del cuerpo se suelte.

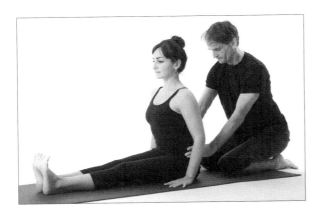

Empezando en Dandasana, usa las manipulaciones de cadera para enraizar firmemente los isquiones y aplica la rotación asiendo el cuerpo del estudiante para alentarlo a llevar la rotación de la pelvis a la neutralidad. Reconoce que para muchos la forma de la postura de Dandasana *es* Paschimottanasana; la diferencia reside solo en la intención de girar la pelvis más hacia delante.

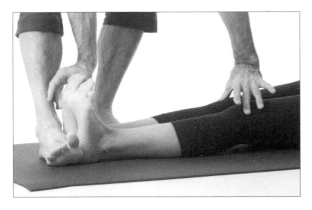

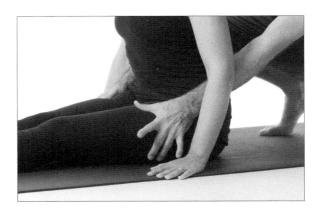

Coloca el pie contra los talones del estudiante para alentarlo a tensar las piernas y utiliza las manos ligeras para orientar a los dedos de los pies y a las rodillas a apuntar directamente hacia arriba.

Pídele que enraíce los isquiones mientras irradia energía hacia fuera a través de las piernas y los talones, guiándole también a mantener las piernas fuertemente tensadas. Usa las manos ligeras para guiar a la leve rotación interna de los muslos.

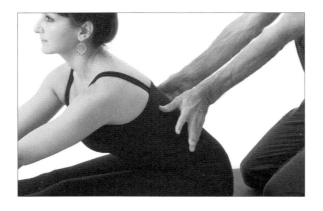

Pídele que sujete los lados de las piernas o los pies y use esta acción para hacer palanca logrando una mayor activación de las piernas y extendiendo más hacia arriba la columna y el torso. Aplica las extensiones de dedos bajo la zona lateral y posterior de las costillas o usa las manos ligeras subiendo por la espalda para seguir guiando este alargamiento.

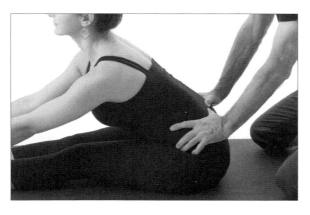

Vuelve a aplicar las manipulaciones de cadera con rotación asiendo el cuerpo para guiar ahora a seguir girando la pelvis hacia delante mientras le pides al estudiante que mantenga la columna en su forma natural, sujetando los lados de las piernas o los pies para hacer palanca al llevar hacia arriba el esternón incluso mientras se pliega hacia delante.

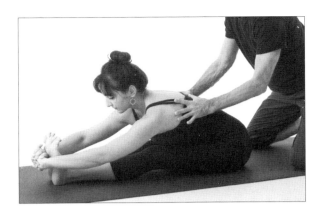

Si el estudiante puede girar la pelvis para poner el torso a cuarenta y cinco grados, pídele que empiece a plegarse a través de la columna con cada espiración, volviendo a elevarse a un ángulo de cuarenta y cinco grados con la inspiración para renovar el alargamiento de la columna y la expansión del centro del corazón, y que siga moviéndose de esta manera dinámica con movimientos cada vez más pequeños. Mientras inspira levantándose ligeramente, aplícale una rotación contraria a lo largo de la parte lateral de las costillas, justo bajo el ápice de la curva de la columna para transmitirle mejor la acción de estirar la columna incluso cuando la está plegando hacia delante.

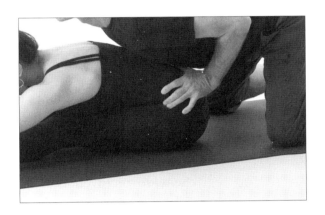

Dependiendo de tu relación con el estudiante, podrías plantearte colocar el esternón contra su espalda a unos pocos centímetros bajo el ápice de la curva de la columna y deslizarlo ligeramente hacia arriba por su columna mientras inspira, presionando más hacia delante al espirar. La mejor manera de hacer esto es mientras llevas a cabo manipulaciones de cadera con la rotación asiendo el cuerpo, o extender los brazos hacia delante para sujetarle la parte exterior de los pies.

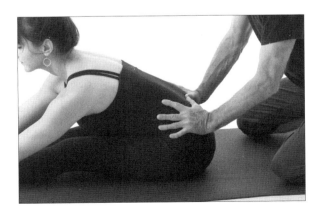

Vuelve a aplicar las manipulaciones de cadera con una fuerte rotación asiendo el cuerpo mientras le pides al estudiante que se levante desde la flexión hacia delante al inspirar, girando la pelvis hacia atrás para facilitar la transición hacia arriba.

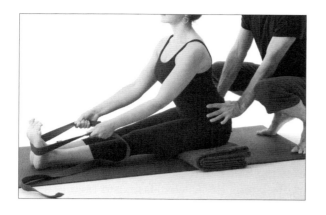

Modificación

Si el estudiante no puede sentarse recto en la forma preparatoria (Dandasana), ofrécele un bloque, un cojín o una manta plegada que puede poner bajo los isquiones y una correa para colocarla alrededor de los pies (o pídele que se sujete las piernas), guiándole a tirar de ella con las manos para hacer palanca al llevar la pelvis hacia delante y erguir más la columna.

Para profundizar más:

La enseñanza del yoga: página 269
Secuencias de yoga: página 420

Centro de Recursos para la Enseñanza del Yoga:
www.markstephensyoga.com/resources

Janu Sirsasana (postura de la cabeza a la rodilla)

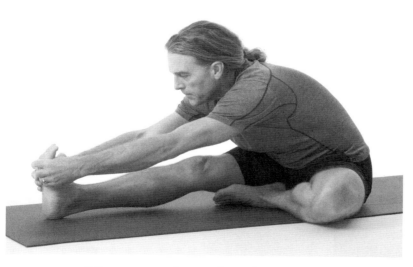

Sentado recto en Dandasana, lleva el talón izquierdo al lado interno del muslo derecho cerca de la pelvis, con la rodilla descansando sobre el suelo o sobre un bloque. Mantén los isquiones nivelados y enraizados firmemente y gira el torso ligeramente para apuntar el esternón hacia el pie derecho. En la flexión anterior procede como para Paschimottanasana mientras elevas el abdomen y tiras de él ligeramente hacia el muslo derecho. Renueva el enraizamiento firme de los isquiones y la afirmación del cuádricep izquierdo. Con cada inspiración, eleva ligeramente el pecho para extender más la columna. Con cada espiración asiéntate más profundamente en la asana.

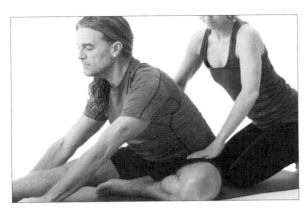

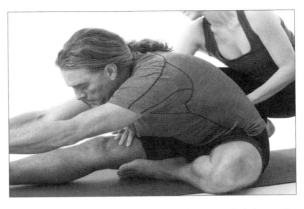

Usa las manipulaciones de cadera para enraizar firmemente los isquiones y aplica la rotación asiendo el cuerpo para animar a la rotación anterior de la pelvis, comunicándote con el estudiante acerca de cualquier presión que pueda sentir en la rodilla doblada.

Aplica una mano ligera hacia la mitad del muslo de la pierna extendida para cerciorarte de que está tensa mientras le pides al estudiante que ponga ese pie en dorsiflexión y mande energía hacia fuera a través de esa pierna.

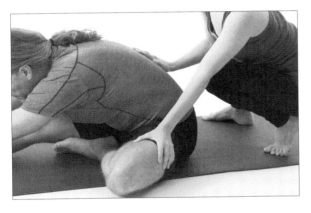

Aplica la rotación asiendo la parte superior del muslo de esa pierna doblada para acentuar su rotación externa.

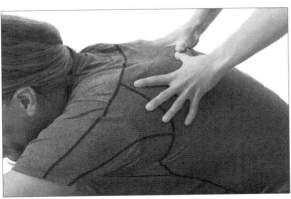

Con las manos abiertas ampliamente sobre los omóplatos del estudiante y los pulgares apuntando hacia dentro, aplica la rotación contraria con los pulgares deslizándose hacia abajo y el resto de los dedos hacia delante mientras le pides que eleve el esternón hacia arriba y hacia delante para alargar la columna e impedir que el pecho se hunda.

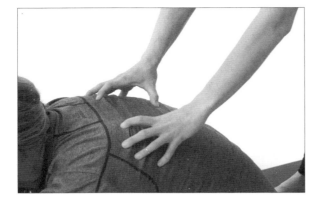

Usa las retracciones de dedos para seguir guiando a los omóplatos espalda abajo.

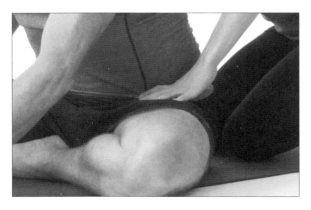

Vuelve a aplicar las manipulaciones de cadera con una fuerte rotación asiendo el cuerpo mientras le pides al estudiante que se eleve desde la flexión anterior al inspirar, rotando hacia atrás la pelvis para facilitar la transición hacia arriba.

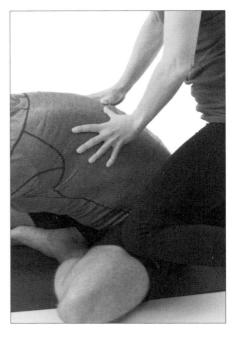

Coloca la rodilla sobre la parte externa u superior de la pierna doblada del estudiante para guiar a su rotación externa mientras usas la rotación asiendo el cuerpo para orientar la pelvis a girar hacia delante o bien aplicas las palmas abiertas a lo largo de los costados de la caja torácica para ayudar a elevar hacia delante el alargamiento del torso.

Modificaciones

Si el estudiante no puede sentarse totalmente recto sobre los isquiones sin desplomarse, ofrécele un bloque u otro apoyo para colocarlo debajo.

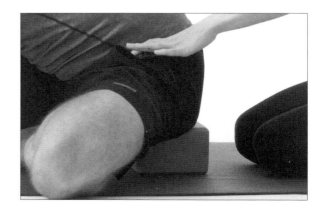

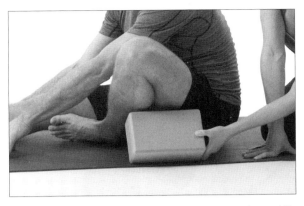

Si el estudiante se queja de tensión en la rodilla doblada, ofrécele un bloque para colocarlo debajo de esta.

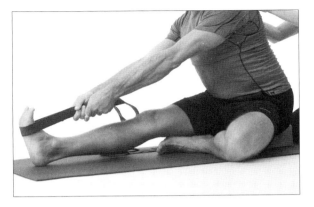

Si el estudiante no puede hacer la flexión anterior sin encorvarse, ofrécele una correa para colocarla alrededor del pie y guíalo a tirar ligeramente de ella para ayudar a hacer palanca en la rotación anterior de la pelvis y el elevamiento del torso y el esternón mientras tira de los omóplatos en sentido descendente y se expande a lo ancho del pecho.

Para profundizar más:

La enseñanza del yoga: página 270

Secuencias de yoga: página 398

Centro de Recursos para la Enseñanza del Yoga:

www.markstephensyoga.com/resources

Marichyasana A (postura del sabio Marichi A)

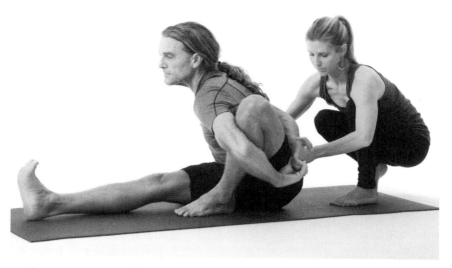

Sentado recto en Dandasana, lleva el talón derecho para dentro hacia el isquion derecho. Coloca la mano izquierda sobre el suelo junto a la cadera izquierda e inclina el torso ligeramente a la izquierda mientras estiras el brazo derecho hacia arriba. Pliégate desde las caderas, estirando lentamente el torso y el brazo derecho hacia delante y rodea la espinilla derecha por abajo con el brazo derecho mientras pasas la mano izquierda alrededor de la espalda para sujetar la muñeca derecha. Inspirando, eleva la columna y el pecho; espirando, pliégate hacia delante. Presiona el pie derecho como si fueras a ponerte de pie sobre él. Con cada inspiración, eleva el pecho ligeramente para extender más la columna. Con cada espiración, establécete más profundamente en la asana.

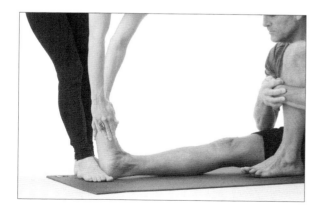

Coloca el pie contra el talón extendido del estudiante para animarlo a presionar a través de ese talón, y usa una mano ligera para orientar los dedos y la rodilla de la pierna derecha a apuntar directamente hacia arriba; sigue guiando este alineamiento rotando ligeramente ese muslo hacia dentro.

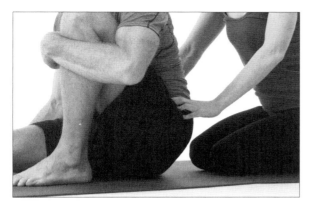

Usa manipulaciones de cadera para enraizar firmemente los isquiones y aplica la rotación asiendo el cuerpo para alentar la rotación anterior de la pelvis.

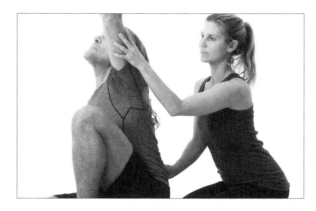

Pídele al estudiante que extienda el brazo hacia el cielo y anímale a alargarse más a través del costado, el hombro y el brazo deslizando una mano ligera hacia arriba por ese costado y ese hombro.

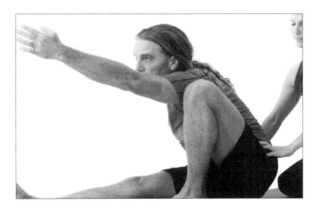

Cuando el estudiante extienda el brazo al frente para llevarlo alrededor de la rodilla doblada, vuelve a aplicar manipulaciones de cadera con rotación asiendo el cuerpo para guiar al enraizamiento duradero de los isquiones y la máxima rotación anterior de la pelvis como fuente de la flexión anterior (en lugar de redondear primero la columna).

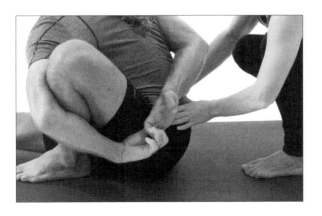

Una vez que el estudiante se agarre las manos por detrás de la espalda, sigue aplicando manipulaciones de cadera y rotación asiendo el cuerpo como antes mientras le pides que se levante por la columna durante una inspiración.

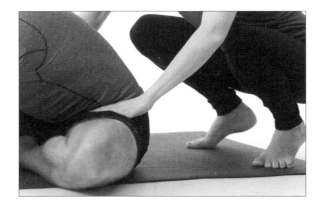

Vuelve a aplicar manipulaciones de cadera con una fuerte rotación asiendo el cuerpo mientras le pides al estudiante que se eleve desde la flexión anterior en una inspiración, rotando hacia atrás la pelvis para facilitar la transición hacia arriba.

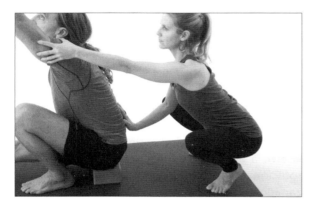

Modificaciones

Si el estudiante no puede sentarse totalmente erguido sobre los isquiones sin encorvarse, ofrécele un bloque u otro soporte para que lo coloque debajo.

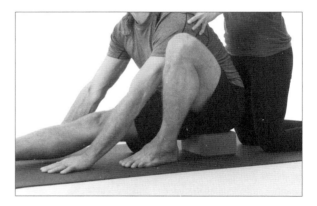

Si el estudiante no puede rodear la espalda con el brazo y agarrarse la mano, guíalo a mantener las manos sobre el suelo mientras enraíza energéticamente los isquiones, sentado recto, y a intentar una mayor rotación anterior de la pelvis, o bien a hacer el mismo esfuerzo sujetando una correa colocada alrededor del pie.

Para profundizar más:

La enseñanza del yoga: página 270

Secuencias de yoga: página 405

Centro de Recursos para la Enseñanza del Yoga:
www.markstephensyoga.com/resources

Akarna Dhanurasana (postura del arco disparando)

Preparar como para Marich-yasana A, llevando un pie cerca del isquion; agarrar ambos pulgares de los pies mientras se enraízan los isquiones y se eleva la columna. Levantar lentamente el pie de la rodilla doblada y llevarlo para atrás hacia la oreja. Resalta los elementos de Dandasana: la pierna extendida activa, la rotación anterior de la pelvis, la columna extendida, el centro del corazón abierto y la respiración constante.

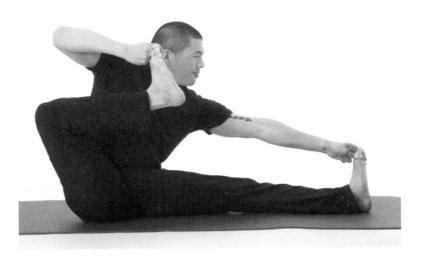

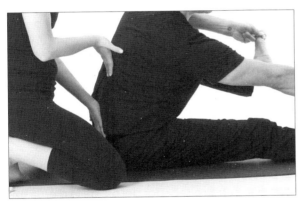

Al levantar el pie de la rodilla doblada, el cuerpo tiende a encorvarse. Presiona la palma abierta contra el sacro del estudiante para guiar a la pelvis hacia delante mientras deslizas una mano ligera por su espalda en sentido ascendente para alentarle a levantar el torso.

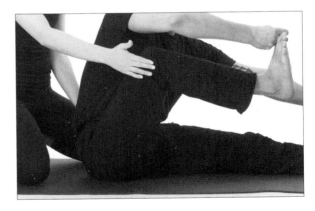

Manteniendo la palma abierta sobre el sacro del estudiante, aplica una mano ligera a la rodilla levantada para dirigirla hacia el hombro o la oreja (ya que tenderá a abrirse).

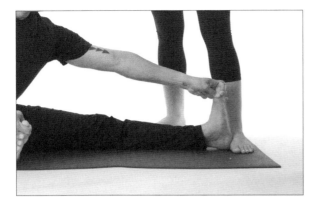

Coloca el pie contra el talón del estudiante y pídele que mande energía hacia fuera a través de la pierna mientras flexiona el pie.

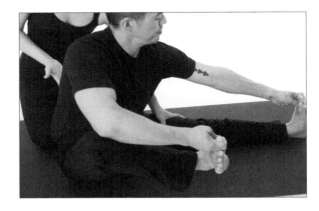

Presiona con una palma abierta sobre el muslo del estudiante para alentar su enraizamiento mientras usas la otra mano para seguir guiando su pelvis hacia delante y la columna a erguirse.

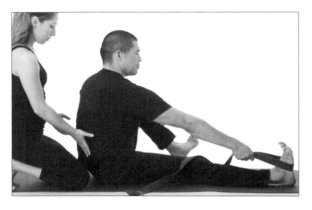

Usa las retracciones de dedos o las manos ligeras en sentido descendente desde los hombros del estudiante para guiarlos a separarse de las orejas.

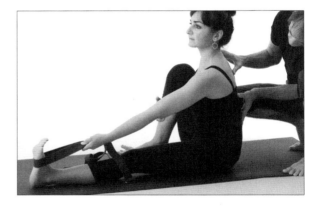

Modificación

Si el estudiante no puede evitar encorvarse, ofrécele una correa alrededor del pie de la pierna extendida y sugiérele que abrace la rodilla en lugar del pulgar de la pierna doblada.

Para profundizar más:

Secuencias de yoga: página 371

Centro de Recursos para la Enseñanza del Yoga:
www.markstephensyoga.com/resources

Balasana (postura del niño)

Apoyado sobre las rodillas y las manos, suelta las caderas hacia atrás o hacia los talones, extendiendo los brazos sobre el suelo a los lados de las piernas. Separar más las rodillas crea una salida más fácil a través de las caderas, aliviando la presión de la zona lumbar y las rodillas. Balasana está entre las asanas

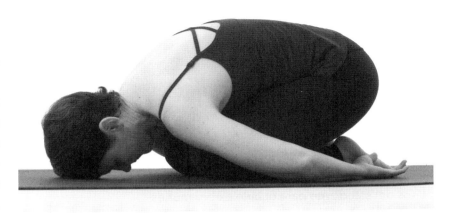

más relajantes, es un lugar de descanso y de calma interna. Aconseja a los estudiantes que permanezcan atentos a la respiración mientras se dejan ir y se relajan por completo en lo más hondo de su ser.

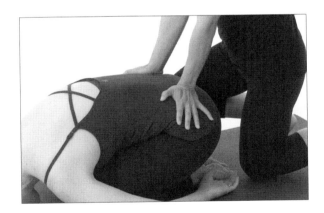

Aplica las palmas abiertas al sacro del estudiante, deslizando las manos en sentido descendente y hacia fuera para reducir la presión en la articulación sacroilíaca.

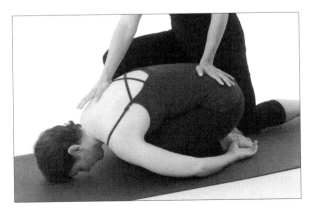

Coloca una palma abierta justo sobre un lado de la pelvis del estudiante y la otra justo bajo el omóplato contrario; a continuación presiona las manos separándolas entre sí.

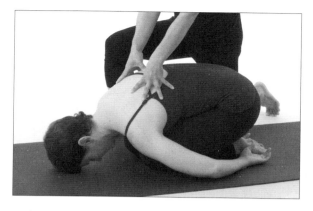

Aplica las retracciones de dedos sobre los omóplatos del estudiante para guiarle a abrir más espacio alrededor del cuello.

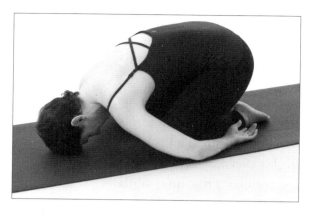

Modificaciones

Si las caderas del estudiante no alcanzan los talones, sugiérele que separe las rodillas para dejar caer más fácilmente las caderas y aliviar así la presión de la región lumbar y las rodillas.

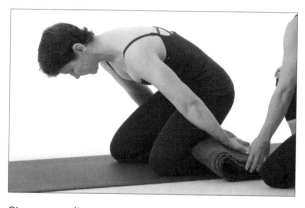

Si un estudiante se queja de tensión en las rodillas, debe intentar la posición con las rodillas separadas; además, prueba a colocar una manta doblada (de una anchura no superior a unos pocos centímetros) tras las rodillas.

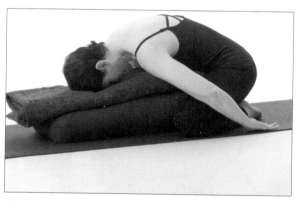

Si un estudiante con las rodillas separadas es capaz de plegarse completamente hacia delante, ofrécele unos cuantos cojines en el regazo para descansar sobre ellos.

Para profundizar más:

La enseñanza del yoga: página 267

Secuencias de yoga: página 380

Centro de Recursos para la Enseñanza del Yoga:

www.markstephensyoga.com/resources

Virasana (postura del héroe)

Apoyado sobre las rodillas con los pies extendidos hacia atrás, presiona los pulgares en la mitad de los gemelos tras las rodillas. Desliza los pulgares para abajo, hacia la mitad de los músculos, extendiéndolos desde el centro mientras tiras de los isquiones hacia el suelo entre los talones (o sobre un bloque o un cojín). Sujeta las rodillas, enraíza los isquiones, rota internamente los fémures y gira hacia delante la pelvis hasta que quede neutral mientras te yergues a través de la columna, con los omóplatos bajando y el pecho ampliado. Manteniendo enraizados los isquiones, con cada espiración renueva el alzamiento ligero del perineo, cultivando mula bandha mientras te energizas por la columna. Permite que la cabeza flote sobre la columna, respirando de manera profunda y constante. Esta es una asana excelente para todas las prácticas de pranayama.

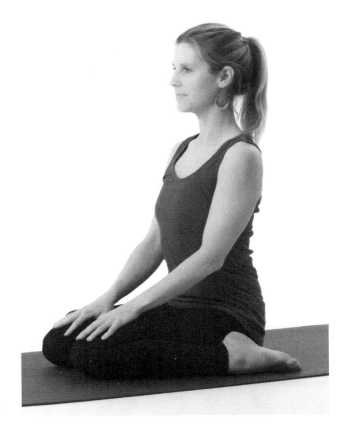

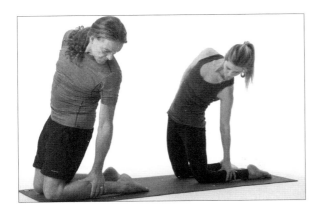

Guía verbalmente y con una demostración a apoyarse en las rodillas y presionar los pulgares contra los centros de los músculos de las pantorrillas mientras te sientas entre los talones para aliviar la presión en las rodillas. No presiones los músculos de las pantorrillas tirando de ellos hacia fuera porque esto provoca una torsión en las rodillas.

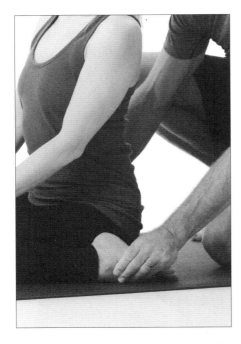

Usa las manos ligeras para ayudar al estudiante a apuntar los pies directamente hacia atrás.

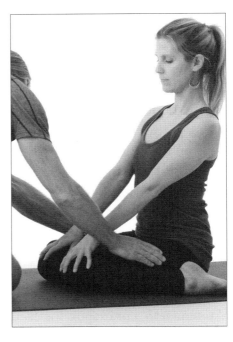

Usa la rotación asiendo los muslos para ayudarle con su rotación interna.

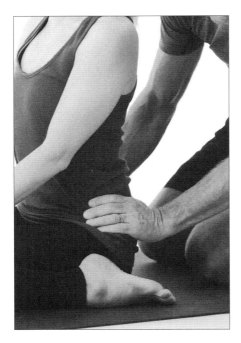

Usa las manipulaciones de cadera para enraizar las caderas y guiar al estudiante a la neutralidad pélvica.

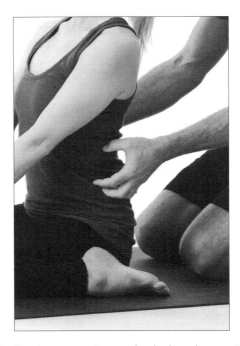

Aplica las extensiones de dedos al espacio justo debajo de la zona lateral de las costillas para alentar al estudiante a erguirse a través de la columna.

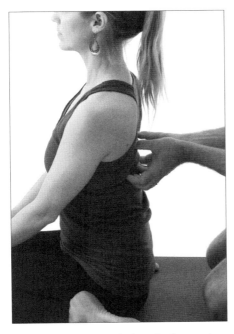

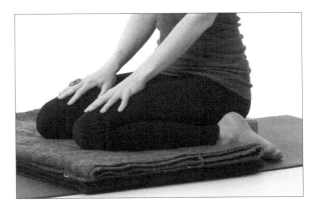

Modificaciones

Si el estudiante no está cómodo con los pies en flexión plantar (o no puede lograr la flexión plantar completa de los pies), coloca una manta bajo las pantorrillas con los tobillos en el borde y los pies descansando sobre la esterilla.

Usa las retracciones de los dedos en la parte inferior de los omóplatos para guiarlos espalda abajo mientras le pides al estudiante que mantenga las costillas flotantes hacia dentro.

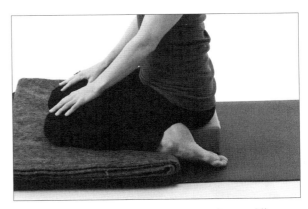

Si el estudiante siente presión en las rodillas, se encorva o no puede llevar el peso a la parte frontal de los isquiones, ofrécele un bloque para que lo coloque entre los talones.

Para profundizar más:

La enseñanza del yoga: página 275
Secuencias de yoga: página 461

Centro de Recursos para la Enseñanza del Yoga:
www.markstephensyoga.com/resources

Tiriang Mukha Eka Pada Paschimottanasana (postura de estiramiento hacia el oeste con tres miembros mirando a un pie)

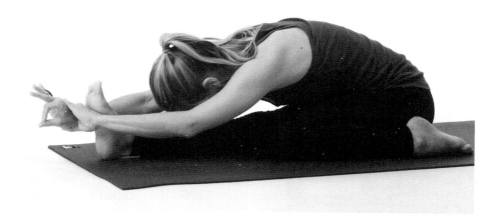

Desde Dandasana, inclínate a la izquierda para doblar más fácilmente la pierna derecha en la posición de Virasana. Intenta enraizar los isquiones uniformemente. Pliégate hacia delante como para Janu Sirsasana. Trata de enraizar el isquion derecho con mayor firmeza, girando internamente el muslo derecho mientras rotas la pelvis hacia delante como fuerza de la flexión anterior.

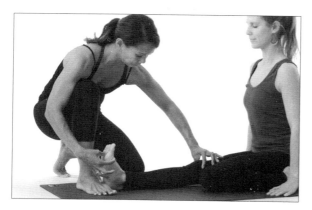

Apoya el pie contra el talón izquierdo del estudiante para alentarlo a presionar hacia fuera por el talón y usa una mano ligera para orientar los dedos del pie izquierdo y la rodilla del mismo lado a apuntar hacia arriba; gira un poco ese muslo internamente para seguir guiando a esta alineación.

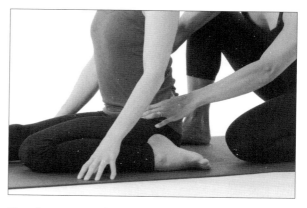

Usa las manipulaciones de cadera para enraizar firmemente los isquiones y aplica la rotación asiendo el cuerpo para alentar la rotación anterior de la pelvis mientras le pides al estudiante que oriente el esternón hacia el pie izquierdo (no directamente hacia delante).

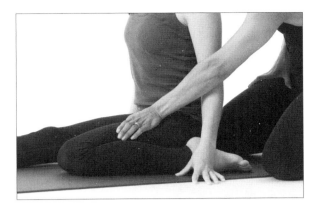

Aplica la rotación asiendo el muslo de la pierna doblada para guiar a su rotación interna.

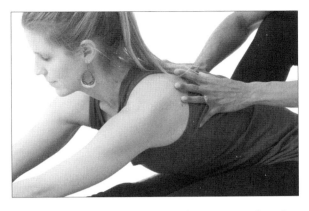

Con las manos abiertas ampliamente sobre los omóplatos del estudiante y los pulgares apuntando hacia dentro, aplica la rotación contraria con los dedos deslizándose hacia el frente, excepto los pulgares, que se deslizan hacia abajo mientras guías al estudiante a levantar el esternón hacia arriba y hacia delante para alargar la columna e impedir que el pecho se hunda.

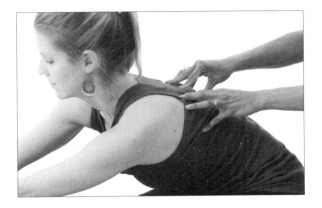

Usa la retracción de los dedos para seguir guiando a los omóplatos espalda abajo.

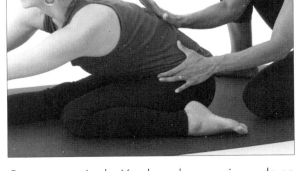

Con una manipulación de cadera presionando en la cadera de Virasana, desliza una palma abierta hacia arriba por la espalda del estudiante, empezando bien debajo del ápice de la curva de la columna.

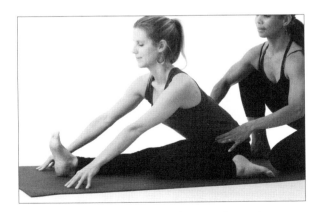

Vuelve a aplicar la manipulación de cadera con una fuerte rotación asiendo el cuerpo mientras guías verbalmente al estudiante a levantarse de la flexión anterior en una inspiración, girando posteriormente la pelvis para facilitar la transición hacia arriba.

333

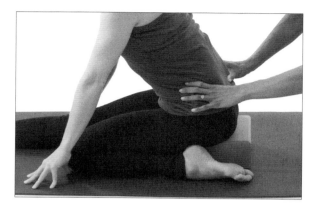

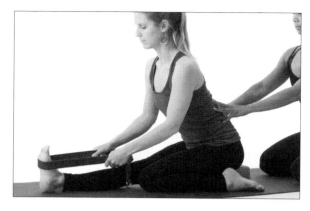

Modificaciones

Si el estudiante no puede sentarse totalmente recto sobre los isquiones sin encorvarse, ofrécele un bloque u otro apoyo para que lo coloque debajo.

Si el estudiante no puede agarrarse el pie izquierdo con las manos sin doblar la columna, ofrécele una correa para que la coloque alrededor del pie.

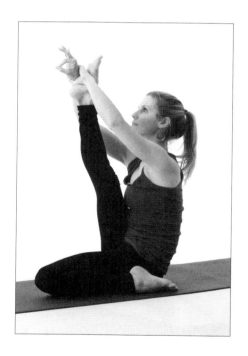

Variación

Hacer la transición directamente desde esta asana a Krounchasana (postura de la garza).

Para profundizar más:

La enseñanza del yoga: página 275
Secuencias de yoga: página 438

Centro de Recursos para la Enseñanza del Yoga:
www.markstephensyoga.com/resources

Upavista Konasana (postura de flexión anterior sentada en ángulo amplio)

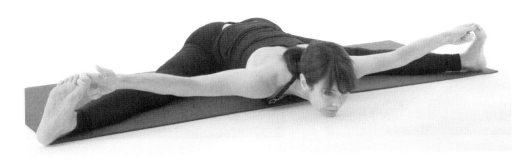

Desde Dandasana, extiende ambas piernas hacia fuera en abducción. Si hace falta, coloca apoyos para alcanzar la neutralidad pélvica. Apunta los dedos de los pies y las rótulas directamente hacia arriba mientras afirmas los muslos, alargando la columna y extendiéndote a lo ancho del centro del corazón. Presiona las manos en el suelo tras las caderas para ayudar a rotar la pelvis hacia delante. Si puedes sentarte recto sobre los isquiones con las manos separadas del suelo, extiende los brazos hacia delante y usa las manos sobre el suelo para ayudar a llevar el torso hacia delante. Manteniendo enraizados los isquiones, con las piernas activas y las rótulas apuntando hacia arriba, muévete con la respiración para plegarte hacia delante mediante la rotación anterior de la pelvis, llegando finalmente a llevar el pecho al suelo y a sujetar los pies. Interésate más por alargar la columna y abrir el corazón que por plegarte hacia abajo. La mirada, hacia abajo o hacia el horizonte.

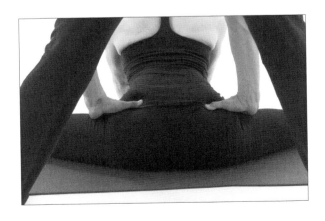

Con el estudiante sentado recto en la posición preparatoria, usa la manipulación de cadera con la rotación asiendo el cuerpo para enraizar los isquiones y alentar la rotación hacia delante de la pelvis.

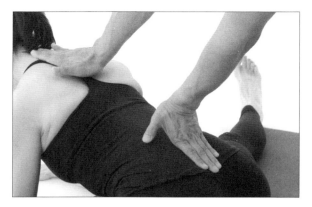

Cuando el estudiante empieza a moverse hacia delante, puede tender a encorvarse. Pídele que siga levantando el esternón mientras colocas una mano ligera en la mitad de su espalda en dirección ascendente y otra en la parte inferior, para añadir una instrucción táctil.

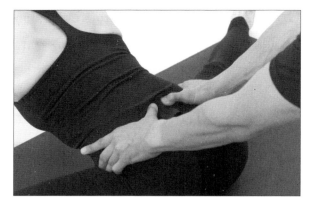

Emplea la rotación asiendo la parte superior de los muslos del estudiante, y si tus manos son lo suficientemente grandes, acerca los pulgares todo lo que puedas al sacro mientras tus manos guían a los muslos a permanecer en su posición. La rotación asiendo los muslos se convierte en una rotación contraria.

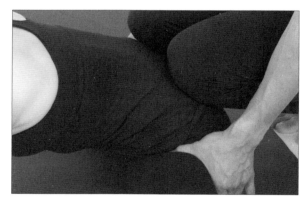

Con las manos en la posición de rotación asiendo la parte superior de los muslos del estudiante, adopta la postura de rodillas alzadas y desliza las rodillas en sentido ascendente a ambos lados de la columna (sin tocarla) para alentar a la rotación anterior de la pelvis y a crear espacio en la región lumbar.

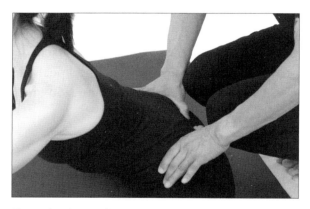

Cuando el estudiante inspira para levantarse, utiliza las manipulaciones de cadera con los pulgares bajando por el sacro para ayudarle a erguirse para sentarse recto.

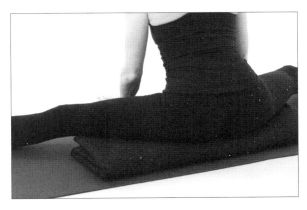 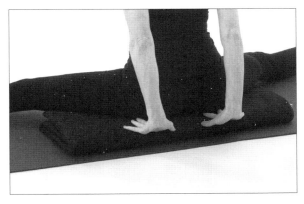

Modificaciones

Si el estudiante no puede sentarse recto sobre los isquiones, ofrécele un bloque, un cojín o una manta plegada.

Si un estudiante puede sentarse recto pero es incapaz de girar la pelvis hacia delante, pídele que coloque las manos detrás en el suelo para ayudarse a levantarse a través de la columna mientras intenta girar la pelvis hacia delante.

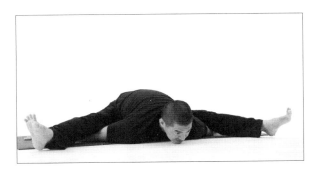

Variación

Cuando el estudiante logre realizar Upavista Konasana sin dificultades, enséñale Kurmasana (postura de la tortuga).

Para profundizar más:

La enseñanza del yoga: página 271

Secuencias de yoga: página 442

Centro de Recursos para la Enseñanza del Yoga:
www.markstephensyoga.com/resources

Kurmasana (postura de la tortuga)

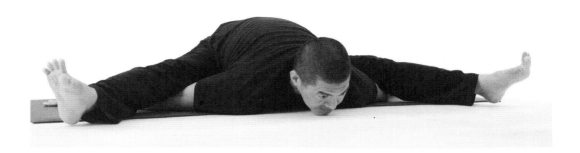

Desde Upavista Konasana, junta ligeramente las piernas, elevando las rodillas con objeto de crear espacio para extender los brazos rectos bajo las rodillas. Intenta juntar más las piernas, llegando finalmente hasta los hombros. Enraizando los isquiones, presiona las piernas y enderézalas, con los dedos de los pies extendidos y la mirada hacia el horizonte. Céntrate en enraizar los isquiones y extenderte por las piernas y la columna. Finalmente cruza las piernas por encima tras la espalda y presiona hacia arriba para Dwi Pada Sirsasana (postura de dos piernas tras la cabeza), haciendo la transición de salida a través de Tittibhasana (postura de la luciérnaga), Bakasana (postura de la grulla) y Chaturanga Dandasana (postura del palo de cuatro miembros).

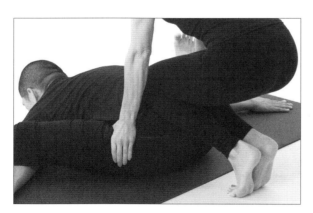

Apoyado sobre los metatarsos en la postura de rodillas alzadas, usa la rotación asiendo los muslos del estudiante para mantener la rotación neutral de estos mientras deslizas las rodillas lentamente en sentido ascendente por el músculo cuadrado lumbar, justo desde encima de la pelvis hasta el área inferior y posterior de las costillas.

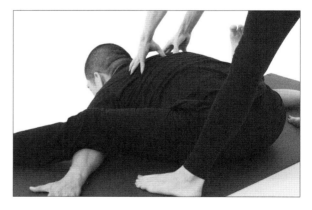

Aplica las retracciones de dedos a los omóplatos del estudiante mientras le pides que eleve el pecho y extienda el esternón hacia delante, hacia el horizonte.

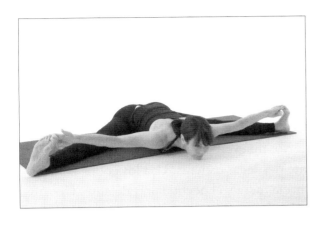

Modificación

Si el estudiante no consigue realizar Kurmasana, en lugar de modificarla, pídele que siga practicando Upavista Konasana.

Para profundizar más:

La enseñanza del yoga: página 272

Secuencias de yoga: página 402

Centro de Recursos para la Enseñanza del Yoga:
www.markstephensyoga.com/resources

Baddha Konasana (postura de ángulo con ayuda o postura del zapatero)

Desde la posición preparatoria para Upavista Konasana, dobla las rodillas para juntar los pies. Reduce la tensión de las rodillas colocándoles un bloque por debajo. Presiona las manos contra el suelo tras las caderas para ayudar a la pelvis a rotar hacia delante. Si puedes sentarte recto sobre los isquiones con las manos levantadas del suelo, sujeta y abre los pies como un libro, juntando y presionando los talones mientras estiras las

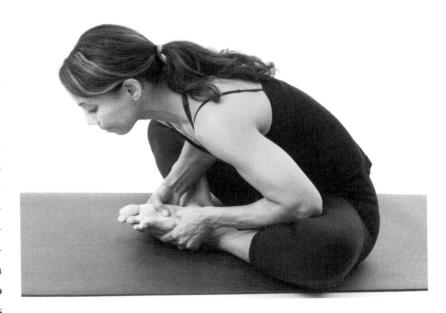

rodillas hacia el suelo. Rota la pelvis hacia delante para tirar del centro del corazón hacia el horizonte. Como variación, invita a los estudiantes a probar a extender los brazos completamente hacia delante, con las palmas presionando hacia abajo, usando esta posición alternativa para hacer palanca en el alzamiento del centro del corazón, el estiramiento de la columna y una rotación más pronunciada de las caderas. Mantén los isquiones enraizados, los talones apretados uno contra otro, los omóplatos bajando por la espalda y el centro del corazón abierto; muévete con la respiración para alargar la columna mientras se pliega hacia delante desde las caderas. Usa los codos para presionar los muslos hacia atrás, las rodillas hacia fuera y el pecho hacia delante. Crea una sensación de llevar el ombligo hacia los dedos de los pies y el esternón hacia el horizonte. Enseñar esta acción ayudará a los estudiantes a redondear lo mínimo posible la espalda y a reducir la tirantez potencial de la región lumbar y el cuello. Si los estudiantes se quejan de dolor en la parte interna de la rodilla o de las ingles, recomiéndales que coloquen bloques bajo las rodillas.

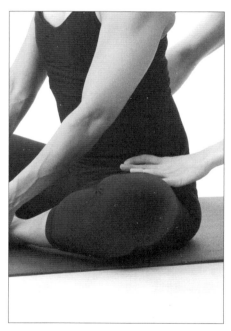

Usa las manipulaciones de cadera para guiar la pelvis del estudiante a la neutralidad.

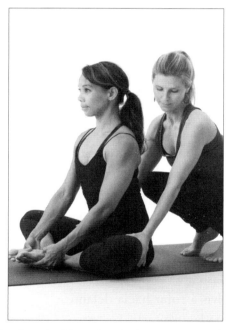

Aplica la rotación asiendo la parte superior de los muslos del estudiante para ayudarle a su rotación externa. Pregúntale más de una vez si siente presión en las rodillas y si se queja de tensión en ellas interrumpe este ajuste.

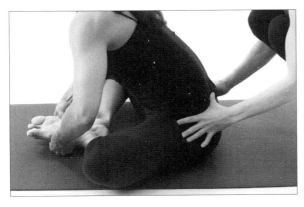

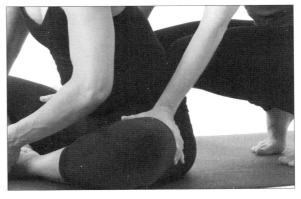

Si tus manos son lo suficientemente grandes, aplica la rotación opuesta con los dedos guiando la rotación externa de los muslos y deslizando los pulgares por el sacro en sentido ascendente para guiar la rotación anterior de la pelvis.

En la postura de las rodillas elevadas, aplica la rotación asiendo la parte superior de los muslos mientras deslizas las rodillas en sentido ascendente desde el borde posterior superior de la pelvis del estudiante hacia la zona inferior y posterior de las costillas (con tus rodillas justo a los lados de la columna, sin tocarla en lo más mínimo).

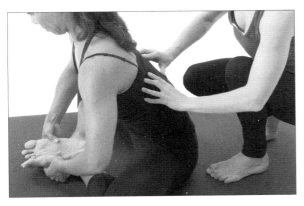

Si el estudiante está redondeando la espalda, anímale a alzarse más desde la flexión anterior, utilizando presiones o retracciones de dedos para guiar sus omóplatos en sentido descendente mientras levanta el esternón.

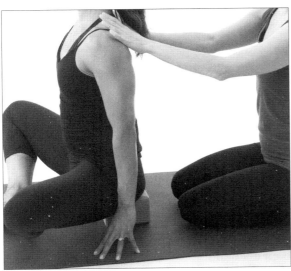

Modificaciones

Si el estudiante no puede sentarse recto sobre la parte frontal de los isquiones o si las rodillas están más elevadas que las caderas, ofrécele un bloque o un cojín para colocarlo bajo el isquion; luego utiliza las manipulaciones de cadera para guiarlo a la neutralidad pélvica.

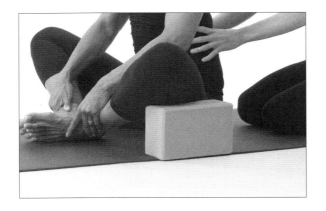

Si el estudiante se queja de molestias o tensión en la parte interna de las rodillas, ofrécele bloques o cojines firmes para colocarlos bajo las rodillas; luego concéntrate en dar instrucciones para subrayar la neutralidad pélvica, una columna erguida y un centro del corazón amplio.

Para profundizar más:

La enseñanza del yoga: página 274

Secuencias de yoga: página 379

Centro de Recursos para la Enseñanza del Yoga:

www.markstephensyoga.com/resources

Supta Baddha Konasana (postura reclinada del ángulo con ayuda)

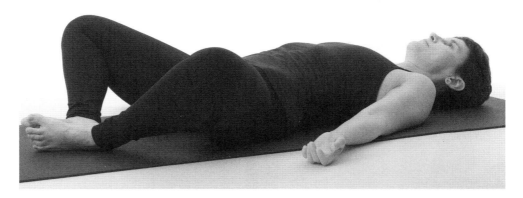

Desde la posición preparatoria (recta) para Baddha Konasana, guía verbalmente al estudiante a reclinarse hacia atrás con las manos por detrás apoyadas en el suelo; a continuación debe dejarse caer sobre los codos y seguir así hasta llegar al suelo. Proporciona los siguientes apoyos: bloques bajo las rodillas si hay presión intensa en la parte interior de las rodillas o de los muslos o un cojín bajo la espalda y bajo la cabeza si hay una presión intensa en la región lumbar o en el cuello.

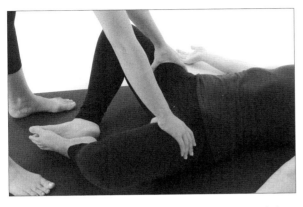

Coloca las manos ligeras sobre los muslos del estudiante para alentar su rotación externa y su abducción mientras prestas mucha atención a la presión en las rodillas.

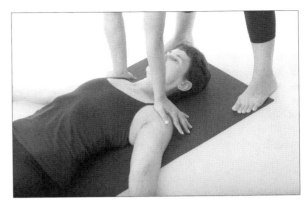

Usa las manos ligeras para alentar al estudiante a soltar los hombros hasta el suelo y permitir que el centro del corazón se expanda naturalmente.

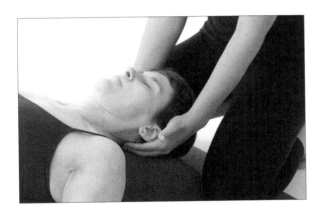

Coloca las puntas de los dedos en la cresta occipital del estudiante y presiona ligeramente mientras tiras de su cuello alargándolo más.

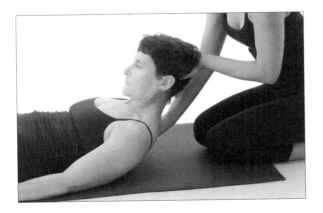

Usa las manos ligeras bajo la espalda del estudiante para ayudarle a volver a sentarse.

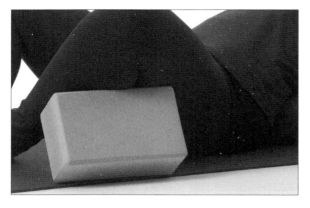

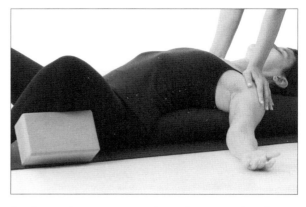

Modificaciones

Si el estudiante se queja de molestias o tensión en las rodillas o en la parte interna de los muslos, ofrécele bloques para colocar bajo las rodillas.

Si el estudiante no puede reclinarse sobre la espalda sin sentir tensión en las rodillas y en la región lumbar, ofrécele un cojín (o varios) para colocar bajo la espalda.

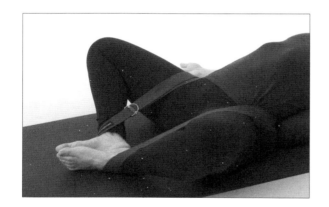

Si el estudiante relaja la espalda y la suelta sin tensión en las rodillas, ofrécele una correa para que la coloque alrededor de la parte superior de la pelvis, sobre los muslos y los tobillos, y alrededor y por debajo de los pies, tirando de ella para tensarla antes de pedirle que se recline hacia atrás.

Para profundizar más:

Secuencias de yoga: página 435

Centro de Recursos para la Enseñanza del Yoga:
www.markstephensyoga.com/resources

Ubhaya Padangusthasana (postura de los dos pulgares de los pies)

Sentado en Dandasana, guía verbalmente y mediante una demostración a doblar las rodillas para sujetar los pulgares con los dedos corazón e índice y a extender lentamente las piernas rectas mientras tiras con los dedos para hacer palanca en la rotación anterior de la pelvis y para lograr el levantamiento y extensión neutral de la columna. Luego guía a los estudiantes a flexionar lentamente los codos y tirar del esternón hacia los dedos de los pies.

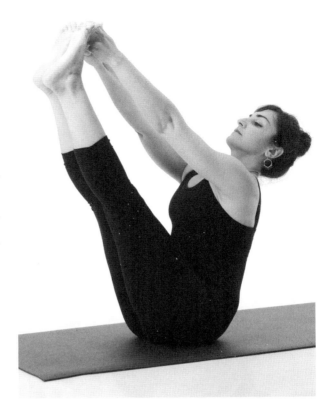

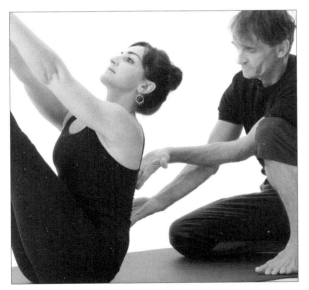

En la posición preparatoria, el estudiante agarrará los pulgares y extenderá las piernas, la columna y los brazos. La mayoría de los estudiantes tiende a encorvarse. Usa una mano ligera para guiar al sacro hacia dentro (la rotación anterior de la pelvis), mientras la otra mano ligera asciende por la región torácica de la columna para guiar el levantamiento del esternón.

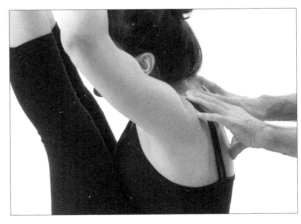

Pídeles a los estudiantes que flexionen los codos mientras tiran del esternón hacia los dedos de los pies y aplica las manos ligeras a la parte posterior de los hombros para guiarlos hacia abajo y separados de las orejas.

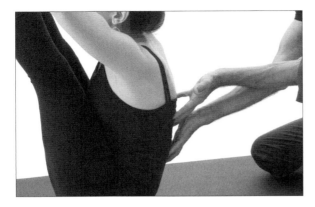

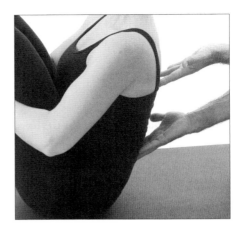

Cuando el estudiante acerca más el torso a las piernas, tiene tendencia a encorvarse. Usa una vez más una mano ligera en el sacro pero presiona más firmemente y en una dirección ascendente para contrarrestar la tendencia a encorvarse.

Modificaciones

Si el estudiante no puede agarrar los pulgares de los pies sin doblar las rodillas o encorvarse, pídele que flexione las rodillas y se tome las manos por detrás de ellas mientras usas una mano ligera en el sacro para guiar la rotación anterior de la pelvis.

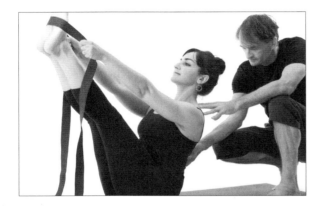

Cuando un estudiante con tendones tensos progrese con la posición de abrazar las rodillas, ofrécele una correa alrededor de los pies y dale la misma instrucción táctil.

Para profundizar más:

Secuencias de yoga: página 441

Centro de Recursos para la Enseñanza del Yoga:
www.markstephensyoga.com/resources

Urdhva Mukha Paschimottanasana
(Postura de estiramiento intenso hacia
el oeste mirando hacia arriba)

Guía verbalmente y mediante una demostración preparando como para Ubhaya Padangusthasana, excepto que en lugar de guiar a asir los pulgares, guía a asir los lados de los pies o a rodear los pies con la muñeca. Luego procede como para Ubhaya Padangusthasana.

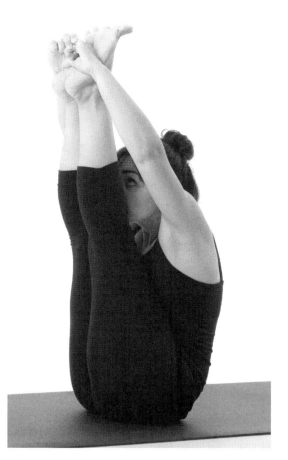

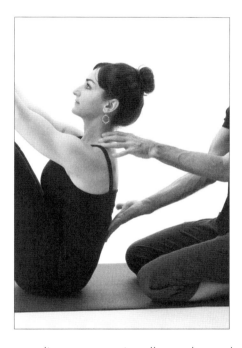

Usa una mano ligera para guiar a llevar el sacro hacia dentro (rotación anterior de la pelvis) mientras la otra mano ligera asciende por la región torácica de la columna para guiar el levantamiento del esternón.

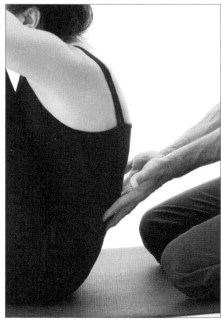

Pídele al estudiante que flexione los codos mientras lleva el esternón hacia los dedos de los pies y aplica las manos ligeras a la parte superior de los hombros para guiar el hombro hacia abajo y separado de las orejas.

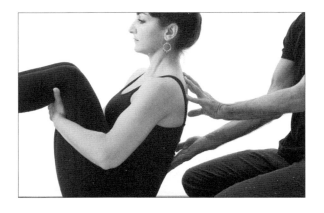

Modificaciones

Si el estudiante no puede asir los dedos o rodear los pies con la muñeca sin doblar las rodillas o encorvarse, pídele que flexione las rodillas y se dé las manos tras ellas mientras usas una mano ligera en el sacro para guiar la rotación anterior de la pelvis.

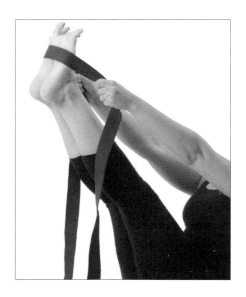

Cuando un estudiante con tendones tensos progrese con la posición de abrazarse las rodillas, ofrécele una correa alrededor de los pies y dale la misma instrucción táctil.

Para profundizar más:

Secuencias de yoga: página 446

Centro de Recursos para la Enseñanza del Yoga:
www.markstephensyoga.com/resources

Supta Padangusthasana A y B (postura reclinada del pulgar del pie A y B)

Recostado boca arriba con los pies hacia dentro como para Setu Bandha Sarvangasana (postura del puente), agarra el pie derecho y endereza la pierna derecha (usa una correa si es necesario). Trata de enderezar la pierna izquierda para que quede pegada al suelo, presionando por el talón mientras rotas internamente el muslo y mantienes la rodilla y los dedos de los pies apuntando hacia arriba. Con una espiración, lleva la barbilla hacia la pantorrilla mientras mantienes ambas piernas rectas y fuertes. Intenta rotar el pubis hacia delante y hacia abajo mientras elevas el esternón alejándolo del vientre. Realiza la transición a la variación B dejando caer la espalda en

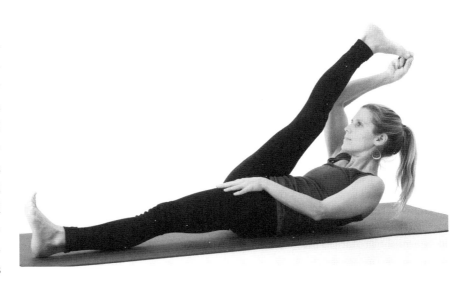

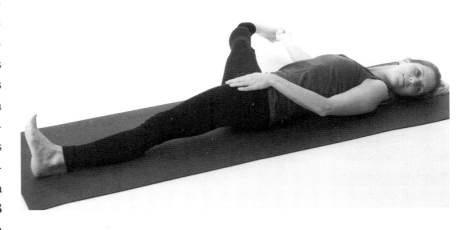

el suelo, girando la cabeza a la izquierda y extendiendo lentamente la pierna izquierda para fuera hacia la izquierda en abducción. Interésate más por mantener la nalga izquierda en el suelo que por llevar la pierna derecha más alejada.

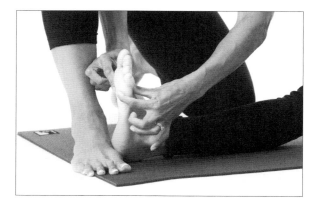

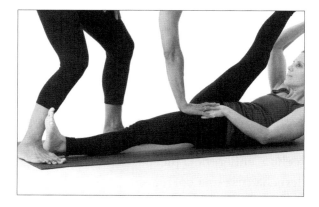

Coloca el pie contra el talón izquierdo del estudiante para alentarlo a presionar hacia fuera por ese talón y usa una mano ligera para orientar los dedos y la rodilla de la pierna izquierda a apuntar directamente hacia arriba; sigue instruyendo este alineamiento rotando internamente ese muslo.

Conforme le pides al estudiante que levante la barbilla hacia la pantorrilla en una espiración (la variación A), sigue presionando el pie contra su talón y usa las palmas abiertas para presionar el muslo izquierdo hacia abajo. Aliéntale verbalmente a mantener esta posición durante cinco respiraciones antes de soltarse en preparación para la variación B.

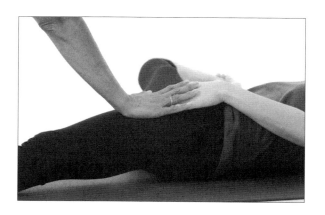

Pídele al estudiante que sienta el peso de la nalga izquierda en el suelo y que mantenga la cualidad del enraizamiento mientras extiende la pierna derecha a la derecha, solo en la medida en que el enraizamiento de la nalga izquierda no cambie. Presiona una palma abierta sobre el muslo o la cadera del estudiante para ayudarle a mantener esta acción enraizadora.

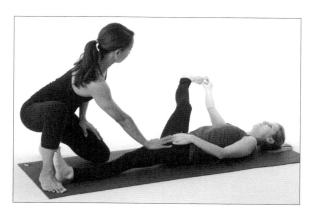

Pídele que extienda la pierna derecha a la derecha, hacia atrás y hacia arriba en la posición inicial cinco veces antes de pedirle que mantenga la pierna extendida hacia fuera en la posición abducida.

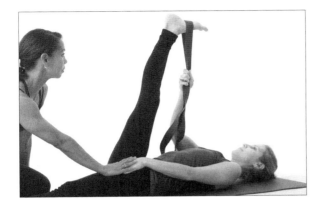

Modificación

Si el estudiante no puede asir el pulgar del pie derecho y enderezar completamente esa pierna sin que el hombro se levante del suelo, ofrécele una correa para colocarla alrededor del pie y continúa con las mismas instrucciones verbales y táctiles.

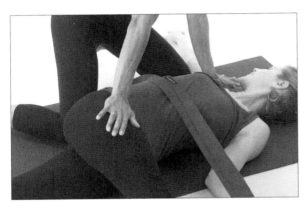

Variación

Tras mantener durante cinco respiraciones la variación B, alza la pierna derecha y crúzala a la izquierda, dejando caer en el suelo el brazo derecho a la derecha mientras usas la mano izquierda para tirar de la pierna derecha y llevarla a la izquierda, creando una torsión sencilla que estira la parte exterior de la pierna derecha.

Para profundizar más:

La enseñanza del yoga: página 267

Secuencias de yoga: página 436

Centro de Recursos para la Enseñanza del Yoga:

www.markstephensyoga.com/resources

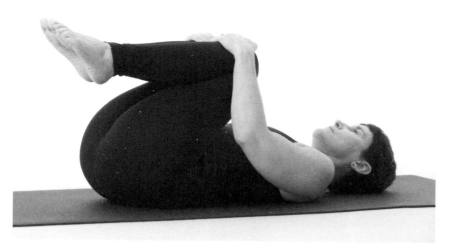

Apanasana (postura de alivio de gases o postura de las rodillas al pecho)

Recostado sobre la espalda, lleva las rodillas suavemente hacia el pecho. Al inspirar, relaja las rodillas y sepáralas ligeramente del pecho; al espirar, abrázalas acercándolas al cuerpo. A pesar de lo sencilla que parece esta postura, aconseja a los estudiantes que procuren no forzar la región lumbar. Prueba a mecerte de lado a lado o a mover las rodillas en círculos para intentar liberar la tensión de la región lumbar.

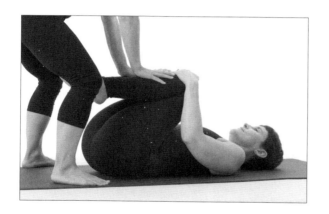

En esta asana es muy poco lo que el maestro puede hacer con instrucciones táctiles. Usa las manos ligeras para ayudar a llevar los muslos más cerca del pecho.

Para profundizar más:

La enseñanza del yoga: página 266

Centro de Recursos para la Enseñanza del Yoga:
www.markstephensyoga.com/resources

Gomukhasana (postura de la cara de vaca)

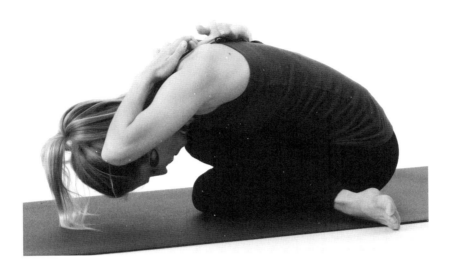

Prepárate como para Ardha Matsyendrasana (media postura del señor de los peces); luego lleva la rodilla de arriba a través de la parte superior de la rodilla inferior con los talones cerca de las caderas. Si no puedes cruzar las rodillas completamente, ponte sobre ellas y apoyado en las manos para cruzarlas; deja preparado un bloque bajo los isquiones antes de volver a sentarte. Con la rodilla derecha encima, extiende el brazo izquierdo por encima de la cabeza, doblando el codo para llevar la mano hacia abajo por la espalda mientras tiras del brazo derecho hacia atrás y lo extiendes hacia arriba para asir los dedos de la mano izquierda (usando una correa si hiciera falta). Enraizando los isquiones, al inspirar, eleva la columna y el pecho; al espirar, flexiona hacia delante. Como con todas las flexiones sentadas, mantén los isquiones enraizados mientras alargas la columna y te pliegas hacia delante. Presta mucha atención a las rodillas, la región lumbar y los hombros. Mantén el centro del corazón abierto y la respiración constante. Para cambiar de lado sencillamente vuelve a cruzar las piernas, girando trescientos sesenta grados o presionando en Salamba Sirsasana II (equilibrio sobre la cabeza con apoyo II) y volviendo a cruzar las piernas por encima de la cabeza.

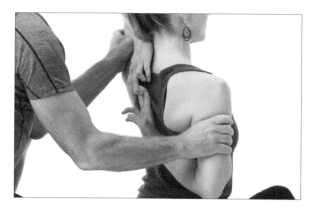

Para asistir al estudiante en la colocación del brazo, utiliza la rotación asiendo la parte superior de los brazos para ayudar a su rotación, de la manera siguiente: el brazo levantado rota externamente y el otro brazo rota internamente.

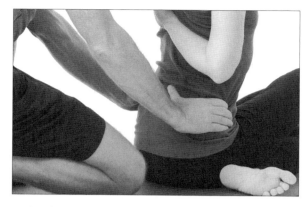

Utiliza las manipulaciones de caderas con la rotación asiendo el cuerpo para guiar al enraizamiento y a la rotación anterior de la pelvis del estudiante como fuente de la flexión anterior.

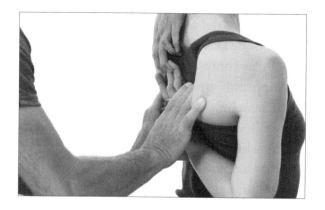

Si el estudiante no está preparado para hacer una flexión anterior, aplica la retracción de dedos en los omóplatos para guiar a los hombros hacia abajo y separados de las orejas.

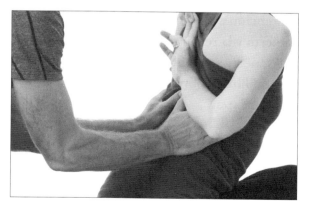

Si el estudiante no puede hacer una flexión anterior, usa la rotación contraria a lo largo del área lateral y posterior de las costillas para guiar a la elevación del pecho y al alargamiento de la columna.

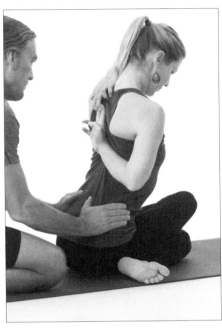

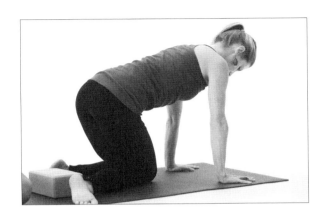

Modificaciones

Si el estudiante no puede sentarse recto sobre los isquiones o es incapaz de cruzar las rodillas, pídele que incline el cuerpo hacia delante sobre las manos donde las rodillas puedan cruzarse con más facilidad; ofrécele un bloque entre los talones para que las rodillas permanezcan cruzadas mientras vuelve a sentarse y así no se encorvará al intentar enraizar los isquiones.

Vuelve a aplicar las manipulaciones de cadera e invierte la rotación asiendo el cuerpo del estudiante para relajar la espalda y ayudarle a sentarse erguido.

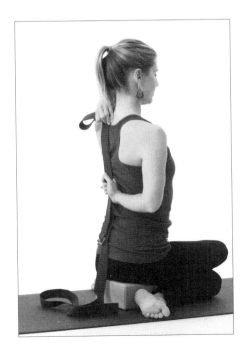

Si el estudiante no puede sujetarse los dedos tras la espalda, ofrécele una correa para extenderla entre las manos.

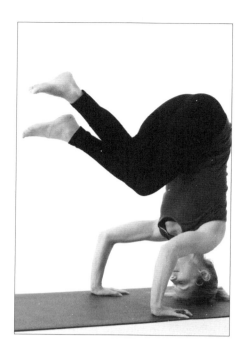

Variación

Hacer la transición al otro lado por Sirsasana II (el pino sobre la cabeza II).

Para profundizar más:

La enseñanza del yoga: página 276

Secuencias de yoga: página 395

Centro de Recursos para la Enseñanza del Yoga:

www.markstephensyoga.com/resources

Ardha Baddha Padma Paschimottanasana (postura de estiramiento intenso hacia el oeste manteniendo media postura del loto)

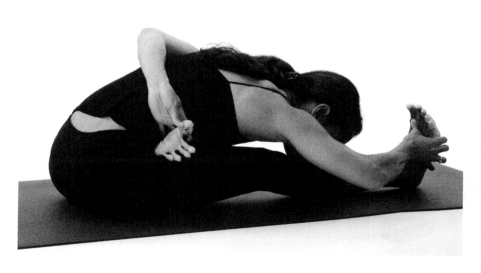

Desde Dandasana, guía a los estudiantes a llevar la pierna derecha a la posición de medio loto; luego deben cruzar el brazo de ese lado del cuerpo por la espalda para asir el pie en loto. Enraizando los isquiones y manteniendo la pierna extendida activa y rotando internamente, al inspirar, eleva la columna y el centro del corazón; al espirar, pliégate hacia delante. Si la rodilla doblada está levantada del suelo, anima a los estudiantes a permanecer rectos hasta que la cadera se abra. Busca la simetría en medio de la asimetría de la asana y enséñasela.

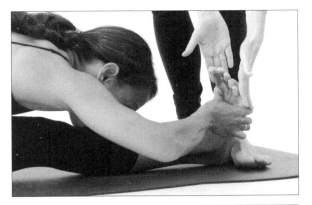

Coloca el pie contra el talón izquierdo del estudiante para animarle a presionar por ese talón y usa una mano ligera para guiar los dedos del pie izquierdo y la rodilla del mismo lado a apuntar recto hacia arriba; sigue guiando este alineamiento rotando ligeramente ese muslo hacia dentro.

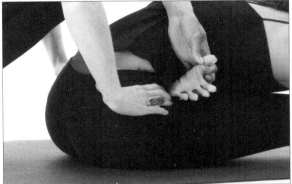

Usa las manipulaciones de caderas para enraizar firmemente los isquiones y aplica la rotación asiendo el cuerpo para alentar la rotación anterior de la pelvis mientras le pides al estudiante que oriente el esternón hacia el pie izquierdo (no directamente hacia delante).

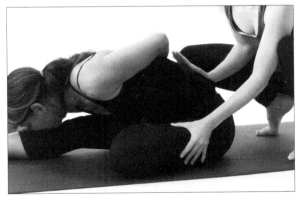

Usa la rotación asiendo la parte superior del muslo en el loto para apoyar su rotación externa mientras usas una presión de dedos en la zona lumbar del estudiante para alentarlo a elevar la zona inferior de la espalda.

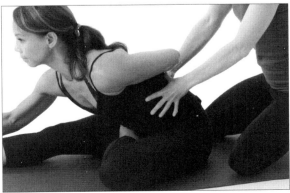

Si el estudiante puede rotar la pelvis para llevar el torso a cuarenta y cinco grados, pídele que empiece a plegarse por la columna con cada espiración, volviendo a levantarse con la inspiración hasta el ángulo de cuarenta y cinco grados para renovar el alargamiento de la columna y la expansión del centro del corazón y seguir moviéndose de esta manera dinámica con movimientos cada vez más pequeños. Cuando el estudiante inspira levantándose ligeramente, aplica la rotación opuesta a lo largo de la parte lateral de las costillas, justo bajo el ápice de la curva de la columna para transmitir aún más la acción de alargar la espalda incluso mientras realiza una flexión anterior.

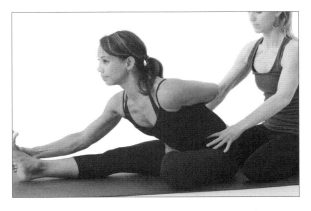

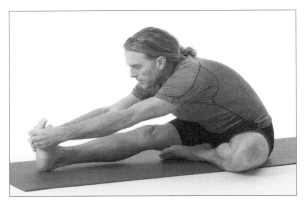

Vuelve a aplicar las manipulaciones de cadera con una fuerte rotación asiendo el cuerpo mientras le pides al estudiante que se levante de la flexión anterior al inspirar, rotando posteriormente la pelvis para facilitar la transición hacia arriba.

Modificaciones

Si no puedes doblar las piernas en medio loto, guía al estudiante a permanecer en Janu Sirsasana mientras sigue abriendo los rotadores y aductores internos.

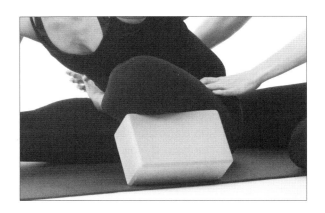

Si la rodilla en loto del estudiante está levantada del suelo, ofrécele un apoyo para colocarlo bajo ella y no presiones de ninguna forma que pueda aumentar la presión en esa rodilla.

Para profundizar más:

La enseñanza del yoga: página 277

Centro de Recursos para la Enseñanza del Yoga:
www.markstephensyoga.com/resources

Agnistambhasana
(postura del leño
ardiendo o la
paloma doble)

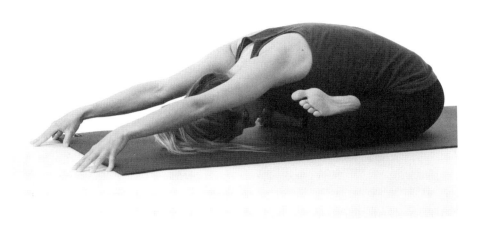

Desde una posición sencilla de piernas cruzadas, coloca las manos sobre el suelo tras las caderas y retrépate mientras deslizas los talones hacia delante para poner los tobillos paralelos. Gradualmente, rota la pelvis hacia delante para sentarte más recto. Una vez que puedas sentarte recto con las manos libres, coloca las pantorrillas como si fueran troncos, con los tobillos y las rodillas de un lado sobre los del lado contrario. Pliégate hacia delante. Mantén los pies flexionados fuertemente mientras tensas los músculos y los ligamentos alrededor de las rodillas, ayudando a proteger estas y a acentuar el estiramiento de las caderas.

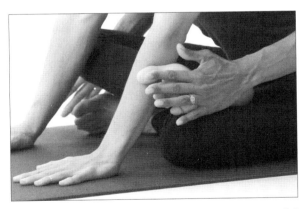

Usa las manos ligeras para presionar los pies del estudiante en dorsiflexión completa mientras le pides que mantenga esa acción en los tobillos.

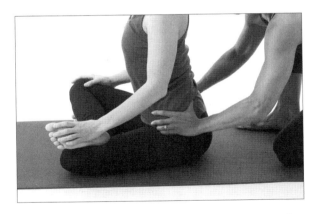

Guía verbalmente al estudiante a enraizar por los isquiones mientras intenta rotar la pelvis hacia delante; luego usa manipulaciones de cadera con rotación asiendo el cuerpo para ayudarlo a realizar esas acciones mientras le preguntas si siente alguna presión o algún dolor intenso en las rodillas (si la respuesta es afirmativa, interrumpe el ejercicio).

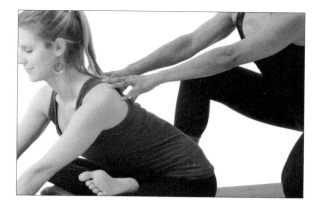

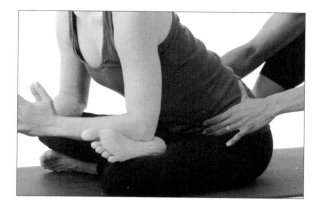

Cuando el estudiante rote la pelvis hacia delante, usa la retracción de dedos o las manos ligeras para guiar los omóplatos hacia abajo mientras le pides que eleve el esternón.

Si el estudiante puede plegarse hacia delante y colocar los codos sobre las rodillas, pídele que presione más firmemente sobre ellas para hacer palanca al levantar el esternón mientras vuelves a aplicar manipulaciones de cadera con rotación asiendo el cuerpo para seguir animándolo a rotar la pelvis hacia delante.

Modificaciones

Si el estudiante puede plegarse hacia delante y colocar las manos en el suelo en frente de las piernas, pídele que arrastre hacia dentro las puntas de los dedos para seguir haciendo palanca con el esternón mientras centra los movimientos de la flexión anterior en las articulaciones de las caderas. Sigue usando manipulaciones de caderas con rotación asiendo el cuerpo, invirtiendo las acciones en tus manos para ayudar al estudiante a levantar la espalda.

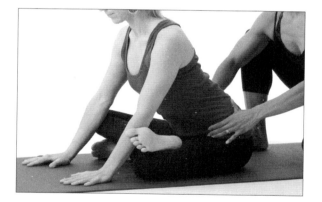

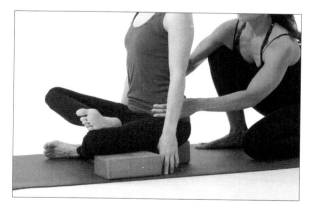

Si el estudiante no puede cruzar los talones a las rodillas opuestas, guíalo a permanecer con otros abridores de cadera con las piernas cruzadas, especialmente la postura de enhebrar la aguja. Además, ofrécele un bloque para colocar bajo los isquiones si no puede sentarse recto sobre la parte frontal de estos.

Para profundizar más:

La enseñanza del yoga: página 280

Secuencias de yoga: página 371

Centro de Recursos para la Enseñanza del Yoga:
www.markstephensyoga.com/resources

Eka Pada Raj Kapotasana I (postura del rey palomo sobre una pierna I)

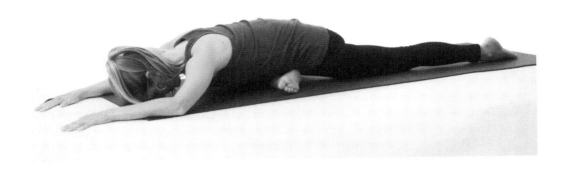

Este abridor de cadera es la posición preparatoria para la flexión posterior del mismo nombre, en este caso la I en lugar de la II. Desde Adho Mukha Svanasana (postura del perro hacia abajo), lleva la rodilla derecha justo a la parte exterior de la mano derecha mientras sueltas la cadera y la pierna izquierdas hasta el suelo. Utiliza apoyos para el isquion izquierdo y elévalo tanto como haya que hacerlo para asegurarte de que está apoyado firmemente, las caderas están niveladas y no hay presión en el interior de la rodilla derecha. Pliégate lentamente hacia delante y hacia abajo.

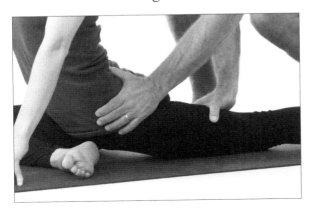

Usa las manos ligeras para ayudar a colocar la pierna extendida del estudiante directamente hacia atrás desde la cadera con la rodilla apuntando hacia abajo. Luego pídele que enraíce el pie hacia abajo haciendo palanca para rotar internamente ese muslo; utiliza la rotación asiendo el muslo para ayudar a esa acción.

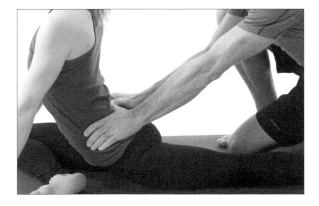

Emplea las manipulaciones de cadera para ayudar a nivelar las caderas del estudiante; luego presiona con los pulgares hacia abajo por el sacro para crear más espacio en la zona lumbar.

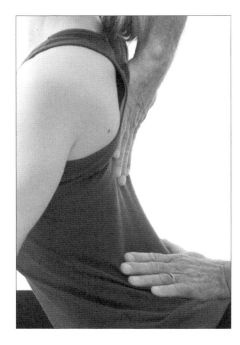

Presiona con una palma abierta sobre el sacro del estudiante con la presión hacia los talones mientras deslizas la otra palma abierta hacia arriba por la espalda, animándolo a soltarse más por las caderas y en sentido ascendente por la columna y el torso.

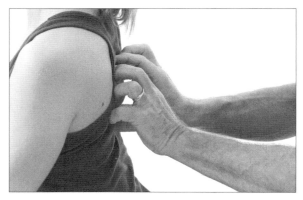

Usa la retracción de dedos para guiar los omóplatos del estudiante hacia abajo por la espalda.

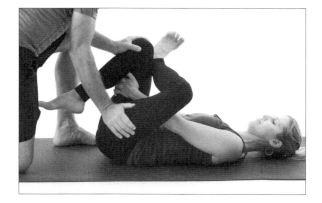

Modificaciones

Si el estudiante se queja de tensión en la rodilla frontal o si las caderas están levantadas a más de quince centímetros del suelo, aconséjale que trabaje con Sucirandhrasana hasta que las caderas se abran más.

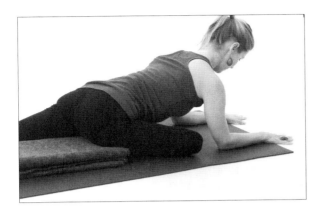

Si el estudiante no puede enraizar la pelvis uniformemente en el suelo, ofrécele un bloque o una manta bajo el isquion de la rodilla doblada para reducir la presión en esta y en la articulación sacroilíaca.

Para profundizar más:

La enseñanza del yoga: página 252

Secuencias de yoga: página 391

Centro de Recursos para la Enseñanza del Yoga:
www.markstephensyoga.com/resources

Eka Pada Sirsasana (postura de una pierna tras la cabeza)

En Dandasana, desliza hacia el centro el pie derecho, agarrando la rodilla para hacer palanca en la rotación de la pelvis y la extensión de la columna. Haz los tres primeros pasos preparatorios descritos para Astavakrasana (postura de ocho ángulos) antes de llevar la parte inferior

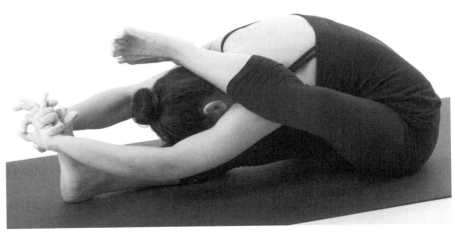

de la pierna derecha tras el hombro derecho y a lo largo de la espalda. Siéntate recto con las palmas en anjali mudra antes de plegarte hacia delante como se describió para Janu Sirsasana. Forzar esta asana dañará la rodilla derecha, el cuello y la zona lumbar.

Mantén el pie derecho fuertemente flexionado para estabilizar la rodilla. Usa la elevación del torso, el alargamiento de la columna y la expansión de las clavículas para profundizar la apertura de cadera.

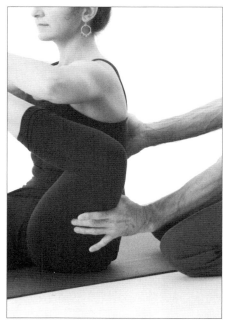

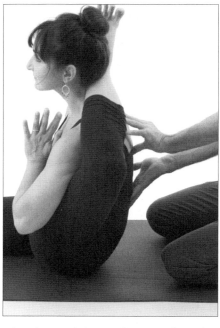

Apoya con las manos ligeras el esfuerzo del estudiante por llevar la pierna tras la espalda. Usa la rotación asiendo ese muslo para centrar el esfuerzo en la rotación externa de la cadera, reduciendo así la presión de la rodilla. Si la pierna del estudiante está tocando el cuello (en lugar de estar contra la espalda), aconséjale que siga practicando abridores de cadera antes de intentar esta asana.

Con la pierna del estudiante colocada tras la espalda, aplica las manos ligeras subiendo desde la zona lumbar y bajando por los hombros, para ayudarle a erguirse a través de la columna y el torso.

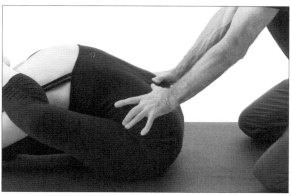

Usa las manipulaciones de cadera con la rotación asiendo el cuerpo para guiar la rotación anterior de la pelvis del estudiante como fuente de la flexión anterior.

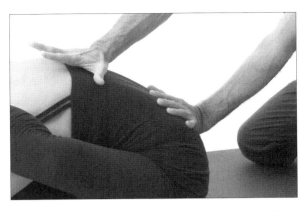 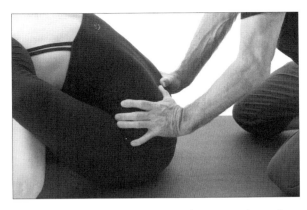

Si el estudiante se pliega más de cuarenta y cinco grados hacia delante, aprieta una palma abierta sobre el sacro ejerciendo una presión hacia abajo mientras deslizas la otra palma abierta justo desde debajo del ápice de la curva de la espalda hacia arriba.

Aplica una vez más las manipulaciones de cadera e invierte la rotación asiendo el cuerpo del estudiante para relajar la espalda y ayudarle a volver a sentarse.

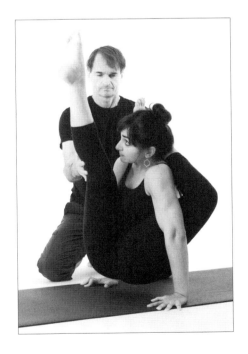

Variación

Para ofrecer una variación de equilibrio sobre brazos, guía a volver a llevar el torso hacia arriba, presionando las manos hacia abajo y enderezando los brazos para elevar las caderas del suelo, llevando la pierna extendida a la barbilla en Chakorasana (postura de la perdiz). Desde ahí, haz la transición a Chaturanga Dandasana o a las asanas descritas a continuación.

Para profundizar más:

La enseñanza del yoga: página 279
Secuencias de yoga: página 392

Centro de Recursos para la Enseñanza del Yoga:
www.markstephensyoga.com/resources

Sukhasana (postura sencilla)

Sentado en Dandasana, guía verbalmente y mediante una demostración a doblar las piernas en una posición sencilla de piernas cruzadas.

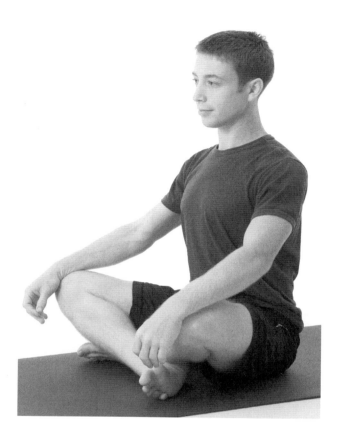

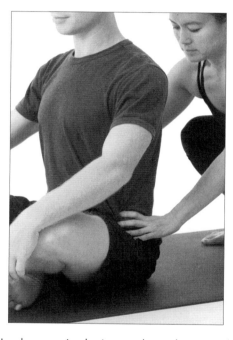

Usa las manipulaciones de cadera con la rotación asiendo el cuerpo para ayudar a enraizar los isquiones del estudiante y a animarle a desplazar el peso más al frente de los isquiones.

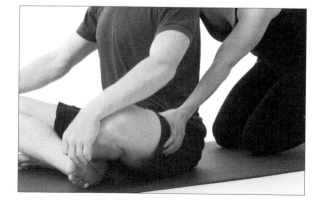

Aplica la rotación asiendo la parte superior de los muslos para ayudar a su rotación y abducción externas. Pregúntale al estudiante tantas veces como sea necesario si siente presión en las rodillas e interrumpe este ajuste si se queja de tensión en ellas.

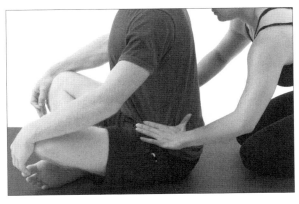

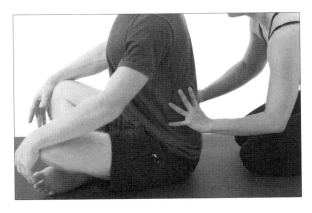

Si tus manos son lo bastante grandes, aplica la indicación de rotación opuesta con los dedos a excepción de los pulgares, guiando la rotación externa de los muslos, y con los pulgares deslizándose desde el sacro hacia arriba guía la rotación anterior de la pelvis a la neutralidad.

Usa las extensiones de dedos entre el borde superior de la pelvis del estudiante hasta el borde inferior de las costillas para guiar al alargamiento a través de la zona lumbar.

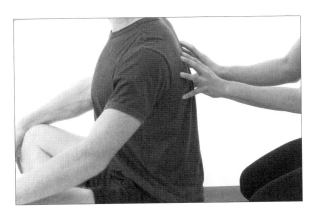

Usa la retracción de los dedos a lo largo de los omóplatos para guiarlos hacia abajo contra la zona posterior de las costillas mientras le pides al estudiante que se eleve a través del núcleo del abdomen sin dejar que sobresalga el área frontal inferior de las costillas.

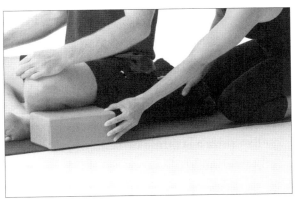

Modificaciones

Si el estudiante se queja de tensión en la parte interna de las rodillas o de los muslos, ofrécele bloques bajo las rodillas.

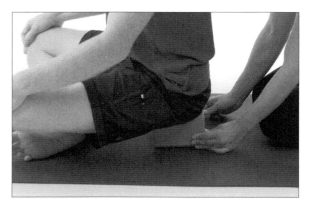

Si el estudiante no puede sentarse sobre la parte superior de los isquiones, ofrécele un bloque o un cojín firme para sentarse.

Para profundizar más:

Centro de Recursos para la
Enseñanza del Yoga:
www.markstephensyoga.com/resources

Padmasana (postura del loto)

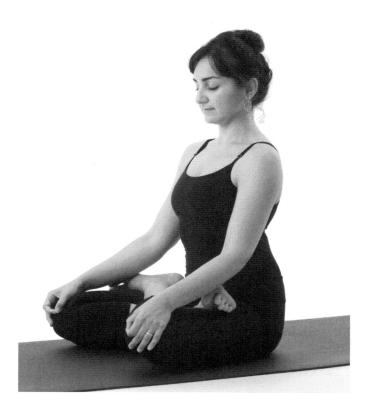

Enseña Padmasana guiando a relajar las caderas, sin forzar nunca las rodillas. Enraíza los isquiones y siéntate recto. A partir de una sencilla posición con las piernas cruzadas, sujeta el talón derecho y llévalo hacia la cadera izquierda. Relajando la cadera derecha y la parte interior del muslo y de la ingle, rota externamente el fémur para soltar la rodilla derecha hacia el suelo. Procede de la misma manera con la otra pierna. Enraízate a través de los isquiones; sigue cultivando la neutralidad pélvica, la extensión neutral de la columna y un centro del corazón amplio. Nunca fuerces las rodillas para bajarlas. Con las manos sobre ellas, mira a la punta de la nariz o a un punto en el suelo.

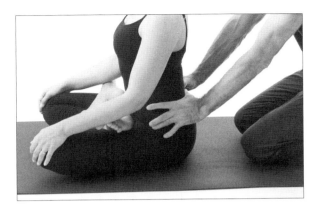

Usa las manipulaciones con la rotación asiendo el cuerpo para ayudar a enraizar los isquiones del estudiante y para impulsar el peso más hacia la parte frontal de los isquiones.

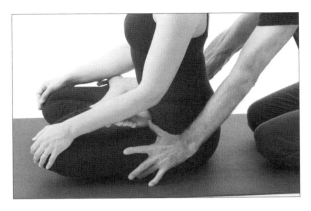

Aplica la rotación asiendo la parte superior de los muslos del estudiante para ayudar a su rotación externa. Pregúntale tantas veces como sea necesario si siente presión en las rodillas e interrumpe este ajuste si se queja de tensión en ellas.

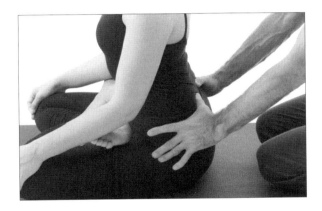

Si tus manos son lo suficientemente grandes, aplica una indicación de rotación opuesta con los dedos, guiando la rotación externa de los muslos, y con los pulgares deslizándose desde el sacro hacia arriba guía la rotación anterior de la pelvis.

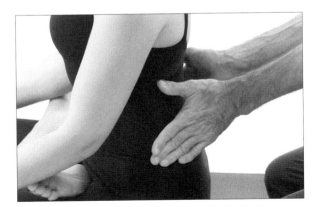

Usa las manipulaciones de cadera con la rotación asiendo el cuerpo para impulsar la rotación anterior más cómoda de la pelvis como fuente principal de la flexión hacia delante antes de colocar las manos en el suelo, sobre un bloque o en la pared.

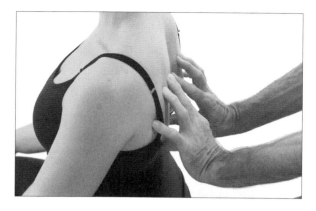

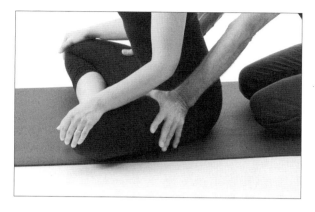

Mientras guías verbalmente a los estudiantes, alarga la columna y el esternón hacia delante en la posición a medio camino hacia arriba, usando la rotación opuesta en los omóplatos para guiarlos hacia abajo y alejar el esternón del abdomen, antes de guiar a descender más.

Modificaciones

Si el estudiante no puede doblar las piernas en la postura completa del loto, aconséjale que pruebe Ardha Padmasana (postura del medio loto) o Sukhasana.

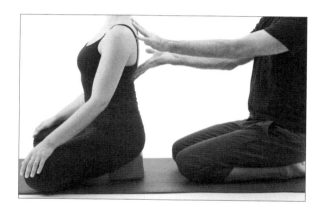

Si el estudiante no puede sentarse en la parte superior de los isquiones, ofrécele un bloque o un cojín firme para que se siente.

Para profundizar más:

La enseñanza del yoga: página 278

Secuencias de yoga: página 411

Centro de Recursos para la Enseñanza del Yoga:

www.markstephensyoga.com/resources

Baddha Padmasana
(postura del loto con ayuda)

Desde Padmasana, llevar los brazos tras la espalda para asir los pies. Si no puedes asir los pies, abraza los codos o los antebrazos. Al inspirar, extiende la columna; al espirar, pliégate hacia delante. Intenta mantener la postura durante diez respiraciones lentas, usando esta asana para depurar la respiración y pasar a un espacio más tranquilo y profundo en tu interior.

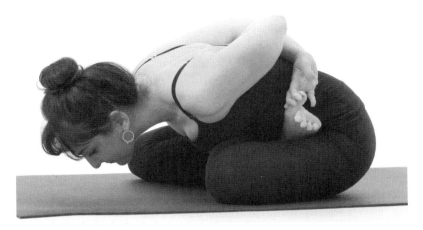

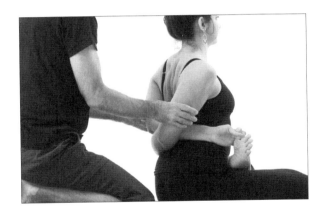

Usa la rotación asiendo la parte superior de los brazos del estudiante para ayudarle a su rotación interna cuando lleva los brazos alrededor de la espalda.

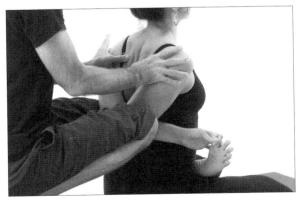

Con las palmas sobre los hombros del estudiante, guíalo a elevar la columna y unir los omóplatos.

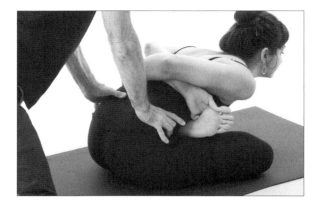

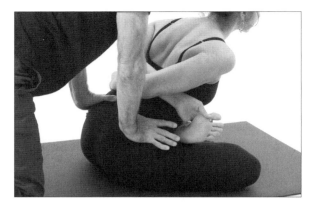

Emplea las manipulaciones de cadera con la rotación asiendo el cuerpo para guiar al enraizamiento y a la rotación anterior de la pelvis del estudiante como fuente de la flexión anterior.

Aplica una vez más las manipulaciones de cadera e invierte la rotación asiendo el cuerpo del estudiante para relajar la espalda y ayudarle a volver a sentarse.

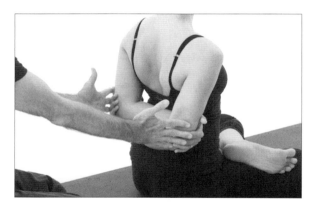

Modificación

Si el estudiante no puede pasar los brazos alrededor de la espalda para abrazarse los pies, ofrécele una correa alrededor de los pies o pídele que se abrace los codos.

Variación

Tras volver a sentarte recto, deja caer las manos en el suelo junto a las caderas y presiona firmemente a través de ellas para elevarte en Tolasana (postura de la balanza) durante ciento ocho ciclos de kapalabhati pranayama.

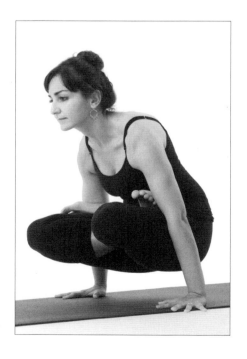

Para profundizar más:

La enseñanza del yoga: página 278

Centro de Recursos para la Enseñanza del Yoga:
www.markstephensyoga.com/resources

Hanumanasana (postura del mono divino)

Desde Anjaneyasana, coloca las manos en el suelo y mueve las caderas atrás sobre la rodilla trasera mientras enderezas la pierna frontal. Permanece aquí durante uno o dos minutos. Manteniendo las caderas niveladas con el frente de la esterilla, desliza lentamente el talón de la pierna frontal mientras extiendes la pierna trasera. Como la

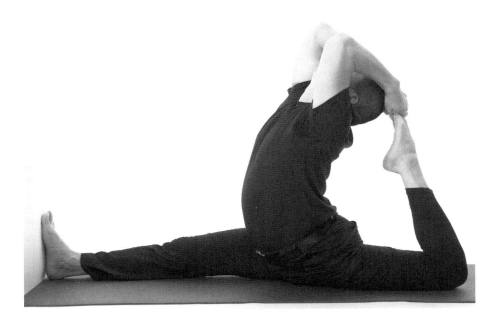

mayoría de los estudiantes son incapaces de soltarse por completo en esta asana, ofrece bloques para colocar bien bajo los isquiones de la pierna frontal o bien en ambos lados de las caderas para sujetarse. Es importante colocar las caderas niveladas con el frente de la esterilla mientras el isquion de la pierna frontal está enraizado firmemente, creando así una base simétrica para la extensión de la columna y reduciendo el riesgo de tensión en la zona lumbar. Una vez colocado en una posición estable con la columna erguida, incrementa la flexión del pie adelantado, tensando los músculos cuádriceps y relajando los tendones. En la medida en que las caderas estén niveladas con el frente de la esterilla, la pierna atrasada se extenderá más fácilmente hacia atrás recta desde la cadera. Recalca la rotación interna de la pierna atrasada, especialmente si estás explorando la variación de la flexión posterior.

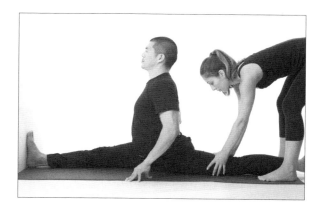

Usa las manos ligeras para ayudar a colocar la pierna atrasada del estudiante hacia atrás recta desde la cadera con la rodilla apuntando directamente hacia abajo. Luego pídele que enraíce el pie hacia abajo para hacer de palanca de la rotación interna de ese muslo; emplea la rotación asiendo ese muslo para ayudar a esta acción.

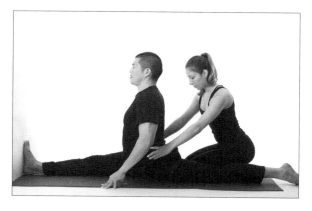

Usa las manipulaciones de cadera para ayudar a nivelar las caderas del estudiante; luego presiona los pulgares en el sacro en dirección descendente para crear más espacio en la zona lumbar y para guiar el movimiento hacia la neutralidad de la pelvis.

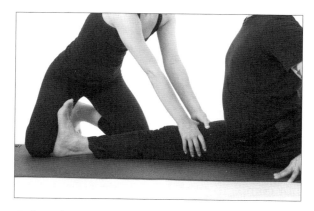

Coloca las rodillas o los pies contra el talón de la pierna adelantada del estudiante, pidiéndole que presione hacia fuera por ese talón y que rote internamente ese muslo, ayudándole a conseguirlo mediante una rotación asiendo ese muslo.

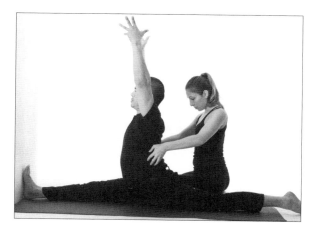

Sentado en la postura del lazo y por tanto colocándote más cerca tras el estudiante, utiliza las extensiones de dedos entre la pelvis y las costillas laterales para guiar el levantamiento a través de la columna y el torso.

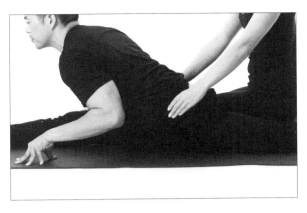

Para la expresión con flexión anterior de esta asana, utiliza las manipulaciones de cadera para guiar el movimiento desde la pelvis mientras la mantienes nivelada (el lado de la pierna atrasada tenderá a irse hacia atrás).

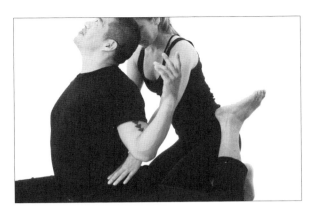

Para la expresión con flexión posterior de esta asana, afirma el equilibrio del estudiante mediante las manipulaciones de cadera antes de guiar las manos al pie alzado.

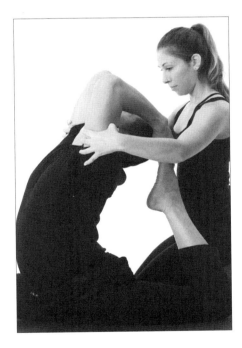

En la flexión posterior, utiliza la rotación asiendo la parte superior de los brazos para ayudar a su rotación externa y a juntar los codos del estudiante mientras este relaja la cabeza dejándola caer para atrás hacia el pie.

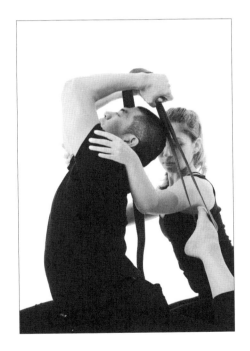

Sírvete de manipulaciones de cadera para ayudar a estabilizar el equilibrio lateral del estudiante mientras sale lentamente de la flexión posterior.

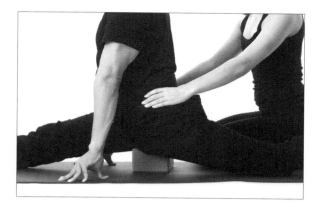

Modificaciones

Ofrece bloques bajo el isquion de la pierna adelantada si el estudiante no es capaz de enraizarlo
en el suelo con una pelvis nivelada.

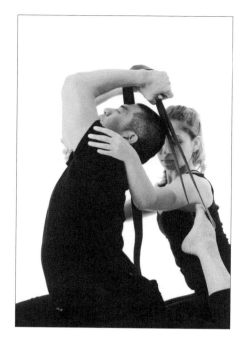

Ofrece una correa alrededor de la pierna elevada para que el estudiante la sujete con ambas
manos por encima de la cabeza si no puede sujetar el pie con ambas manos.

Para profundizar más:

La enseñanza del yoga: página 272
Secuencias de yoga: página 397

Centro de Recursos para la Enseñanza del Yoga:
www.markstephensyoga.com/resources

Capítulo 10

Inversiones

Cuando nos ponemos cabeza abajo, el mundo parece volverse del revés. Aquí incluso el movimiento más sencillo puede ser confuso ya que estamos experimentando una relación desconocida y contraria con la gravedad. Este cambio de perspectiva de conciencia neuromuscular crea una oportunidad para expandir más nuestra sensación de estar en el mundo revirtiendo al mismo tiempo los efectos de la gravedad en el cuerpo. El cerebro está regado de sangre nutritiva, la mente se despeja, los nervios se tranquilizan y todo parece volverse más sosegado y sin embargo alerta, invitándonos agradablemente a la meditación. Con la práctica incluso la que en un principio resulta la inversión más difícil, Salamba Sirsasana (equilibrio sobre la cabeza con apoyo), se vuelve tan estable como su contraria, Tadasana (postura de la montaña); esto les permite a los estudiantes permanecer durante varios minutos seguidos en esta posición. Tanto en Salamba Sirsasana como en Salamba Sarvangasana (equilibrio sobre los hombros), los estudiantes desarrollan una coordinación muscular más variada que aporta estabilidad y facilidad a varias asanas, entre ellas los movimientos fluidos de dentro hacia fuera de Adho Mukha Vrksasana (postura del pino sobre las manos).

El mayor riesgo físico que se da en las inversiones es el que afecta al cuello (esto no se aplica a Viparita Karani, postura activa invertida). Es muy importante darles a los estudiantes una orientación clara y metódica al preparar las inversiones de manera que se minimice este riesgo. Aquellos con problemas en la región cervical de la columna no deben practicar asanas que les tensen más el cuello.

Las inversiones y la menstruación

Entre los maestros de yoga existe bastante confusión y desacuerdo acerca de la conveniencia o no de que las mujeres practiquen inversiones totales durante la menstruación. Algunos aseguran que las inversiones revierten el curso del flujo menstrual y mantienen que esta menstruación retrógrada puede causar endometriosis. Sin embargo, no hay pruebas médicas que demuestren que la inversión cause una interrupción del flujo natural de la sangre. Si hubiera pruebas en ese sentido, incluso Adho Mukha Svanasana (postura del perro boca abajo) estaría contraindicado al menstruar, y habría que cuestionarse hasta los efectos de recostarse sobre el abdomen en lugar de sobre la espalda, ya que el útero y la vagina están vueltos en relación opuesta a la gravedad. Ahondando en el tema de la relación entre la menstruación y la gravedad, la División Médica de la NASA no ha descubierto cambios en el flujo menstrual entre mujeres en entornos de gravedad cero, por lo que ha señalado que no hay relación con la gravedad en la expulsión del flujo menstrual sino que esta está causada por la contracción peristáltica de los músculos intravaginales. Esta es también la razón de que los mamíferos cuadrúpedos no tengan problemas para mantener un flujo menstrual saludable a pesar de no tener una orientación vertical con respecto a la gravedad, y explica asimismo por qué en una mujer que está menstruando el flujo se producirá normalmente tanto si duerme sobre la espalda como si lo hace sobre el abdomen.

A la hora de aconsejar a las estudiantes acerca de la menstruación y la inversión, la veterana profesora de yoga Barbara Benagh (2003) dice que «dado que no hay estudios que den alguna razón convincente por la que habría que evitar las inversiones durante la menstruación, y teniendo en cuenta que esta afecta de forma diferente a cada mujer y puede variar de ciclo a ciclo, creo que cada mujer es responsable de tomar su propia decisión».

Los estudiantes que no están practicando Salamba Sirsasana o Salamba Sarvangasana pueden recibir la mayoría de los beneficios de la inversión completa en Viparita Karani, quizá la asana más tranquilizadora y profundamente restauradora, que aparece a continuación con las demás inversiones. Esta es una asana excelente para todos los estudiantes, especialmente tras una práctica enérgica o un día estresante, o cuando nos sentimos bajos de energía.

Halasana (postura del arado)

Acostado en posición supina, presiona las palmas hacia abajo y, con una espiración, pasa los pies por encima de la cabeza hasta el suelo (o hasta un bloque, una silla o una pared). Entrelaza los dedos tras la espalda y encoge los hombros ligeramente para cargar más peso en ellos. Si sientes presión sobre el cuello

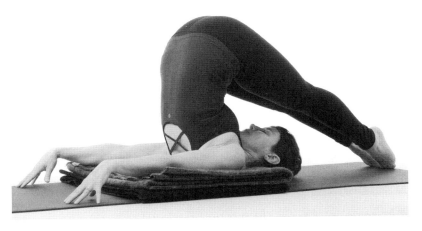

o la parte superior de la columna, sal de esta posición o coloca una manta doblada bajo los brazos y los hombros para apoyarte y vuelve a hacerla. Presiona los pies firmemente hacia abajo (a ser posible con las puntas hacia atrás) para activar los muslos y empujarlos hacia arriba, separando el hueso púbico del abdomen y alargando la columna. Mantén los brazos y los pies firmemente conectados con la tierra. Tira hacia abajo de las clavículas mientras te extiendes a través del pecho y presionas la columna acercándola al corazón. Sigue empujando los isquiones hacia arriba, alargándote por la columna.

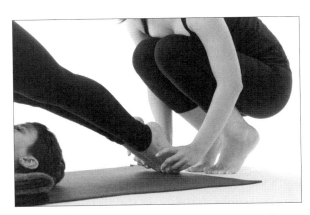

Usa las manos ligeras para guiar a presionar hacia abajo con los pies haciendo palanca para lograr la total extensión y activación de las piernas, guiando verbalmente a los estudiantes a presionar el hueso púbico para alejarlo del abdomen y llevar así un mayor alargamiento a la zona lumbar cuando los isquiones se elevan más por encima de los hombros.

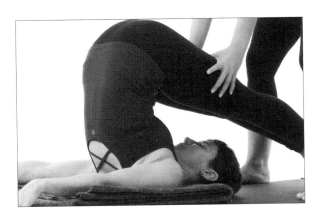

Aplica la rotación asiendo los muslos del estudiante para guiar a su rotación interna, que hará más accesible la rotación anterior de la pelvis hacia la neutralidad.

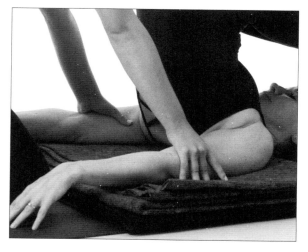

Presiona con las manos ligeras los brazos del estudiante para guiar a su enraizamiento activo.

Para profundizar más:

La enseñanza del yoga: página 285
Secuencias de yoga: página 396

Centro de Recursos para la
Enseñanza del Yoga:
www.markstephensyoga.com/resources

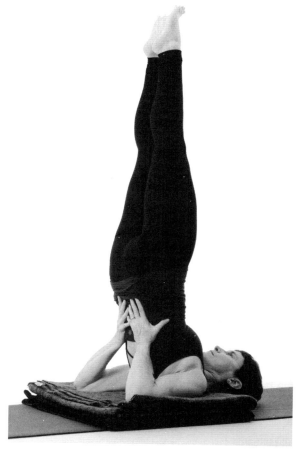

Salamba Sarvangasana (postura de equilibrio sobre los hombros)

Al practicar Salamba Sarvangasana, el cuello de la mayoría de los estudiantes presionará contra el suelo. Con el tiempo, con apertura y fuerza en la parte superior de la espada, los hombros, los brazos y el pecho, eso no sucederá. Hasta que esto ocurra, o si hay alguna molestia en el cuello, instruye a los estudiantes a crear una plataforma usando mantas dobladas y a tumbarse con los hombros a unos siete u ocho centímetros del borde de las mantas. Una vez que las piernas se lleven por encima de la cabeza, los hombros deberían permanecer en la plataforma, el cuello libre y la cabeza en el suelo. A partir de ahí, da las siguientes instrucciones:

Con los brazos bajados a los costados, espira, presiona las palmas y lleva lentamente las piernas por encima de la cabeza en Halasana. Si los pies no llegan al suelo, apoya las caderas con las manos y los codos en Ardha Sarvangasana (media postura de equilibrio sobre hombros) o desciende y practica sobre la cabeza con una silla o una pared para los pies. Con los pies sobre el suelo cabeza abajo, entrelaza los dedos tras la espalda y encoge ligeramente los hombros para cargar más el peso del cuerpo sobre ellos y quitarlo del cuello. Presiona los pies firmemente hacia abajo en el suelo para activar las piernas, apretando los extremos superiores de los fémures hacia arriba para ayudar a rotar la pelvis hacia delante y, de esta manera, alargar más la región lumbar de la columna. Si es posible, hazlo con los pies apuntados en flexión plantar; si hace falta, mantén los dedos de los pies encogidos y plantéate colocarlos sobre un bloque, una silla o una pared.

Ahora coloca las manos sobre la espalda tan cerca del suelo como sea posible, sujetándola, y extiende lentamente las piernas para arriba hacia el cielo (la forma más fácil es con las rodillas dobladas y una pierna detrás de otra; luego, con el tiempo, con las piernas rectas elevándose a la vez).

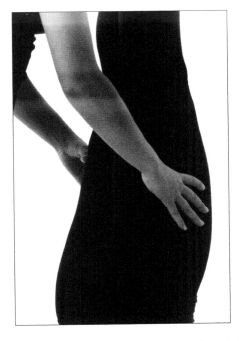

Usa la rotación asiendo los muslos del estudiante para juntar las piernas y guiar a su rotación interna ligera.

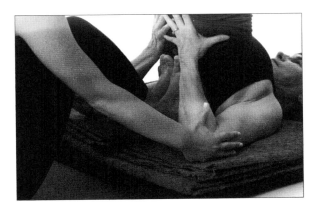

Sentado en el suelo tras la espalda del estudiante, colócale tus pies sobre la espalda debajo de donde él ha colocado las manos y sujétale los codos. Mientras deslizas lentamente los pies por la espalda hacia arriba (a los lados de la columna, no contra ella), usa las manos para llevar los codos hacia dentro o hacia el alineamiento con los hombros.

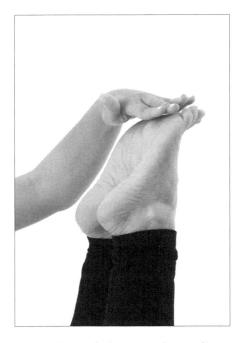

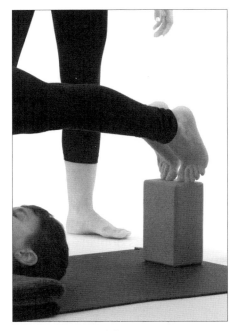

Mientras guías verbalmente al estudiante a la dorsiflexión de los tobillos, usa las manos ligeras sobre los talones y pídele que presione por ellos; a continuación, usa los golpecitos de dedos para guiarle a presionar más a través de los metatarsos.

Modificaciones

Si un estudiante no puede llevar los pies por encima de la cabeza hasta el suelo en Halasana, invítale a probar junto a una pared donde pueda colocar los pies (u ofrécele una silla, un bloque u otro apoyo firme para colocarlo bajo los pies).

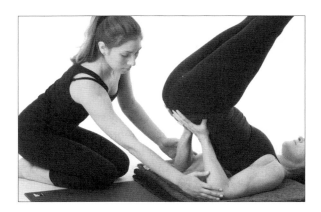

Si un estudiante no puede llevar los pies por encima de la cabeza hasta el suelo en Halasana, y no está usando una pared, silla o bloque para apoyar los pies, guíalo a colocarse las manos bajo las caderas y a plegarse sobre sí mismo (Ardha Sarvangasana).

Para profundizar más:

La enseñanza del yoga: página 286
Secuencias de yoga: página 429

Centro de Recursos para la
Enseñanza del Yoga:
www.markstephensyoga.com/resources

Karnapidasana (postura de las rodillas a las orejas)

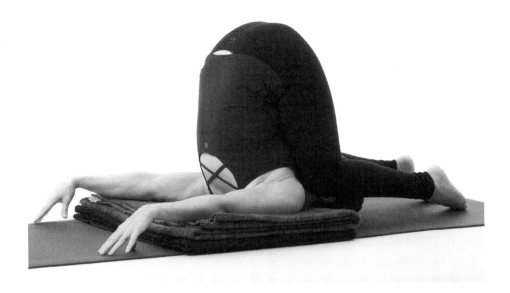

Desde Halasana, guía a los estudiantes a soltar las rodillas hacia las orejas, o hasta ellas, mientras presionan los brazos contra el suelo y aprietan las rodillas contra las orejas, escuchando la respiración desde dentro. Aconséjales que mantengan una respiración plena y presten atención a la presión indebida en el cuello o en la zona lumbar.

En lugar de ofrecer instrucciones táctiles, céntrate en las instrucciones verbales generales para esta asana.

Para profundizar más:

La enseñanza del yoga: página 286
Secuencias de yoga: página 400

Centro de Recursos para la Enseñanza del Yoga:
www.markstephensyoga.com/resources

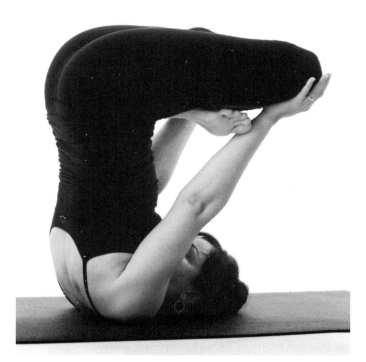

Urdhva Padmasana (postura del loto ascendente)

En Salamba Sarvangasana, lleva las piernas a Padmasana (postura del loto), empleando una mano cada vez, para ayudarte si hace falta. Estira las rodillas en loto hacia arriba, extiende un brazo hacia arriba y lleva la rodilla de ese lado hasta la mano, y coloca la otra mano y rodilla juntas. Céntrate en enraizar los hombros, expandiendo el pecho, extendiendo la columna y manteniéndote firme mientras respiras suave y espaciosamente. Activa mula bandha y mira a la nariz o al abdomen.

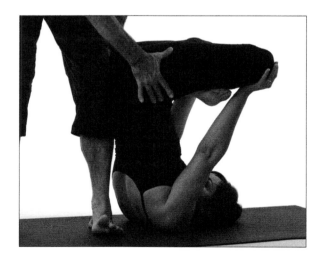

Cuando un estudiante prueba por primera vez esta asana, permanece con el lateral de tu pierna contra su espalda y usa las manipulaciones de cadera para ayudarle a encontrar el equilibrio sobre los hombros y la cabeza. Manteniendo la pierna contra su espalda, tan ligeramente como sea posible, mientras alcanza un equilibrio más controlado, usa las manos ligeras a lo largo de sus muslos (cerca de sus rodillas) para ayudarle a colocar las manos en un ángulo más recto bajo las rodillas.

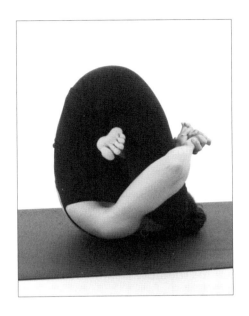

Variación

Prueba a plegarte más profundamente en Pindasana (postura del embrión).

Para profundizar más:

La enseñanza del yoga: página 287
Secuencias de yoga: página 448

Centro de Recursos para la Enseñanza del Yoga:
www.markstephensyoga.com/resources

Salamba Sirsasana I (equilibrio sobre la cabeza con apoyo I)

Si los estudiantes son nuevos en Salamba Sirsasana I, haz que la practiquen al lado de una pared. Instruye sobre las dos raíces básicas: los antebrazos y la parte superior (coronilla) de la cabeza, empezando por la colocación de los brazos con los codos separados a la distancia de los hombros. Empieza con las rodillas y los antebrazos sobre el suelo. Al entrelazar los dedos, pídeles que mantengan las palmas muy abiertas y los dedos lo suficientemente sueltos como para poder enraizarse firmemente desde el lado ulnar de las muñecas a los codos. La parte superior de la cabeza debería estar colocada directamente sobre el suelo con la parte posterior afirmada ligeramente contra la base de los pulgares. Pídeles a los estudiantes que enderecen lentamente las piernas mientras presionan con firmeza por los antebrazos y llevan los omóplatos hombros abajo contra la parte trasera de las costillas, con los hombros separándose de las muñecas. Guíalos a caminar hacia delante, hacia los codos, manteniendo esta posición, hasta llevar las caderas lo más alto posible por encima de los hombros y que permanezcan con la columna alargada en esta transición.

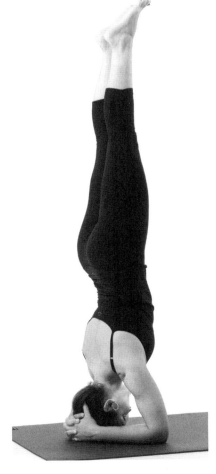

Aliéntalos a practicar un ujjayi pranayama y *dristana* constantes. Enraizándote más firmemente a través de los codos, pídeles que intenten llevar las rodillas adentro, hacia el pecho, y los talones hacia las caderas, y luego rotar la pelvis hacia arriba y extender lentamente las piernas rectas en vertical hacia el cielo. Una vez cabeza abajo, lleva la conciencia una vez más hacia las raíces de los antebrazos y guía a los estudiantes a crear una sensación de tirar de los codos acercándolos entre sí sin llegar a moverlos en realidad; esto extenderá los hombros, activará los músculos dorsales anchos y aportará estabilidad.

Ahora acentúa la otra fuente de enraizamiento: presiona hacia abajo la parte superior de la cabeza con bastante firmeza, activando así el efecto raíces y extensión, así como el erector de la columna y los músculos multifidos, cerca de la columna. Esto alivia la presión en el cuello, alarga toda la espalda y crea una sensación de levedad enraizada. Finalmente, instruye a los estudiantes a juntar los tobillos, flexionar fuertemente los pies (los dedos hacia las pantorrillas) y extenderse energéticamente por los talones antes de dirigir los pies y abrir los dedos como pétalos de loto. Para salir de Salamba Sirsasana I, el método más fácil es doblar las rodillas y tirar de ellas hacia el pecho, bajando lentamente a Balasana (postura del niño).

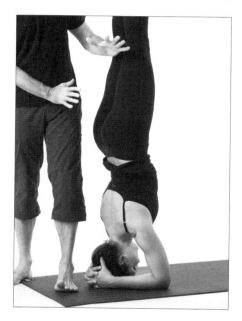

Al trabajar con estudiantes que exploran por primera vez Salamba Sirsasana alejados de la pared, sencillamente permanece tras ellos para asegurarte de que no caigan hacia atrás.

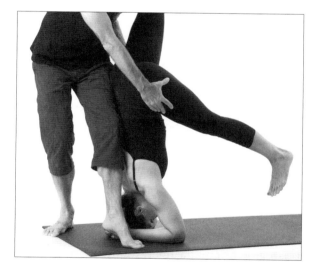

Para ayudar a un estudiante a elevarse en Salamba Sirsasana, permanece detrás y gírate colocándote de costado para que puedas presionar el lateral de la pierna o la rodilla contra la espalda como fuente de estabilidad; luego, cuando el estudiante camine hacia las manos, préstale más asistencia para equilibrarlo mientras usas tus manos para ayudarle a llevar las piernas por encima de la cabeza.

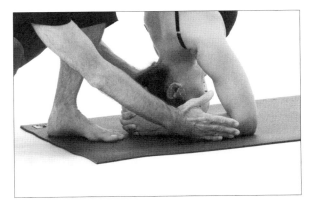

Usa las manos ligeras para guiar la acción ener-gética de tirar de los codos como si los acercaras entre sí (sin moverlos en realidad).

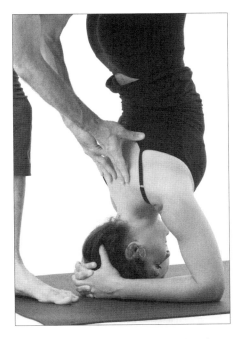

Emplea las retracciones de dedos bajo el cuello del estudiante para guiar a separar los hombros de las muñecas y crear así más espacio alrededor del cuello.

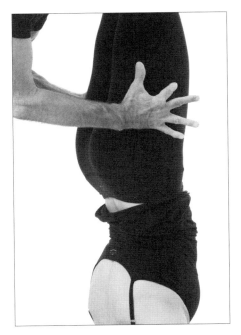

Usa la rotación asiendo las caderas del estudiante para colocar la pelvis neu-tralmente con relación a la columna.

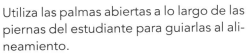

Utiliza las palmas abiertas a lo largo de las piernas del estudiante para guiarlas al ali-neamiento.

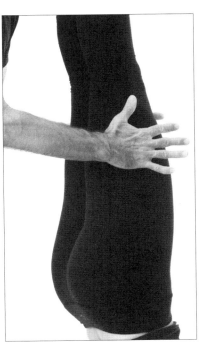

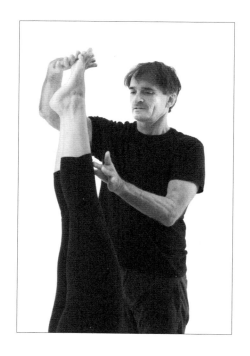

Mientras guías verbalmente al estudiante a la dorsi-flexión de los tobillos, usa las manos ligeras sobre los talones con una instrucción verbal para presionar hacia fuera por los talones; luego usa los golpecitos de dedos para guiar a separar los dedos de los pies mientras le pides que presione más hacia fuera a través de los metatarsos.

Para profundizar más:

La enseñanza del yoga: página 288
Secuencias de yoga: página 430

Centro de Recursos para la
Enseñanza del Yoga:
www.markstephensyoga.com/resources

Salamba Sirsasana II (equilibrio sobre la cabeza con apoyo II)

A gatas, coloca la parte superior de la cabeza y las palmas en el suelo con las muñecas y la cabeza formando los puntos de un triángulo. Mantén las muñecas bajo los codos y alineadas con los hombros mientras tiras firmemente hacia abajo de los omóplatos presionándolos contra la parte posterior de las costillas. Encoge los dedos de los pies, endereza las piernas y lentamente lleva los pies hacia los codos para elevar las caderas sobre los hombros. Presiona firmemente hacia abajo a través de la cabeza y las manos y extiende las piernas por encima de la cabeza. Como en Salamba Sirsasana I, enraíza la parte superior de la cabeza para alargar la columna. Impide que los codos se abran mientras mantienes los omóplatos firmemente apoyados contra la parte

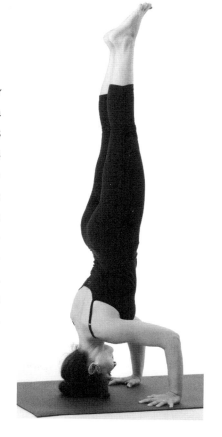

posterior de las costillas. Activa las piernas como en Salamba Sirsasana I. Con estabilidad y con comodidad, prueba a utilizar esta asana como la base para realizar diversos equilibrios sobre brazos.

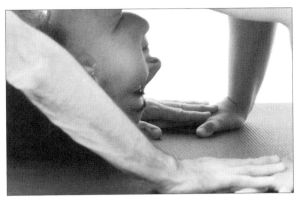

Presiona con las manos ligeras las manos del estudiante para guiar a una rotación uniforme.

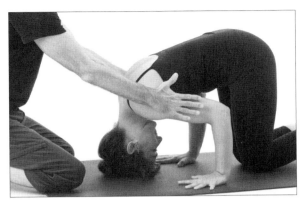

Presiona con las manos ligeras contra los codos del estudiante para guiarlos a alinearse con los hombros.

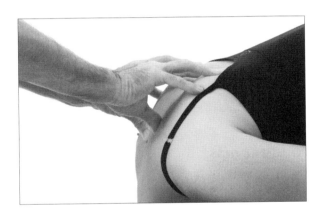

Usa la retracción de dedos en los omóplatos del estudiante para guiarlos hacia abajo contra la parte posterior de las costillas, reduciendo así la presión en el cuello.

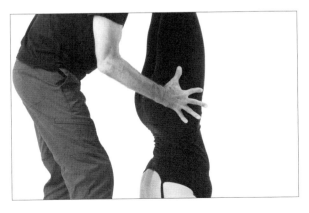

Emplea la rotación asiendo las caderas del estudiante para colocar la pelvis neutralmente en relación con la columna.

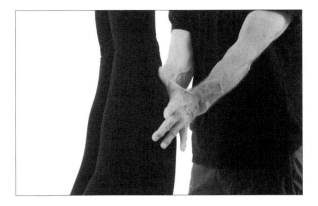

Usa las manos abiertas a lo largo de las piernas del estudiante para guiarlas a alinearse.

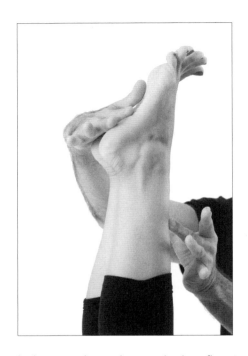

Mientras guías primero verbalmente al estudiante a la dorsiflexión de los tobillos, usa las manos ligeras sobre los talones con una instrucción verbal para presionar hacia fuera por los talones; luego usa los golpecitos de dedos para guiar a separar los dedos de los pies mientras le pides que presione más hacia fuera a través de los metatarsos.

Para profundizar más:

La enseñanza del yoga: página 288
Secuencias de yoga: página 431

Centro de Recursos para la Enseñanza del Yoga:
www.markstephensyoga.com/resources

Viparita Karani (postura activa invertida)

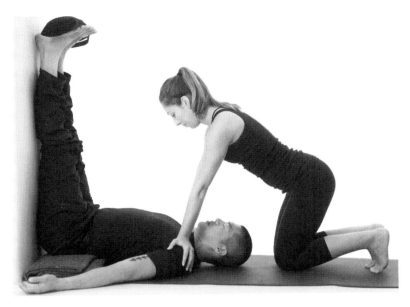

Sentado lateralmente cerca de una pared, reclínate con lentitud sobre la espalda mientras giras las caderas hacia la pared y extiendes las piernas elevándolas por su superficie. Si unos tendones tensos no te permiten extender hacia arriba las piernas con las nalgas tocando la pared, separa las caderas de ella. Coloca una manta doblada bajo la región lumbar para que esta y el sacro estén más cómodos. Las palmas pueden descansar sobre el abdomen y el corazón, o se pueden dejar caer los brazos al suelo, con las manos vueltas hacia arriba. Las piernas pueden mantenerse juntas con una cinta y un saquito de arena colocado en los pies para darles estabilidad. Prueba a colocar las piernas como para Baddha Konasana (postura del ángulo con ayuda) o Upavista Konasana (postura de flexión anterior sentada en ángulo amplio).

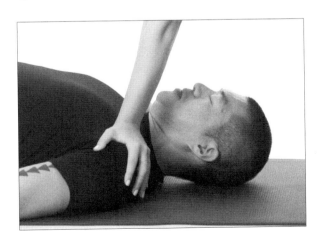

Presiona con las manos ligeras sobre los hombros del estudiante para guiarle a relajar las clavículas y el pecho.

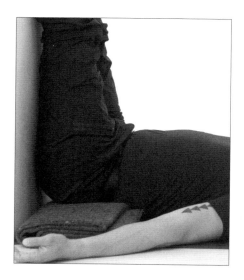

Modificaciones

Si el estudiante no puede colocar las caderas contra la pared y extender las piernas rectas elevándolas por su superficie, levanta la pelvis apoyándola sobre un cojín y prueba a separar las caderas varios centímetros de la pared.

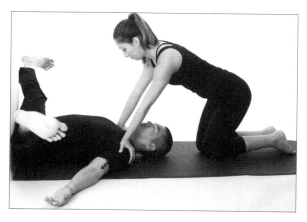

Ofrece la posición Upavista Konasana de las piernas.

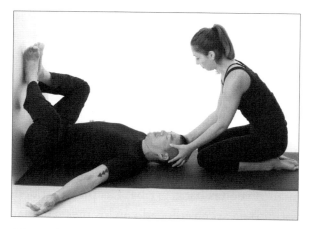

Ofrece la posición Baddha Konasana de las piernas.

Para profundizar más:

La enseñanza del yoga: página 284

Secuencias de yoga: página 457

Centro de Recursos para la Enseñanza del Yoga:

www.markstephensyoga.com/resources

Savasana (postura del cadáver o postura de relajación final)

Savasana (de *sava*, «cadáver») es la asana básica para la reintegración tras practicar otras asanas y pranayama. Pídeles a los estudiantes que se tumben de espalda y que se arrellanen para ponerse lo más cómodos posible, con los brazos sueltos sobre el suelo y las palmas hacia arriba. Si sienten alguna incomodidad en la zona lumbar, sugiéreles que se coloquen una manta enrollada bajo las rodillas. Eleva un poco el pecho para dejar que los omóplatos caigan acercándose ligeramente el uno al otro; luego recuéstate sobre la espalda con más amplitud alrededor del centro del corazón. Inspira hondo y, al soltar el aire, déjate ir por completo; empieza dejando que la respiración fluya con

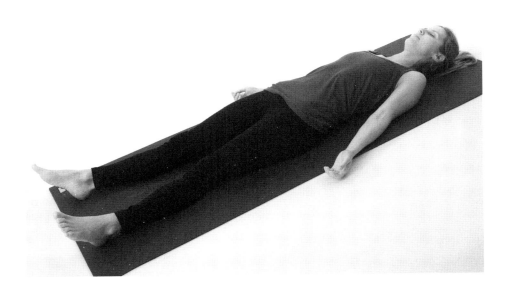

naturalidad. Reduce al mínimo las instrucciones para guiar a los estudiantes a examinar sus cuerpos y liberar la tensión. A fin de cuentas, no hay necesidad de que los músculos hagan nada. Anímalos a mirar sencillamente lo que está sucediendo. Sugiere la sensación de que los músculos y los huesos van soltándose unos de otros, una sensación de desprendimiento por todo el cuerpo. De igual modo, con la misma naturalidad con que los pensamientos vienen y van, anima a los estudiantes a dejar fluir los pensamientos, a interesarse sin aferrarse a ellos, a volverse más quietos, más serenos y más despejados, a medida que van respirando sin esfuerzo. Permanece en Savasana al menos durante cinco minutos. Si algún estudiante debe salir pronto de la clase, aconséjale que antes de hacerlo descanse en Savasana.

Despierta suavemente a la clase con voz baja, llevando su conciencia a la respiración. Sugiéreles que sientan el sencillo movimiento de alzarse y bajar del pecho y el abdomen, guiándolos a respirar de manera gradualmente más profunda y consciente, usando la respiración para volver a despertar la conciencia del cuerpo-mente, haciendo el menor número de cambios posible. Pídeles que muevan muy ligeramente los dedos de las manos, las manos, los dedos de los pies y los pies. Con una inhalación profunda, que estiren los brazos por encima de la cabeza antes de girarse y que se coloquen de costado sobre el lado derecho, acurrucándose, cuidándose y mimándose durante unas cuantas respiraciones antes de empezar lentamente a sentarse. Ahora es el momento ideal para meditar.

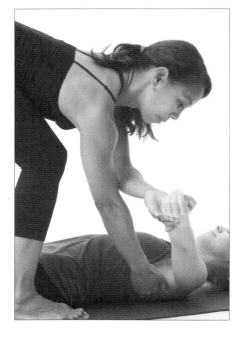

Levanta el brazo del estudiante y desliza una mano ligera hacia abajo por ese omóplato mientras vuelves a colocar suavemente el brazo en el suelo; luego haz lo mismo con el otro lado, creando más espacio por el centro del corazón.

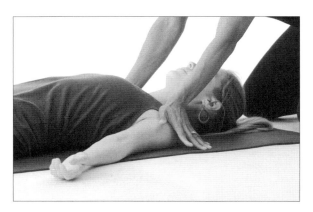

Con las manos ligeras en los hombros del estudiante, presiónalos ligeramente hacia abajo.

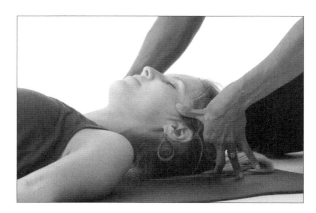

Desliza los pulgares por las sienes del estudiante o presiona con el pulgar el tercer ojo durante unos cuantos segundos antes de soltarlo suavemente.

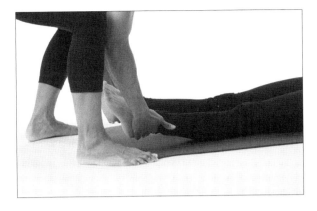

Levanta con cuidado las piernas del estudiante, muévelas lentamente de un lado al otro y luego vuelve a colocarlas suavemente en el suelo tan separadas como estaban en un principio.

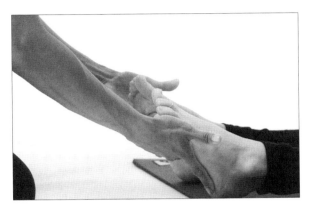

Aprieta los pies y luego suéltalos.

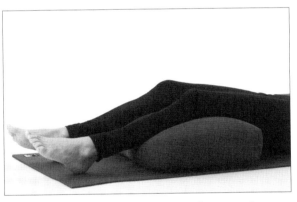

Si el estudiante siente alguna molestia en la zona lumbar o tiene problemas en ella, ofrécele un cojín para que lo coloque bajo las rodillas.

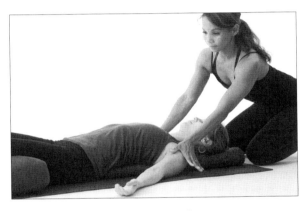

Si el estudiante quiere un Savasana con mayor apertura de corazón y una respiración más profunda, sugiérele que se coloque un cojín bajo o una manta doblada en vertical debajo de la columna u horizontalmente debajo de los omóplatos.

Para profundizar más:

La enseñanza del yoga: página 289

Secuencias de yoga: página 432

Centro de Recursos para la Enseñanza del Yoga:

www.markstephensyoga.com/resources

TERCERA PARTE

Evolución

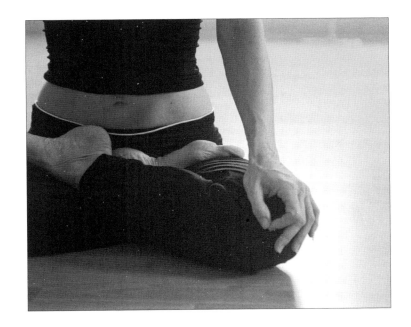

Capítulo 11

La enseñanza del yoga
en el siglo XXI

Al principio de este libro comenté que el yoga ha evolucionado más en los últimos setenta y cinco años que en los mil años anteriores. Esta afirmación requiere una explicación con objeto de arrojar luz sobre lo que esto significaría para los profesores y para la enseñanza en el momento actual y a partir de ahora. ¿Qué tendencias se observan en la evolución del yoga? ¿De qué manera está cambiando? ¿Qué podríamos esperar como profesores de yoga en los próximos años y en qué punto nos encontramos dentro del proceso evolutivo de esta disciplina?

Prácticamente en todas y cada una de las actividades que conforman el quehacer humano, encontramos varias perspectivas que intentan definir, o al menos calificar, en qué consiste dicha actividad, entre otras cosas de dónde surge y hacia dónde se encamina. Con respecto al yoga, hay una enorme diversidad de opiniones acerca de cómo y dónde se originó y cómo ha evolucionado. Gran parte de los textos y los comentarios sobre sus orígenes y su desarrollo histórico se basan en afirmaciones o conjeturas en lugar de en una investigación cuidadosa y en considerar las pruebas metódicamente. Esta tendencia ha generado numerosos relatos fascinantes sobre la historia de la práctica y la enseñanza del yoga, gran parte de los cuales contienen mitos bellos y edificantes que para muchos constituyen la esencia de su comprensión de esta disciplina. Incluso el mero hecho de sugerir las preguntas que formulamos aquí puede ser contrario a lo que el yoga significa para algunos, e incluso irreverente dada la tenacidad religiosa con la que se aferran a sus creencias sobre él.

Aun respetando incluso las creencias más míticas o fundamentalistas del yoga, podemos afirmar con convicción que uno de sus mitos más comunes y persistentes es que existe un solo yoga, o que una forma idealizada y pura de yoga ha evolucionado de una manera unilineal o con una sola orientación durante milenios. El estudioso del yoga David Gordon White explora la noción romántica de que hay «un yoga» que ha evolucionado de ese modo en su reciente antología *Yoga in Practice* (2011). Menciona que «la gente ha "reinventado" el yoga a su imagen y semejanza» durante al menos dos mil años y que «cada grupo de cada época ha creado su propia visión del yoga». Él y quienes colaboran en su antología profundizan en las fuentes históricas y nos revelan una diversa gama de prácticas que tienen tantas probabilidades de haberse ignorado unas a otras, como barcos en medio de la oscuridad, como de haberse influido entre sí, prácticas con una evolución salpicada o hasta definida más por la discontinuidad que por una corriente uniforme de técnicas o incluso de propósitos.

Entendido de esta manera, el yoga es un mosaico de prácticas rico en texturas que pueden o no superponerse, apoyarse o relacionarse de cualquier otra forma entre sí. Sin embargo, White (2011, 6-11) sugiere que podemos distinguir en ellas cuatro principios que han «persistido a través del tiempo y entre las diferentes tradiciones»:

1. El yoga como análisis de la perfección y la cognición.
2. El yoga como método para elevar y expandir la conciencia.
3. El yoga como senda hacia la omnisciencia.
4. El yoga como técnica para conseguir logros sobrenaturales.

Como aquí lo que nos interesa principalmente es el Hatha yoga y, en concreto, sus prácticas posturales, por ahora trataremos sobre la evolución de las prácticas de asanas, que White y otros, entre los que se encuentra Singleton (2010), nos muestran que se describen por primera vez en el primer milenio después de Cristo, no miles de años antes.[1] Aun así, en los textos contemporáneos sobre el yoga se nos dice con frecuencia que, en esencia, «la práctica» (lo que hoy día hacemos en las clases de yoga de todo el mundo) es igual que en el yoga que se practicaba hace miles de años.[2] Esa clase de afirmaciones suele ir ligada a las pretensiones de una práctica genuina o correcta (lo que Singleton denomina «ortopraxis») que mantienen varios estilos y linajes con objeto de reivindicar una mayor legitimidad, sobre todo cuando incluyen referencias a una práctica transmitida directamente a través de un linaje, unos gurús o una fuente divina. Si mi estilo de yoga tiene tres mil años de antigüedad y el tuyo solo treinta, el mío es más puro ya que de algún modo está más conectado a una forma original del yoga tal y como se manifestó por vez primera en el mundo.

No se trata de cuestiones meramente académicas (aunque, en la medida en que lo son, se basan en una investigación cada vez más abundante que cumple con elevadas exigencias académicas). Más bien, son cuestiones profundamente prácticas que pueden afectar en gran medida a nuestra forma de enfocar y de transmitir la práctica. Por lo general, los métodos de yoga que aseguran de algún modo que son los originales, auténticos o correctos están comprometidos con la conservación de la práctica en su forma idealizada (aunque se trate de un mito) transmitiéndola de una manera específica y con frecuencia estricta del gurú al discípulo, con términos cargados de significado y connotaciones poder. Este asunto es de una enorme importancia porque determina en buena parte cómo vive el estudiante la práctica del yoga.

Como sustantivo, el término sánscrito *guru* significa «el que comparte el conocimiento», mientras que como adjetivo significa «fuerte» o «importante» en referencia al conocimiento espiritual.[3] Algunos han sugerido que las sílabas separadas *gu* y *ru* se refieren a la oscuridad y a la luz, con lo que el papel del gurú sería impartir la luz del conocimiento transcendental (Grimes 1996, 133). Independientemente de la etimología o de una definición específica, la relación entre gurú y discípulo suele implicar que el primero es la fuente primordial del aprendizaje o despertar del segundo. Se dice que esto solo es viable si el gurú es auténtico y el discípulo es obediente y se entrega a sus enseñanzas. En lugar de cuestionarse el conocimiento o los métodos del gurú, el discípulo debe únicamente absorberlos en la práctica.

Uno podría hallar una sensación de consuelo espiritual, paternal o maternal en la atención de un gurú o de otro guía espiritual que ofrezca respuestas a todas las preguntas, tanto las básicas como las más profundas, de la vida cotidiana. Al explicar los beneficios obtenidos al seguir a un gurú, una seguidora de Paramahansa Yogananda afirma que al contar con uno «dejas de buscar y de investigar diferentes sendas y tienes una sola meta a la que puedes dedicarte con todas tus fuerzas, confiando en que tu gurú te llevará hasta la meta final del yoga».[4] Sin duda, muchos podrían identificarse con estas palabras, especialmente quienes sientan la necesidad de tener una senda particular en la que cualquier dificultad con la que tropiecen se pueda explicar claramente apelando a las creencias o a la liturgia del gurú. Al entregarse por completo a la sabiduría y autoridad del gurú, creer ciegamente en sus enseñanzas y sentir así más plenamente la veracidad que este reclama para su senda, uno podría encontrar una liberación de las distracciones habituales que le permita alcanzar una sensación de pureza en su práctica. Al mismo tiempo, entregarse a un gurú puede ser problemático, especialmente si este abusa de su poder, situación que, como exponen algunos observadores de manera convincente, tiende a producirse en la relación entre el gurú y el discípulo.[5]

Hay otras sendas. Como comenté anteriormente, no solo hay muchas sendas, sino que es muy probable que todas ellas estén siempre evolucionando, incluso si se hace un gran esfuerzo para conservar la que uno cree que es la senda pura o correcta. A principios del siglo XX el yoga estaba empezando a llegar a Occidente, donde pronto se diversificaría y se multiplicaría de maneras que probablemente nunca hubieran imaginado ni siquiera aquellos para quienes practicar yoga significaba entonces un cambio radical con respecto a las diversas prácticas físicas y espirituales conocidas. Para consternación de quienes se aferran a las creencias de tipo fundamentalista sobre el yoga, durante los años veinte estuvo muy en boga la actitud abierta de experimentación con las prácticas de yoga. Casi un siglo después, esta experimentación está contribuyendo a la mayor evolución creativa de su práctica en la historia de esta disciplina.

¿Por qué? Mientras que la realidad de la historia del yoga es que este ha evolucionado siempre a través de las exploraciones creativas y las nuevas experiencias de quienes han profundizado en la práctica, hoy en día hay decenas de millones de practicantes en todo el mundo subiéndose a las esterillas de yoga con alguna intención relacionada con vivir una vida mejor. En cada continente, prácticamente en cada cultura, a lo largo de los ciclos vitales y los patrones de género, etnicidad, religión y creencias, encontramos a gente que practica yoga. Al hacerlo, toman decisiones sobre su práctica que están relacionadas con las demás realidades de sus vidas: dónde están, sus valores, sus necesidades y sus metas inmediatas. En el esfuerzo colectivo de la humanidad por alcanzar un mayor significado, bienestar y claridad en la vida, descubrimos que la gente modifica lo que está aprendiendo de sus maestros, libros y otras fuentes. En algunos casos las modificaciones tienen como objeto hacer que la práctica sea más accesible, como sucedió con la creatividad innovadora de Tiramulai Krishnamacharya (que creó el Ashtanga Vinyasa como una síntesis original de varias formas de cultura física) o la de su estudiante B. K. S. Iyengar, que ha aportado la mayoría de los accesorios del mundo del yoga. En muchos casos encontramos innovaciones que beben de las fuentes de conocimiento de otras prácticas, entre ellas el baile, la acrobacia, la gimnasia y las artes marciales, así como varios rituales y prácticas de índole religiosa y formas en las que puede resultar difícil reconocer algún elemento del yoga.[6]

Cada vez que alguien asiste a una clase de yoga está contribuyendo, al menos potencialmente, a la evolución creativa de esta práctica. Como profesores (a diferencia de los gurús), deberíamos estar dispuestos a trabajar con nuestros estudiantes de un modo que apoye la manera en que están evolucionando sus propias prácticas, aun cuando contribuyamos a esta evolución expansiva por medio de la forma en que organizamos las secuencias de la clase, las explicaciones que aportamos sobre esas secuencias, los conocimientos que compartimos y las cualidades que brindamos derivadas de la riqueza y diversidad de las culturas de todo el mundo y de nuestra propia imaginación creativa. Aunque puede que muchos de los que siguen las sendas fundamentalistas tachen esa creatividad de sacrílega, probablemente el yoga seguirá evolucionando en infinidad de formas.

Conforme aumenta el número de estudiantes que prefieren a profesores abiertos para emprender una senda conscientemente evolutiva en lugar de a gurús que aseguran transmitir las antiguas enseñanzas puras, los alumnos elevan cada vez más las exigencias de conocimiento general y capacidad técnica de los profesores. Una parte importante de la evolución contemporánea del yoga emana de las áreas en rápida expansión del conocimiento de la naturaleza y el funcionamiento del cuerpo-mente, conocimiento a cuyo aprendizaje tienen amplio acceso los profesores. Con esto estamos empezando a ver en la comunidad del yoga un movimiento hacia estándares más elevados de competencia que se apoyan tanto en la sabiduría recibida a través de la tradición como en los conocimientos que surgen de varios campos, como el ayurveda (la ciencia de la vida que está evolucionando enormemente), la kinesiología, la psicología y la neurociencia.

¿Qué significa esto para los profesores de yoga del siglo XXI? Tal y como dije al principio de este libro, unos cuantos cientos de páginas atrás, el aprendizaje del yoga no conoce límites. Si como comunidad de profesores estamos comprometidos a elevar la profesión de la enseñanza del yoga a un plano respetable de reconocimiento y legitimidad, debemos seguir elevando nuestro nivel de exigencia. Es probable que el estándar de un mínimo de doscientas horas para la formación de profesor de yoga cada vez se vea más como el mínimo indispensable para preparar a los profesores para que puedan enseñar con el conocimiento y las aptitudes requeridos para la capacitación básica, como lo son las diez horas anuales de educación permanente requeridas para los profesores bajo los estándares actuales de la *Yoga Alliance*. Podemos, y creo que deberíamos, hacer mucho más para formar, orientar y seguir respaldando a los nuevos profesores. Asimismo, deberíamos pedirles incluso a los más experimentados que sigan aprendiendo, que sigan desarrollando sus aptitudes y conocimiento a medida que el mundo del yoga sigue evolucionando e incorporando avances surgidos de las artes y las ciencias del desarrollo humano. Asegurar que los estudiantes tengan profesores con competencias generales no parece un objetivo elevado sino más bien lo mínimo que deberíamos ofrecer.[7]

Ahora estás aquí. Con cada respiración tienes la oportunidad de evolucionar conscientemente como profesor, estudiante y ser humano. Respira profundamente para seguir abriéndote a todas las posibilidades que te permiten seguir convirtiéndote en el mejor profesor que puedes llegar a ser, uno que honra y apoya a todos sus estudiantes para que descubran al mejor maestro que tendrán en su vida, el que baila en sus corazones.

Las asanas en sánscrito y en español

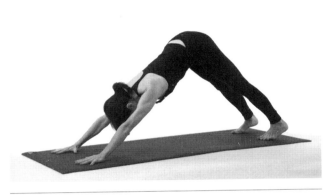

Adho Mukha Svanasana
(ah-doh-moo-kah-shah-VAHS-anna)
Postura del perro hacia abajo

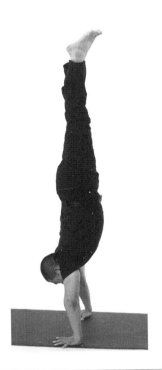

Adho Mukha Vrksasana
(ah-doh-moo-kah-vriks-SHAHS-anna)
Postura del árbol hacia abajo o postura del pino sobre las manos

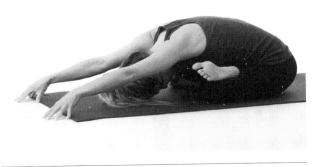

Agnistambhasana
(ahg-nee-sham-BAHS-anna)
Postura del leño ardiendo o la paloma doble

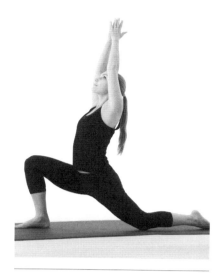

Anjaneyasana
(ahn-jon-uh-YAHS-anna)
Postura de estocada baja

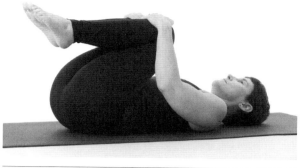

Apanasana
(ah-pah-NAHS-anna)
Postura de alivio de gases o postura de las rodillas al pecho

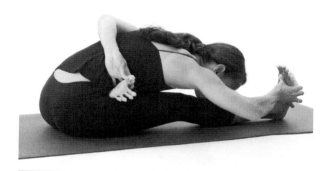

Ardha Baddha Padma Paschimottanasana
(are-dah BAG-dah pod-ma POSH-ee-moh-ta-NAHS-anna)
Postura de estiramiento intenso hacia el oeste manteniendo media postura del loto

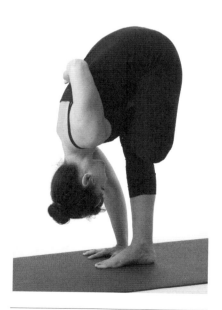

Ardha Baddha Padmottanasana
(are-dah BAH-dah pod-mo-TAH-mahs-anna)
Postura de estiramiento intenso manteniendo media postura del loto

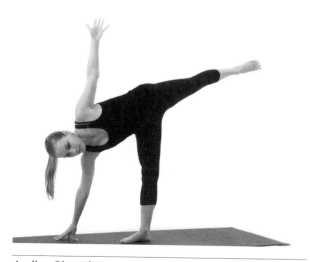

Ardha Chandrasana
(are-dah chan-DRAHS-anna)
Postura de la media luna

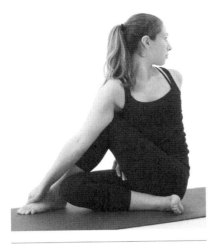

Ardha Matsyendrasana
(are-dah MOT-see-en-DRAHS-anna)
Media postura del señor de los peces

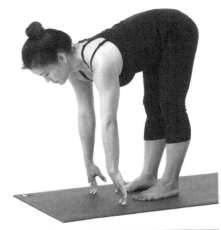

Ardha Uttanasana
(are-dah OOT-tan-AHS-anna)
Postura de media flexión anterior

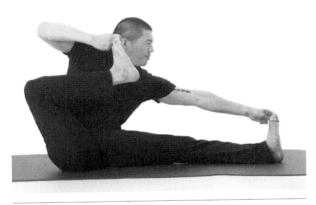

Akarna Dhanurasana
(ah-KARN-uh don-your-AHS-anna)
Postura del arco disparando

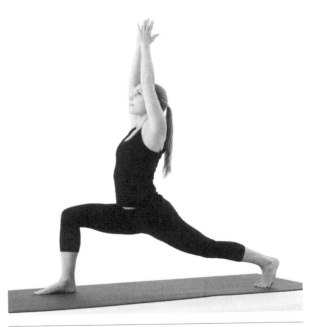

Ashta Chandrasana
(ahsh-ta chan-DRAHS-anna)
Postura de la media luna o de la estocada alta

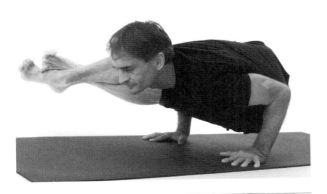

Astavakrasana
(ah-stah-vah-KRAHS-anna)
Postura de ocho ángulos

407

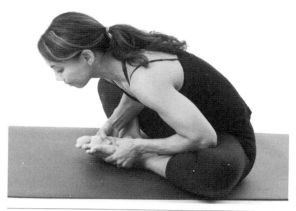

Baddha Konasana
(BAH-dah cone-AHS-anna)
Postura del ángulo con ayuda o del zapatero

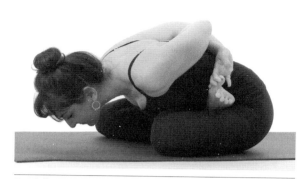

Baddha Padmasana
(BAH-dah pod-MAHS-anna)
Postura del loto con ayuda

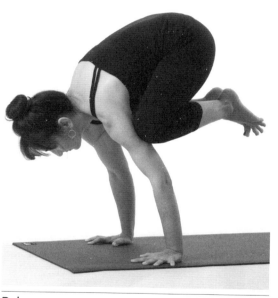

Bakasana
(bahk-AHS-anna)
Postura de la grulla

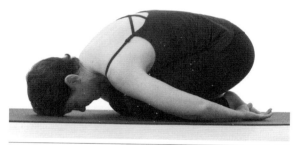

Balasana
(bah-LAHS-anna)
Postura del niño

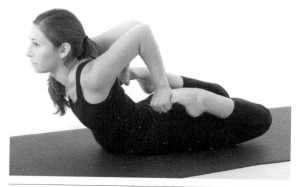

Bhekasana
(beh-KAS-anna)
Postura de la rana

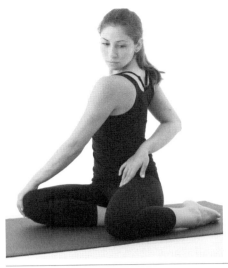 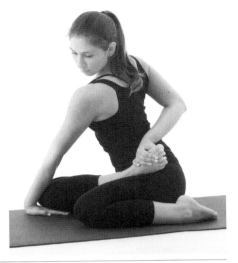

Bharadvajrasana A y B
(bah-ROD-va-JAHS-anna)
Postura del sabio Bharadvaj A y B o postura sencilla del lazo A y B

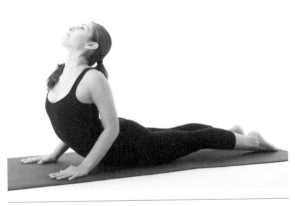

Bhujangasana
(boo-jang-GAHS-anna)
Postura de la cobra

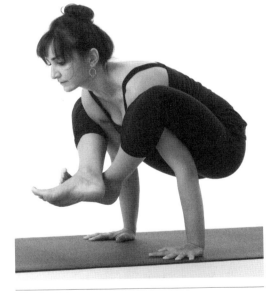

Bhujapidasana
(boo-jah-pee-DAHS-anna)
Postura de presión sobre los hombros

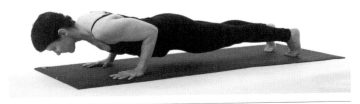

Chaturanga Dandasana
(chat-uh-RON-gah don-DAHS-anna)
Postura del palo de cuatro miembros

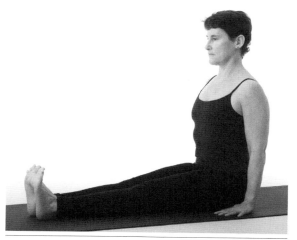

Dandasana
(don-DAHS-anna)
Postura del palo

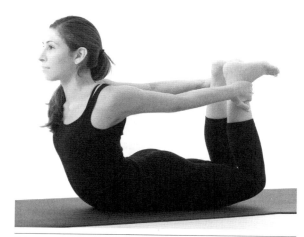

Dhanurasana
(don-your-AHS-anna)
Postura del arco

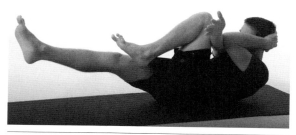

Dwi Chakra Vahanasana
(DWEE shak-rag VAH-hah-NAHS-anna)
Bicicletas yóguicas

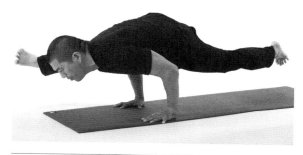

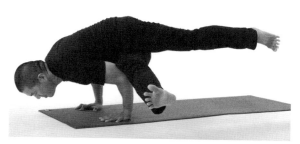

Eka Pada Koundinyasana A y B
(eh-KAH pah-DAH koon-din-YAHS-anna)
Postura del sabio Koundinya A y B sobre un pie

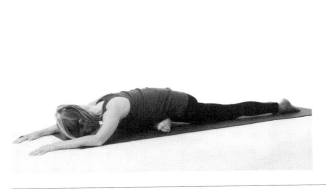

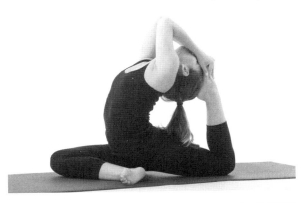

Eka Pada Raj Kapotasana I y II
(eh-KAH pah-DAH rahj cop-oh-TAHS-anna)
Postura del rey palomo sobre una pierna I y II

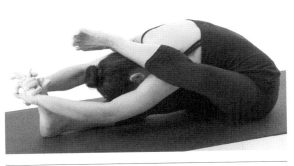

Eka Pada Sirsasana
(eh-KAH pah-DAH shear-SHAHS-anna)
Postura de un pie tras la cabeza

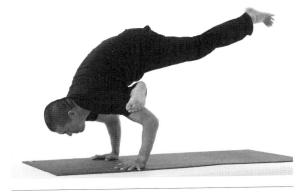

Galavasana
(gah-LAH-vos-anna)
Postura del cuervo volando

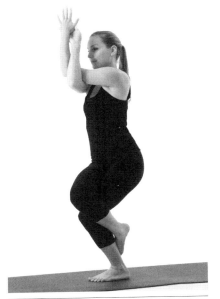

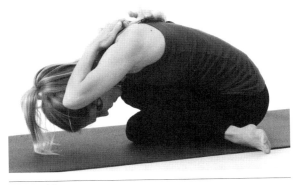

Gomukhasana
(go-moo-KAHS-anna)
Postura de la cara de vaca

Garudasana
(gah-rue-DAHS-anna)
Postura del águila

411

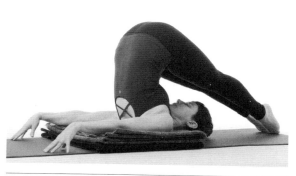

Halasana
(hah-LAHS-anna)
Postura del arado

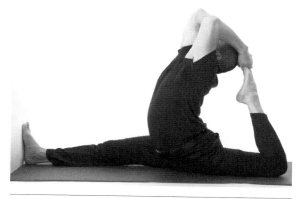

Hanumanasana
(hah-new-mah-NAHS-anna)
Postura del mono divino

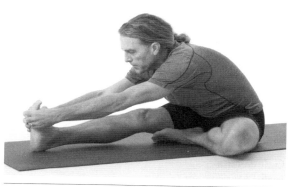

Janu Sirsasana
(JAH-new shear-SHAS-anna)
Postura de flexión anterior con la cabeza a la rodilla

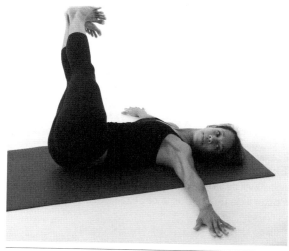

Jathara Parivartanasana
(JAT-hara par-var-tan-AHS-anna)
Postura de torsión invertida

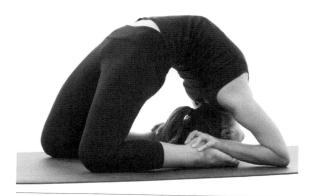

Kapotasana
(cop-oh-TAHS-anna)
Postura de la paloma

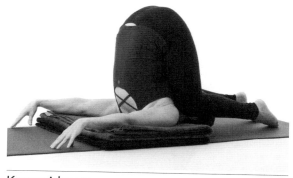

Karnapidasana
(car-NAH-pee-DAHS-anna)
Postura de las rodillas a las orejas

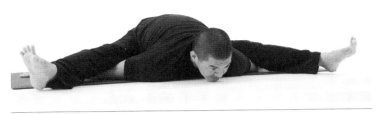

Kurmasana
(core-MAHS-anna)
Postura de la tortuga

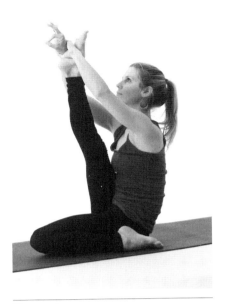

Krounchasana
(crown-CHAHS-anna)
Postura de la garza

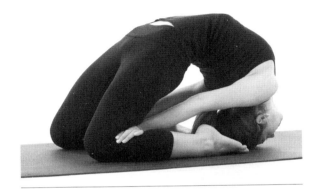

Laghu Vajrasana
(lag-gu VAJ-rahs-anna)
Postura del pequeño rayo

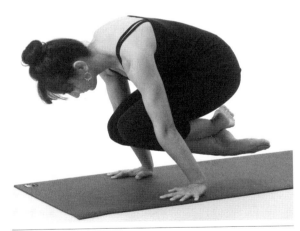

Lolasana
(lo-LAHS-anna)
Postura del pendiente colgante o del columpio

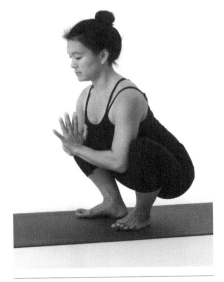

Malasana
(mah-LAHS-anna)
Postura de la guirnalda

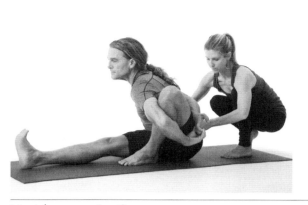

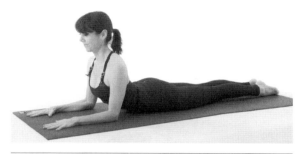

Marichyasana A y C
(mar-ee-chee-AHS-anna)
Postura del sabio Marichi A y C

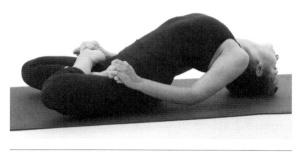

Matsyasana
(mot-see-AHS-anna)
Postura del pez

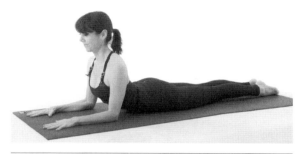

Naraviralasana
(nah-VAHS-anna)
Postura de la esfinge

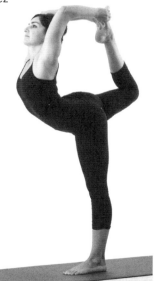

Natarajasana
(nah-TAR-ah-JAHS-anna)
Postura del rey bailarín

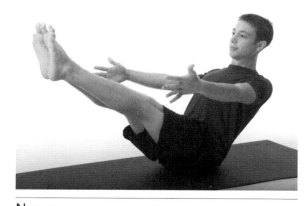

Navasana
(nah-VAHS-anna)
Postura del barco

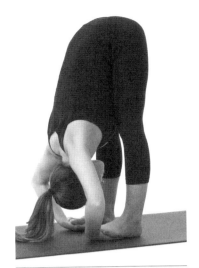

Pada Hastasana
(PAH-dah haas-TAHS-anna)
Postura de las manos a los pies

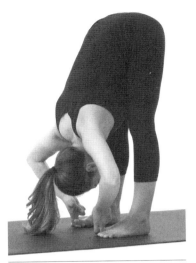

Padangusthasana
(PAH-da-goo-SYAHS-anna)
Postura del pulgar del pie

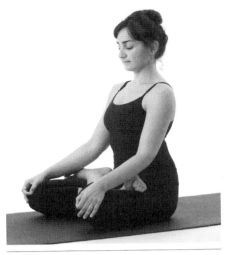

Padmasana
(pod-MAHS-anna)
Postura del loto

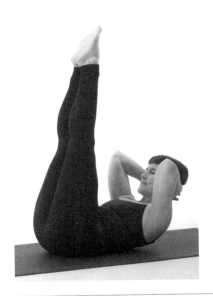

Palavi Abhinatasana
(paw-LAHV-ee ahb-HE-nah-tahs-anna)
Estiramientos pélvicos

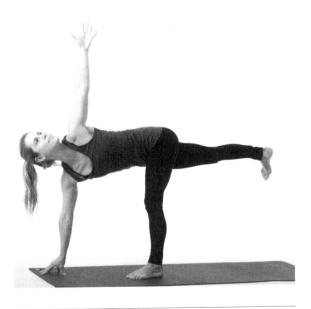

Parivrtta Ardha Chandrasana
(par-ee-vri-tah ARE-dah chan-DRAHS-anna)
Postura de la media luna invertida

Ajustes de Yoga

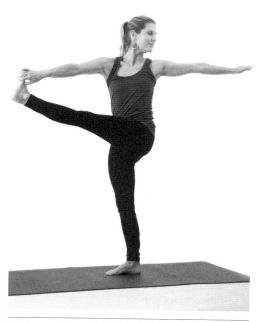

Parivrtta Hasta Padangusthasana
(par-ee-vri-tah   HAH-stah   pah-dahn-goosh-TAHS-anna)
Postura invertida de la mano en el pulgar

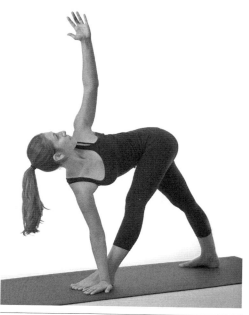

Parivrtta Trikonasana
(par-ee-vri-tah tree-ko-NAHS-anna)
Postura del triángulo invertido

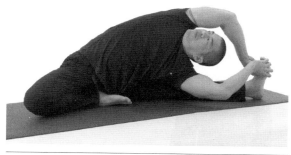

Parivrtta Janu Sirsasana
(par-ee-vri-tah JAH-new shear-SHAHS-anna)
Postura invertida de la cabeza a la rodilla

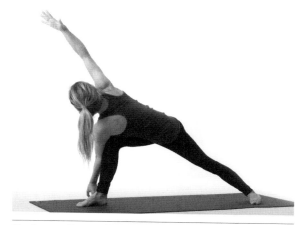

Parivrtta Parsvakonasana
(par-ee-vri-tah pars-vah-ko-NAHS-anna)
Postura invertida del ángulo lateral

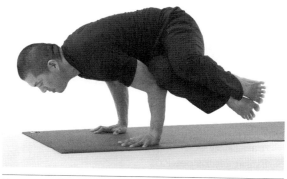

Parsva Bakasana
(pars-VAH bah-KAHS-anna)
Postura lateral de la grulla

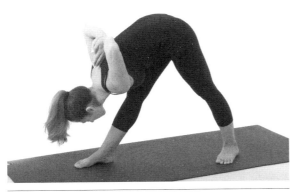

Parsvottanasana
(parsh-voh-tah-NAHS-anna)
Postura de estiramiento intenso lateral

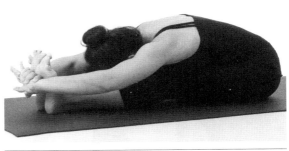

Paschimottanasana
(POSH-ee-moh-ta-NAHS-anna)
Postura de flexión anterior sentada o de estiramiento hacia el oeste

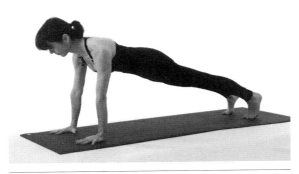

Phalakasana
(fa-la-KAHS-anna)
Postura de la plancha

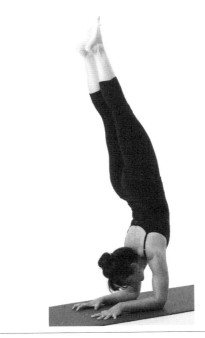

Pincha Mayurasana
(pin-cha my-yu-RAHS-anna)
Postura del pavo desplegando las plumas o equilibrio sobre antebrazos

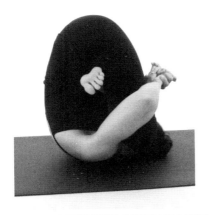

Pindasana
(pin-DAHS-anna)
Postura del embrión

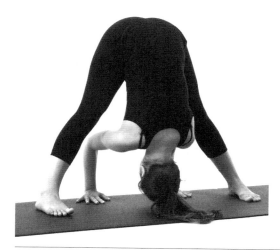 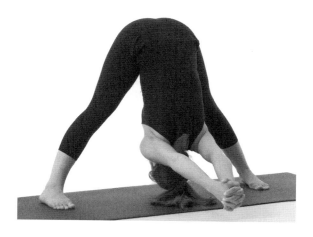

Prasarita Padottanasana A y C
(pra-sa-REE-tah pah-doh-tah-NAHS-anna)
Estiramiento anterior intenso con piernas extendidas A y C

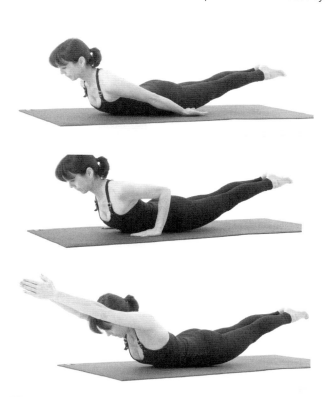

Salabhasana A, B, y C
(sha-la-BAHS-anna)
Postura de la langosta

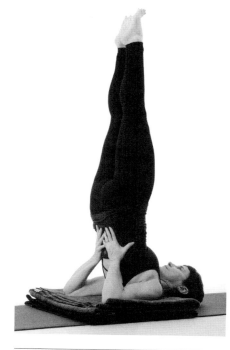

Salamba Sarvangasana
(sha-LOM-bah sar-vahn-GAHS-anna)
Postura de equilibrio sobre los hombros

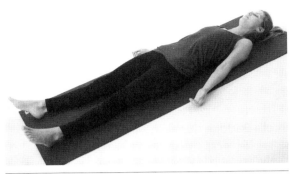

Savasana
(shah-VAHS-anna)
Postura del cadáver o de relajación final

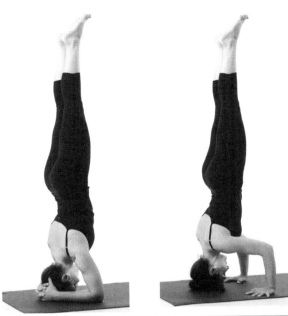

Salamba Sirsasana I y II
(sha-LOM-bah shear-SHAHS-anna)
Postura de equilibrio sobre cabeza con apoyo I y II

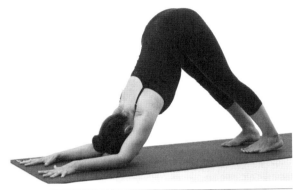

Shishulasana
(SHE-shu-LAHS-anna)
Postura del delfín

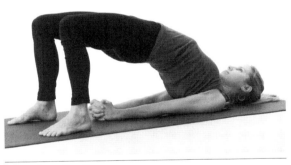

Setu Bandha Sarvangasana
(seh-too BAHN-dah sar-vahn-GAHS-anna)
Postura del puente

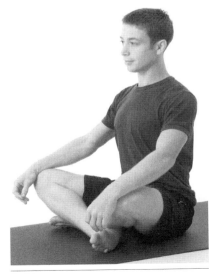

Sukhasana
(su-KAHS-anna)
Postura sencilla

419

Ajustes de Yoga

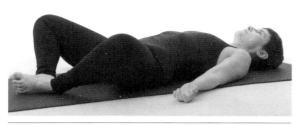

Supta Baddha Konasana
(soup-TAH BAH-dah cone-AHS-anna)
Postura reclinada del ángulo con ayuda

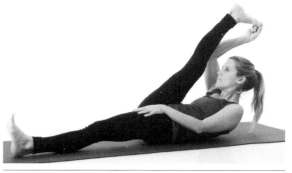

Supta Padangusthasana
(soup-TAH PAH-dahn-goo-STAHS-anna)
Postura del pulgar del pie reclinado

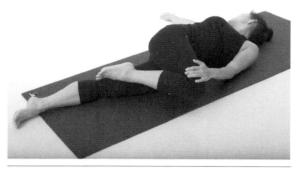

Supta Parivartanasana
(soup-ta par-ee-var-tan-AHS-anna)
Postura de la torsión reclinada

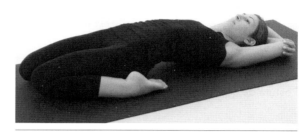

Supta Virasana
(soup-TAH veer-RAHS-anna)
Postura del héroe reclinado

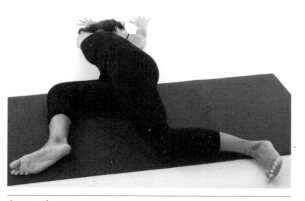

Swastikasana
(swah-sti-KAHS-anna)
Postura de la paz

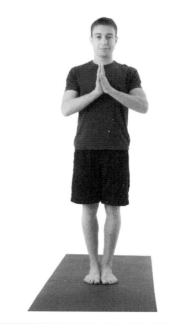

Tadasana
(tah-DAHS-anna)
Postura de la montaña

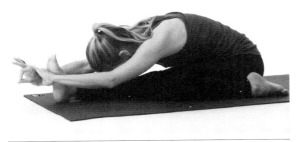

Tiriang Mukha Eka Pada Paschimottanasana
(tear-ee-AHNG MOO-kah eh-KAH pah-dah Posh-ee-moh-tahn-AHS-anna
Postura de estiramiento hacia el oeste con tres miembros mirando a un pie

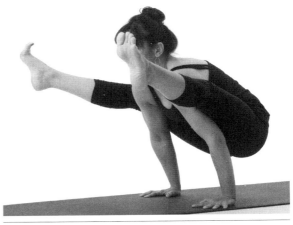

Tittibhasana
(tee-tee-BAHS-anna)
Postura de la luciérnaga

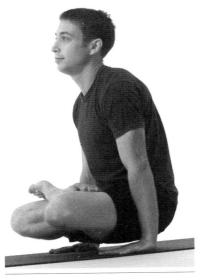

Tolasana
(toe-LAHS-anna)
Postura de la balanza

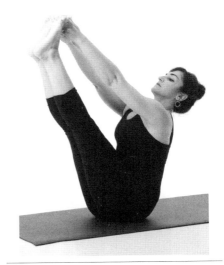

Ubhaya Padangusthasana
(oo-HAH-ya PAH-da-goo-STAHS-anna)
Postura de los dos pulgares de los pies

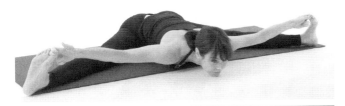

Upavista Konasana
(oo-pah-VEESH-tah ko-NAHS-anna)
Postura de flexión anterior sentada en ángulo amplio

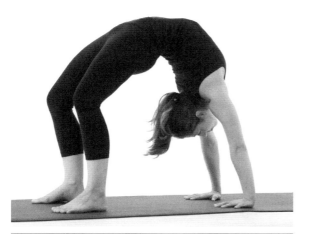

Urdhva Dhanurasana
(OORD-vah don-your-AHS-anna)
Postura del arco hacia arriba o postura de la rueda

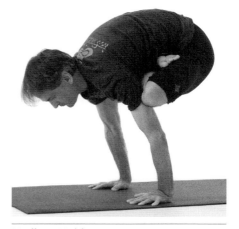

Urdhva Kukkutasana
(OORD-vah koo-koo-TAHS-anna)
Postura del gallo hacia arriba

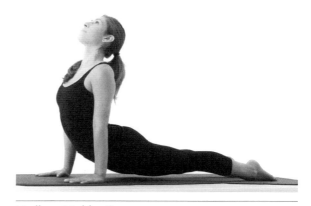

Urdhva Mukha Svanasana
(URD-vah MOO-kah svah-NAHS-anna)
Postura del perro hacia arriba

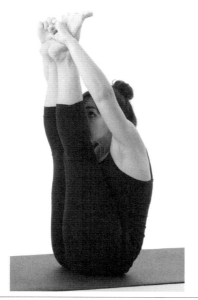

Urdhva Mukha Paschimottanasana
(URD-vah MOO-kah POSH-ee-moh-ta-NAHS-anna)
Postura de estiramiento intenso hacia el oeste mirando hacia arriba

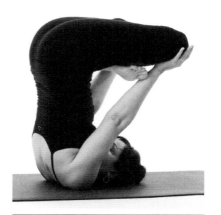

Urdhva Padmasana
(OORD-vah pod-MAHS-anna)
Postura del loto hacia arriba

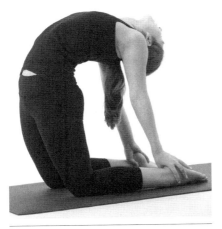

Ustrasana
(oosh-TRAHS-anna)
Postura del camello

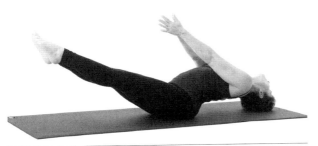

Uttana Padasana
(OOT-anna pah-DAHS-anna)
Postura de la pierna extendida o postura del pez volador

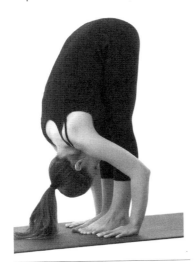

Uttanasana
(OOT-ta-NAHS-anna)
Postura de flexión anterior de pie

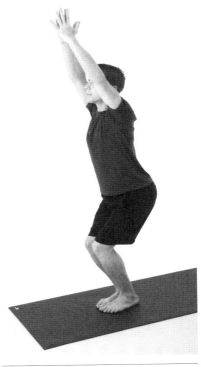

Utkatasana
(OOT-kah-TAHS-anna)
Postura torpe o de la silla

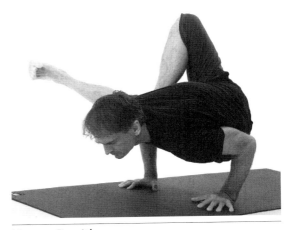

Uttana Prasithasana
(OOT-anna pra-si-THAHS-anna)
Postura del lagarto volador

423

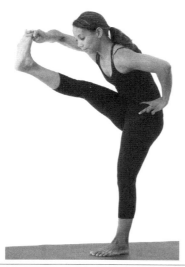

Utthita Hasta Padangusthasana
(oo-TEE-tah HAH-stah pah-dahn-goosh-TAHS-anna)
Postura extendida de la mano al pulgar del pie

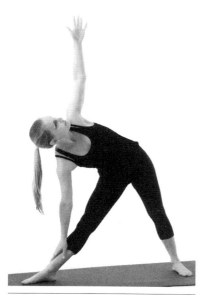

Utthita Trikonasana
(oo-TEE-tah tree-ko-NAHS-anna)
Postura del triángulo extendido

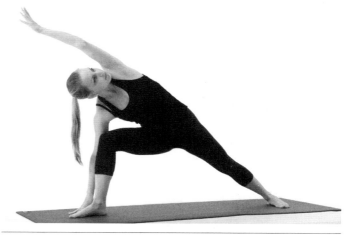

Utthita Parsvakonasana
(oo-TEE-tah pars-vah-ko-NAHS-anna)
Postura del ángulo lateral extendido

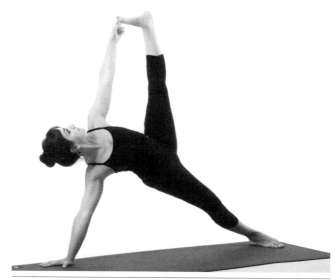

Vasisthasana
(vah-shish-TAHS-anna)
Postura de la plancha lateral o postura de equilibrio sobre brazo

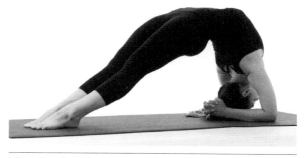

Viparita Dandasana
(vip-pah-ree-tah don-DAHS-anna)
Postura del palo invertido

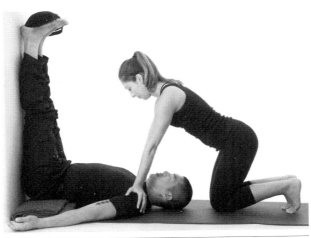

Viparita Karani
(vip-pah-ree-tah kuh-RAHN-ee)
Postura activa invertida o piernas hacia arriba de la pared

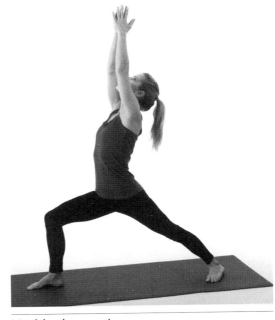

Virabhadrasana I
(veer-ah-bah-DRAHS-anna)
Postura del guerrero I

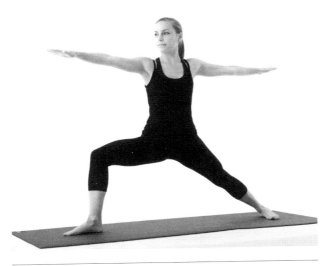

Virabhadrasana II
(veer-ah-bah-DRAHS-anna)
Postura del guerrero II

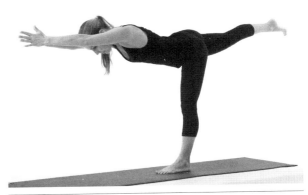

Virabhadrasana III
(veer-ah-bah-DRAHS-anna)
Postura del guerrero III

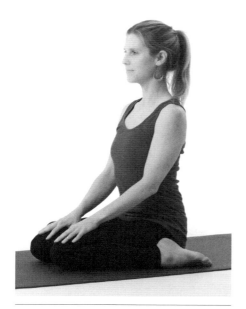

Virasana
(veer-RAHS-anna)
Postura del héroe

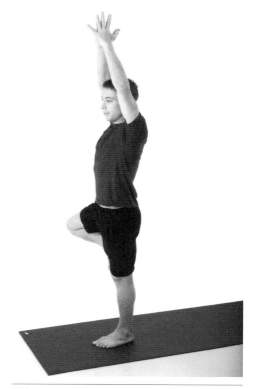

Vrksasana
(vrik-SHAHS-anna)
Postura del árbol

Glosario

a-: «Sin-», como en *ahimsa*, «sin violencia».

Abductor: músculo que separa el hueso del eje central del cuerpo.

Aductor: músculo que acerca el hueso al eje central del cuerpo.

Adho: hacia abajo.

Adho mukha: mirando hacia abajo.

Aflicciones: las cinco formas de sufrimiento (*kleshas*).

Agni: fuego.

Ahimsa: sin violencia; sin hacer daño.

Ajna chakra: chakra del tercer ojo.

Akarna: al oído.

Anahata chakra: chakra del corazón.

Ananda: éxtasis; dicha; amor.

Anjali mudra: el gesto de anjali, las palmas juntas frente al corazón.

Anjaneya: el dios mono.

Antara: interno.

Antara kumbhaka: contener la respiración tras inspirar.

Anterior: adelante, enfrente.

Anuloma: a la par; se refiere al movimiento de la respiracion.

Apana: pelvis o parte inferior del abdomen.

Apanasana: posturas del suelo pélvico; postura de alivio de gases.

Apana-vayu: el prana que se mueve hacia abajo.

Aparigraha: sin ambición, uno de los *yamas*.

Ardha: medio.

Asana: tomar asiento; una postura de yoga; el tercer miembro de Ashtanga.

Astavakra: sabio indio y erudito del sánscrito; la asana Astavakrasana lleva su nombre.

Asteya: no robar, uno de los cinco *yamas*.

Atman: el Yo auténtico; la conciencia.

Aum: descrito por primera vez en los Upanishads como el sonido que originó y que abarca la totalidad del universo. También se escribe *om*.

Avidya: ignorancia.

Ayurveda: antigua «ciencia de la vida» india; forma tradicional de la medicina india.

Baddha: atadura.

Bahya: externo.

Bahya kumbhaka: suspensión de la respiración tras una espiración completa.

Baka: grulla.

Bandha: unir; vínculo energético.

Bhadra: pacífico o prometedor.

Bhagavad Gita: «Canto del Señor», un capítulo del *Mahabharata* épico y el más influyente de todos los escritos sobre yoga y filosofía espiritual.

Bhakti: la práctica de la devoción.

Bharadvaj: sabio indio.

Bharirava: un aspecto de Shiva.

Bhastrika: fuelle usado en un horno; tipo de pranayama en el que el aire se inhala y se exhala con fuerza a través de las fosas nasales.

Bhaya: miedo.

Bheka: rana.

Bhuja: brazo u hombro.

Bhujanga: cobra.

Bhujapida: presión en el brazo o en el hombro.

Brahma: Dios; el ser supremo; el creador; la primera deidad de la trinidad hindú.

Brahmacharya: celibato o uso apropiado de la energía sexual, uno de los *yamas*.

Brahman: conciencia infinita.

Buddhi: intelecto; asiento de la inteligencia.

Columna cervical: las vértebras del cuello.

Chakra: centro de energía sutil.

Chandra: luna.

Cifosis: curvatura hacia delante de la columna.

Danda: palo o vara.

Dhanu: arco.

Dharana: concentración mental; el sexto miembro del Ashtanga yoga de Patanjali.

Dharma: obligación virtuosa.

Dhyana: meditación.

Dristi: punto de mira.

Dukha: dolor; tristeza; pena.

Dwi: dos.

Eka: uno.

Ekagrata: concentración mental en un punto.

Eka pada: con una pierna o con un pie.

Encarnar: ser una expresión de o dar una forma tangible o visible a (una idea, cualidad o sentimiento).

Extensión: movimiento de una articulación en el que una parte del cuerpo se aleja de otra.

Flexión: movimiento de pliegue que reduce el ángulo entre dos puntos.

Galava: sabio indio.

Garuda: águila; nombre del rey de las aves. Garuda se representa como un vehículo de Vishnu con la cara blanca, pico aquilino, alas rojas y un cuerpo dorado.

Gheranda: un sabio, autor del *Gheranda Samhita*, una obra clásica de Hatha yoga.

Gomukha: cabeza de vaca.

Guna: literalmente «cuerda», se refiere a algo que ata; con respecto al yoga, indica las tres propiedades fundamentales e interrelacionadas que son inherentes a todos los fenómenos: *sattva*, *rajas*, *tamas*.

Gurú: un instructor espiritual, el que ilumina la senda espiritual; o, tú eres tú.

Hala: arado.

Hanuman: un dios mono, hijo de Anjaneya y Vayu.

Hasta: mano o brazo.

Hatha yoga: literalmente «enérgico»; prácticas de purificación física descritas por primera vez por escrito en el siglo XIV de nuestra era en el *Hatha Yoga Pradipika*.

Húmero: hueso superior del brazo.

Hiperextensión: extensión de una articulación por encima de los ciento ochenta grados.

Ida: un *nadi* o canal de energía que empieza en la fosa nasal izquierda, se eleva hasta la coronilla y desciende hasta la base de la columna.

Inserción de los músculos: parte final de los músculos alejada del eje central del cuerpo.

Ishvara: el ser supremo; Brahma con forma.

Isométrico, ejercicio: ejercicio en el que los músculos no se contraen.

Isotónico, ejercicio: ejercicio que implica la contracción de un músculo.

Jalandhara bandha: el cierre de la barbilla en el que se empuja esta hacia las clavículas.

Janu: rodilla.

Jathara: abdomen.

Jnana: conocimiento sagrado derivado de la meditación sobre las verdades superiores de la religión y la filosofía, que enseña a la gente cómo entender su propia naturaleza.

Kapala: cráneo.

Kapalabhati: limpieza del cráneo, una técnica de pranayama.

Kapha: uno de los tres humores ayurvédicos.

Kapota: pichón; paloma.

Karma: acción.

Karma yoga: el yoga de la acción.

Karna: oídos.

Karnapida: oídos apretados.

Klesha: sufrir por la ignorancia, el egoísmo, el deseo, el odio o el miedo.

Kona: ángulo.

Koundinya: un sabio.

Krama: secuencia de momentos; sucesión de momentos; etapa.

Krishna: una encarnación de Vishnu; una forma de Dios.

Kriya: acción; también varias prácticas purificadoras.

Krouncha: garza.

Kukkuta: gallo.

Kumbhaka: retención de la respiración tras una inhalación o una exhalación completas.

Kundalini: energía pránica, simbolizada por una serpiente enroscada y dormida que permanece en estado de letargo en el centro nervioso inferior en la base de la columna vertebral; una forma de práctica de Hatha yoga.

Kurma: tortuga.

Laghu: sencillo; poco; pequeño; hermoso.

Lateral: de costado; alejado del eje central del cuerpo.

Lateral, rotación: rotación externa.

Laya: converger.

Lola: balancear u oscilar.

Lordosis: curvatura hacia atrás de la columna.

Lumbar, columna: las vértebras de la parte inferior de la espalda.

Mahabandha: el gran cierre.

Mahabharata: obra épica fundamental de la antigua India en sánscrito; contiene el *Bhagavad Gita* y los elementos fundamentales de la mitología hindú.

Maha mudra: el gran sello.

Mala: guirnalda, corona de flores.

Mandala: forma concéntrica significativa desde el punto de vista espiritual que se utiliza para la meditación y los rituales.

Manduka: rana.

Manipura chakra: chakra del ombligo.

Manos: la mente individual.

Mantra: sonido, pensamiento u oración de carácter sagrado.

Marichi: nombre de un sabio que es uno de los hijos de Brahma.

Matsyendra: señor de los peces; un adepto al tantra.

Mayura: pavo real.

Medial: hacia el eje central del cuerpo.

Medial, rotación: rotación interna.

Moksha: liberación.

Mudra: sello; posiciones de la mano y el dedo o una combinación específica de asanas, pranayama y bandha.

Mukha: rostro.

Mula: raíz, base.

Mula bandha: vínculo de raíz; vínculo energético; elevación mantenida del perineo y del elevador del ano.

Muladhara chakra: chakra raíz.

Nadi: literalmente «río»; canal de energía.

Nadi shodhana: purificación o limpieza de los *nadis*; técnicas de pranayama para este propósito.

Nakra: cocodrilo.

Namaskara: saludo; bienvenida.

Nara: hombre.

Naravirala: esfinge.

Nataraja: Shiva bailarín.

Nauli: técnica de purificación física que implica agitar el vientre.

Nava: barco.

Nidra: dormir.

Niyama: segundo miembro de la senda de miembros de Patanjali; consiste en *saucha*, *santosa*, *tapas*, *svadhyaya* e *ishvarapranidhana*.

Origen de un músculo: Parte final del músculo que está más cerca del centro del cuerpo.

Pada: pie o pierna.

Pada hasta: manos al pie.

Padangustha: pulgar del pie.

Padma: loto.

Parigha: entrada.

Parigraha: acumular.

Parinamavada: la constancia del cambio.

Paripurna: lleno.

Parivrtta: cruzado; torcido.

Parsva: lado; costado; lateral.

Paschimo: occidente; la parte posterior del cuerpo.

Phalaka: plancha.

Pincha: barbilla; pluma.

Pinda: feto o embrión; cuerpo.

Pingala: un *nadi* o canal de energía que comienza en la fosa nasal derecha, asciende hasta la coronilla y desciende hasta la base de la columna.

Pitta: uno de los tres humores ayurvédicos; a veces se traduce como «bilis».

Posterior: de atrás; lo contrario de anterior.

Prakriti: naturaleza; la fuente original del mundo material, que consiste en *sattva*, *rajas*, y *tamas*.

Prana: fuerza vital; a veces se le llama aliento.

Pranayama: control de la respiración; expansión de la respiración; el cuarto miembro de ashtanga.

Prasarana: movimiento de barrido de los brazos.

Prasarita: extendido; estirado.

Prasvasa: expiración.

Pratikriyasana: contrapostura.

Pratiloma: a contrapelo; contra la corriente.

Pratyahara: independencia de la mente de la estimulación sensorial; la quinta fase de ashtanga.

Prishta: atrás.

Puraka: inspiración.

Purna: completo.

Pursvo: este; la parte frontal del cuerpo.

Pursvottana: el estiramiento intenso de la parte frontal del cuerpo.

Raga: amor; pasión; ira.

Raja: rey; gobernador.

Raja kapota: rey palomo.

Rajas: pensamiento impulsivo o caótico; el aspecto del movimiento en la naturaleza; uno de los tres *gunas*.

Rechaka: espiracion; vaciado de los pulmones.

Sadhana: práctica para alcanzar un logro.

Sahasrara chakra: loto de los mil pétalos, situado en la cavidad cerebral.

Sahita: ayudado.

Sahita kumbhaka: suspensión intencionada de la respiración.

Salabha: langosta.

Salamba: con apoyo.

Sama: igual; mismo.

Samadhana: paz mental.

Samadhi: dicha; absorción meditativa.

Samasthihi: un estado de equilibrio.

Samskara: huella subconsciente.

Samyama: aplicación combinada de *dharana*, *dhyana* y *samadhi*.

Santosa: satisfacción.

Sarvanga: la totalidad del cuerpo.

Sattva: luz y orden; uno de los tres elementos de *prakriti*.

Sattya: verdad; uno de los cinco *yamas*.

Saucha: pureza; limpieza.

Sava: cadáver.

Setu bandha: puente.

Shakti: fuerza vital, *prana*; consorte de Shiva.

Shishula: delfín.

Shiva: una forma de Dios en el hinduismo; el destructor de la ilusión.

Simha: león.

Sirsa: cabeza.

Sitali: una forma refrescante de pranayama.

Slumpasana: hundimiento habitual del centro del corazón asociado con un desplome displicente de la columna y el torso.

Sukham: comodidad; tranquilidad; placer.

Supta: supino; dormir.

Surya: el sol.

Sushumna: canal de energía central, localizado en la columna vertebral.

Svadhisthana chakra: asiento de la fuerza vital, situado por encima de los órganos de generación.

Svana: perro.

Svasa: inspiración.

Swatmarama: autor del *Hatha Yoga Pradipika*, el libro original sobre Hatha yoga.

Tada: montaña.

Tamas: embotamiento; inercia; ignorancia; uno de los tres *gunas*.

Tantra: la práctica de usar todas las energías, entre ellas la mundana, para el despertar espiritual.

Tapa: austeridad.

Tapas: calor; esfuerzo violento que conlleva purificación, autodisciplina y austeridad.

Torácica, columna: las vértebras de la caja torácica.

Tibia: canilla.

Tiriang mukha: mirando hacia atrás.

Tittibha: luciérnaga.

Tola: equilibrio; escalas.

Tri: tres.

Trikona: triángulo.

Ubhaya: ambos.

Udana: un *prana vayu*.

Uddiyana: volar hacia arriba; un bandha.

Uddiyana bandha: llevar el núcleo abdominal inferior adentro y arriba.

Ujjayi: victorioso.

Ujjayi pranayama: respiración yóguica básica.

Upanishad: sentarse junto a; antiguos textos filosóficos considerados una fuente inicial del hinduismo.

Upavista: sentado con las piernas abiertas.

Urdhva: hacia arriba.

Ustra: camello.

Utkata: violento; poderoso; fiero.

Utpluti: elevar o inflar.

Uttana: estiramiento intenso erguido.

Uttanasana: flexión hacia delante.

Utthita: extendido.

Vajra: rayo.

Vakra: encorvado.

Vasistha: un sabio védico.

Vata: uno de los tres humores ayurvédicos, que a veces se traducen como «viento».

Vayu: viento; corriente de aire vital

Vedanta: literalmente «el fin de los Vedas»; la tradición filosófica dominante hindú.

Vedas: los textos sagrados más antiguos de la humanidad.

Vidya: conocimiento; aprendizaje; sabiduría popular; ciencia.

Viloma: a contrapelo; contra el orden de las cosas.

Vinyasa: colocar de una manera especial; la conexión consciente de respiración y movimiento.

Viparita: invertido; cabeza abajo.

Vira: héroe; valiente.

Virabhadra: un guerrero.

Vishnu: una forma primaria de Dios en el hinduismo; gobierna la conservación, el equilibrio y la sostenibilidad.

Vishuddha chakra: puro; situado en la región faríngea.

Vrksa: árbol.

Vrschika: escorpión.

Vyana: un prana vayu.

Yama: restricción, contención; el primer miembro de ashtanga; consiste en *ahimsa*, *sattya*, *brahmacharya*, *aparigraha* y *asteya*.

Yoga: de la raíz *yuj*, que significa «unirse», «uncir a un yugo», «formar un todo».

Yogaerobics: rutinas de ejercicios que utilizan las asanas de yoga para el entrenamiento puramente físico.

Otros recursos

E l Centro de Recursos para la Enseñanza del Yoga (www.markstephensyoga.com/resources/overview) ofrece numerosos recursos para profesores de yoga y formadores de profesores: programas para la formación de profesores, vídeos educativos, grabaciones de audio, artículos, poesía inspiradora, listas de programas de formación de profesores y enlaces a otros recursos.

LA ENSEÑANZA DEL YOGA: FUNDAMENTOS Y TÉCNICAS ESENCIALES

La enseñanza del yoga es un recurso fundamental para todos los profesores y estudiantes de yoga interesados en perfeccionar sus habilidades y expandir su conocimiento de esta disciplina. Esta obra exhaustiva realzada con más de doscientas fotos e

ilustraciones, es ideal para usar como texto central en los programas de formación de profesores o para cualquiera que esté interesado en depurar su comprensión del arte y la ciencia de la enseñanza del yoga. Los lectores encontrarán una información práctica y detallada sobre los métodos de enseñanza, los principios de secuenciación, los fundamentos de ciento ocho asanas y las técnicas para enseñar el pranayama y la meditación. Este libro recoge la historia y la filosofía del yoga, así como aspectos tradicionales y modernos de anatomía, asimismo, los lectores encontrarán orientación sobre cómo vivir de su trabajo como profesores de yoga.

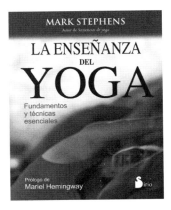

Secuencias de yoga: cómo crear magníficas clases de yoga

Secuencias de yoga es el recurso definitivo para planear y secuenciar clases de yoga seguras, accesibles y llevaderas. Ofrece una estructura para plantearse las secuencias a través del examen de la filosofía, la historia, los principios y la metodología del yoga; además presenta sesenta y siete modelos de secuencias de asanas que cubren un am-

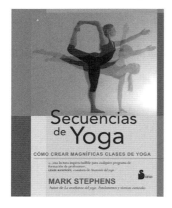

plio espectro de estudiantes de yoga y situaciones, entre ellos múltiples secuencias para estudiantes principiantes, intermedios y avanzados; yoga para niños, adolescentes, mujeres a lo largo de todo el ciclo vital y personas mayores; clases para aliviar la ansiedad y la depresión, y secuencias para cada uno de los chakras y constituciones ayurvédicas principales. Este libro de consulta fundamental, ilustrado con más de dos mil fotos, analiza también las sutiles interrelaciones dentro de cada una de las siete familias de asanas y entre ellas, enseña a secuenciar las propias instrucciones e incluye un apéndice muy útil con valiosas herramientas para planear tus clases o tu propia práctica de yoga.

Notas

Introducción
1. Ver www.cpsc.gov/Research—Statistics/NEISS-Injury-Data.
2. Ver «In Over Their Heads», *Los Angeles Times*,13 de agosto de 2001; Paul, «When Yoga Hurts», Time, 4 de octubre de 2007; Y. J. Krucoff (2003); Fishman y Saltonstall (2008), y Bertschinger y otros (2007). En mi contestación escrita a Broad, resalté que el yoga no es algo que pueda hacerte nada (un planteamiento que cosifica al yoga), sino más bien una práctica cuyos efectos dependen del estado físico de uno, de lo que hace y de cómo lo hace. Ver Stephens (2012a).

Capítulo 1: Filosofía y planteamientos de los ajustes de yoga
1. A lo largo de todo este libro empleo el neologismo «cuerpo-mente» en consonancia con la perspectiva de que el cuerpo y la mente no están separados, sino que forman un todo, y ser conscientes de esa totalidad es la esencia de la práctica del yoga. Esta idea contrasta con la visión dualista dominante tanto en la filosofía oriental como en la occidental y constituye uno de los temas centrales de este libro, cuyo objetivo principal es ofrecer una orientación a los estudiantes que podría ayudarles a cultivar más fácilmente una conciencia clara de la totalidad de su ser compatible con cualquiera que sea la intención que los motive a practicar yoga. Este punto se analiza en mayor profundidad más adelante en este capítulo.
2. El yoga surgió en una cultura rica en diversas prácticas espirituales y culturales y más significativamente en creencias relacionadas con el hinduismo, entre ellas la filosofía Samkhya, pero no se reduce ni está necesariamente ligada a ningún sistema determinado de creencias o religión. Esos vínculos son una cuestión de elección. Para profundizar más, ver Devi (1960), Eliade (1969), Feuerstein (2001), Freeman (2012), Gates (2006), B. K. S. Iyengar (1966), Kempton (2013), Kramer y Alstad (1993), Rea (2013), Rosen (2012), Scaravelli (1991), Stephens (2010), Stryker (2011), David Gordon White (2011) y Ganga White (2007).
3. Algunos podrían oponerse a aplicar las ideas de la tradición filosófica occidental a prácticas surgidas principalmente de la filosofía y la metafísica orientales. Aquí defiendo la postura de que hay que tener en cuenta todas las fuentes de conocimiento, aunque podamos estar en contra de ciertos conceptos, principios o perspectivas. Por tanto, a lo largo de todo este libro se incorporan diversas fuentes de conocimiento, incluso algunas que no pertenecen a la esfera tradicional o normativa del yoga.
4. Para obtener más información sobre los fundamentos de la enseñanza del yoga, ver Cope (2006), Farhi (2006), B. K. S. Iyengar (2009), Lasater (2009), Stephens (2010 y 2012a), Ganga White (2007) y Yogananda (1946).

5. Bikram Choudhury es el pionero del yoga de competición y actualmente lidera los esfuerzos por establecer esta disciplina como deporte olímpico. Esto es un fenómeno curioso solo si ignoramos que su estilo de yoga procede de la cultura competitiva del culturismo físico de la India en lugar de creer en su afirmación de que su estilo (y solamente su estilo) es la expresión genuina de la síntesis de la filosofía y el método de yoga de Patanjali, algo que Bikram no entiende o que distorsiona intencionalmente. Ver Choudhury (2000). Acerca de la naturaleza contradictoria del yoga competitivo, ver Lorr (2012) y International Yoga Sports Federation (www.yogasportsfederation.org). Sobre la proliferación de lesiones al enfocar el yoga de manera competitiva, ver Broad (2013).

6. *Hatha yoga* es el término genérico que recoge los llamados «estilos», «linajes» y ramas del yoga en el que las prácticas posturales son un elemento integral, desde el Ashtanga Vinyasa y el Bikram hasta el Iyengar, el Power y cientos más. Observa que el término *hatha* significa «enérgico» en referencia al esfuerzo deliberado que uno hace «al servicio de la transformación» (Rosen 2012, 7-8). Para saber más sobre los orígenes y el desarrollo histórico de las modernas prácticas posturales, ver Rosen (2012), Singleton (2010) y David Gordon White (1996, 2003 y 2011). Como reacción contra esta doctrina ha surgido un movimiento que se caracteriza por la imprecisión de sus normas y por la afirmación sin fundamento de que cualquier pieza de iconografía antigua confirma la continuidad de la práctica desde los orígenes del yoga hace tres mil o incluso más años. Estas alegaciones suelen hacerse en apoyo de cierta noción de ortopraxis o teología del yoga que reafirma las pretensiones de una rama, linaje o estilo de la práctica de ser superior o más legítima que las demás.

7. Ciertamente, la práctica de las asanas abre una ventana a la comprensión de la verdad de nuestro ser, y por tanto es en sí misma una práctica potencial de meditación y definitivamente una fuente de estabilidad y comodidad en la meditación sentada.

8. Este enfoque recibe una atención más detallada y depurada por parte de Ganga White (2007) como «navegando el límite» y de Schiffmann (1996). Ver Stephens (2010) para una mayor información sobre la aplicación de esta técnica en la enseñanza del yoga.

9. Para un debate esclarecedor sobre este déficit en las clases de hoy en día, ver Rosen (2012). Observa que el *Hatha Yoga Pradipika* trata principalmente del pranayama, no de la asana, que constituye solo alrededor del diez por ciento del libro.

10. Acerca de la presentación y enseñanza secuencial de los pranayamas, ver Holleman y Sen-Gupta (1999, 267-292), B. K. S. Iyengar (1985), Rosen (2002 y 2006) y Stephens (2010, 237-262).

11. Para aprender más sobre la filosofía, principios y técnicas de la secuenciación, ver Stephens (2012b).

12. Hay una investigación extensiva sobre la relación entre el contacto físico, la percepción, el significado, el desarrollo emocional, el desarrollo cognitivo y la conciencia. Un buen punto de partida para la investigación es el trabajo que se realiza en el Laboratorio del Contacto Físico y la Emoción de Matthew Hertenstein en la Universidad DePaw. Ver Hertenstein (2011) sobre las funciones comunicativas del contacto físico en la edad adulta. Ver Field y otros (1997, 65-69), Field (2003) y Levine (2010) en relación con el contacto físico con niños y con quienes sufren trauma emocional.

13. El papel del profesor se ve de maneras muy diferentes dependiendo de la perspectiva general que uno tiene acerca del yoga, la enseñanza, el aprendizaje, la pedagogía y los gurús. Sobre el tema de la enseñanza del yoga, ver Lasater (2000), Farhi (2006) y Stephens (2010). Acerca de la pedagogía, Bruner (1960) y Freire (1970). Sobre los gurús, Cope (1999), Kramer y Alstad (1993) y Yogananda (1946).

14. Aquí estoy utilizando una observación de Judith Lasater (2000), que afirmó que uno de «los imperativos más importantes» para los profesores de yoga es que el objeto de su enseñanza

son las personas, no las asanas, y que «cada persona es un individuo al que enseñar, no una "postura" que corregir».

15. Levine (2010), Emerson y Hopper (2011).

16. Hay muchas traducciones e interpretaciones maravillosas del *Bhagavad Gita*. Mi traducción básica favorita es la de Prabhavananda e Isherwood (1944). Para conocer una obra que transmite con brillantez los mensajes del *Gita* a la vida práctica en la experiencia contemporánea, ver Cope (2012).

17. Ver Diógenes (2000, 91, 95).

18. Ciertamente esto es así en las formas de dualismo filosófico cartesianas, kantianas y hegelianas que garantizan el espacio conceptual para la autoridad de la doctrina religiosa y las fuerzas sociales que suelen denigrar el cuerpo, lo mismo que en las formas de renunciación del yoga fundamentalista.

19. Ver Shusterman (2008) para conocer un debate esclarecedor acerca de cómo la obra de Dewey rescata la filosofía y la fenomenología analíticas del dualismo por medio de los principios de la atención plena y la somaestética. Para conocer un brillante debate sobre el hábito corporizado y su efecto y expresión en la postura, la emoción y el pensamiento, ver el trabajo vanguardista de Todd (1937).

20. Csikszentmihalki (1990 y 1997) nos brinda ejemplos del modo en que permanecer implicado en el flujo cotidiano de la existencia genera una felicidad más profunda mediante el desafío de mantener la atención plena.

21. Para conocer una introducción general a la somática, ver Hanna (2004). Para prácticas de corporización, Don Hanlon Johnson (1995). Para una antología sobre el cuerpo, la respiración y la conciencia, Macnaughton (2004); también Lakoff y Johnson (1999).

22. Los *Yoga Sutras* de Patanjali datan de alrededor del año 200 de nuestra era. Hay numerosas traducciones y transcripciones, a menudo contradictorias. Los primeros textos sobre el Hatha yoga se escribieron unos mil años más tarde. Ver Bouanchaud (1999), B. K. S. Iyengar (2001), Kissiah (2011), Remski (2012), y Satchidananda (1978) para contrastar interpretaciones.

23. Acerca del condicionamiento sociocultural, ver Durkheim (1912), Geertz (1973) y George Herbert Mead (1934).

24. La conciencia propioceptiva y quinestésica está en la esencia de la práctica de la asana. Nuestra conciencia propioceptiva surge del diálogo entre las neuronas sensitivas de la fibra muscular (nervios del huso muscular) y del oído interno, que crea la experiencia cognitiva del equilibrio y de nuestra posición en el espacio. Nuestra conciencia quinestésica surge de nuestra conciencia propioceptiva y se manifiesta cuando creamos movimiento en el espacio con un comportamiento intencionado. Gran parte del refinamiento que cultivamos en la práctica de la asana desarrolla y depura estas cualidades de corporización.

25. Como expone Hertenstein (2011), el contacto físico es tabú en gran parte de la sociedad contemporánea, y esto tiene efectos perjudiciales en nuestras vidas.

26. Acerca del trauma, el contacto físico y la curación en el yoga, ver Emerson y Hopper (2011) y también Cope (2006). Sobre la terapia de yoga y en líneas más generales sobre la curación, Kraftsow (1999), Lasater (1995), McCall (2007) y Mohan y Mohan (2004). Acerca de la ética en el contacto físico de manera más general, Benjamin y Sohnen-Moe (2003).

Capítulo 2: Los siete principios de la enseñanza con las manos

1. Para aprender anatomía funcional, empieza por el libro de Kapit y Elson (2001) *Expande tus conocimientos con Aldous* (2004), Calais-Germain (1991), Kaminoff y Matthews (2011), Lasater (2009), Long (2009 y 2010), Moore y Dalley (1999) y Netter (1997).

2. En Diversity Council (2008) encontrarás una guía general útil sobre las áreas delicadas que uno debe respetar en la interacción intercultural. Para conocer más sobre las pautas de género

y de estatus, ver Major y otros (1990, 634-643) y Margaret Mead (1935). Sobre los efectos genéticos del contacto físico, Schanberg (1995, 211-229). Acerca del contacto físico en general, Ackerman (1990), Field (2001) y Montagu (1986). Sobre el contacto físico entre especies, que es tan revelador como en la interacción humana, Haraway (2008).

3. Ver Lasater (2009) para conocer un debate general sobre el movimiento articular activo y el pasivo en el contexto de la realización de asanas de yoga. Por lo general, Lasater desaconseja el movimiento articular pasivo.

4. Sobre biomecánica y kinesiología estructural, ver Floyd (2006).

5. Ver Stephens (2010, 157-235) para conocer las acciones energéticas y de alineamiento básico de cada una de las ciento ocho asanas.

Capítulo 9: Flexiones anteriores sentadas y supinas y abridores de cadera

1. Todas las flexiones anteriores son abridores de cadera y muchos abridores de cadera son flexiones anteriores. Por tanto, la clasificación de algunas asanas en una u otra familia de asanas es un poco arbitraria. Por ejemplo, Upavista Konasana (postura de flexión anterior sentada en ángulo amplio) es claramente una flexión anterior abridor de cadera y un abridor de cadera de flexión anterior. Aquí las consideramos como pertenecientes a una sola familia.

Capítulo 11: La enseñanza del yoga en el siglo XXI

1. Para investigar las publicaciones académicas sobre este tema, podrías empezar por Feuerstein (2001), Rosen (2012), Singleton (2010), Sjoman (1996) y David Gordon White (1996, 2000, 2003 y 2011).

2. Descubrimos ejemplos claros de los mitos de la creación del yoga en los relatos fantásticos que nos transmiten los gurús de Ashtanga Vinyasa (diversas narraciones, entre ellas la de la transmisión directa desde el sabio del siglo IX Nathamuni hasta Tiramulai Krishnamacharya en la primera década del XX), Bikram (que afirma que las asanas que enseña «las estableció Patanjali hace más de cuatro milenios»), Tri-Yoga (su fundadora, Kali Ray, declara que recibe sus enseñanzas mediante una transmisión directa de los *siddis* ancestrales de la Kundalini), Universal Free Style Yoga (Andrey Lappa asegura haberlo recibido mediante una transmisión directa de la deidad Shiva) y muchos otros más. Ver Desikachar (1995, 80-82), Choudhury (2000, xi), Ray (2013) y Lappa (2013).

3. Varene (1977, 226), Lowitz (2004, 85) y Barnhart (1988, 447).

4. Este y otros testimonios de los discípulos de varios gurús se han publicado en www.writespirit.net/spirituality/gurus/benefits-guru.

5. Para profundizar más, ver Kramer y Alstad (1993), Preece (2010) y Krishnamurti (1987).

6. Las evoluciones que estamos presenciando actualmente en el mundo del yoga están relacionadas con prácticamente todos los aspectos de la condición humana. Para conocer algunos de los ejemplos más innovadores y relevantes, ver Horton y Harvey (2012) y los diversos estudios realizados en conjunción con el Instituto para la Vida Extraordinaria, de Stephen Cope, que tiene su sede en el Centro Kripalu de Yoga y Salud (www.kripalu.org).

7. En el momento de publicarse este libro, su autor y ocho colaboradores de diversos puntos de Norteamérica están trabajando en el Grupo de Trabajo sobre la Normativa de la Alianza de Yoga (Yoga Alliance), en la tarea de establecer una normativa más clara, más sólida y más fiable. Para conocer más sobre este trabajo, visita www.yogaalliance.org.

Bibliografía

Ackerman, Diane. 1990. *A Natural History of the Senses*. Nueva York: Random House.

Aldous, Susi Hately. 2004. *Anatomy and Asana: Preventing Yoga Injuries*. Calgary: Functional Synergy.

Alter, Michael J. 1996. *Science of Flexibility*, 2.ª ed. Champaign, IL: Human Kinetics.

Avalon, Arthur. 1974. *The Serpent Power: Being the Sat-Cakra-Nirupana and Paduka-Pancaka*. Nueva York: Dover.

Balaskas, Janet. 1994. *Preparing for Birth with Yoga*. Boston: Element.

Bandy, William D. y Jean M. Irion. 1994. «The Effect of Time on Static Stretch on the Flexibility of the Hamstring Muscles». *Physical Therapy* 74 (9): 845-850.

Baptiste, Baron. 2003. *Journey into Power: How to Sculpt Your Ideal Body, Free Your True Self, and Transform Your Life with Yoga*. Nueva York: Fireside.

Barnhart, Robert K. 1988. *The Barnhart Dictionary of Etymology*. Nueva York: H. W. Wilson Co.

Benagh, Barbara. 2003. «Inversions and Menstruation». *Yoga Journal*, www.yogajournal.com/practice/546_1.cfm.

Benjamin, Ben E. y Cherie Sohnen-Moe. 2003. *The Ethics of Touch: The Hands-On Practitioner's Guide to Creating a Professional, Safe and Enduring Practice*. Tuscon: SMA Inc.

Bertschinger, Dimiter Robert, Efstratios Mendrinos y André Dosso. 2007. «Yoga Can Be Dangerous-Glaucomatous Visual Field Defect Worsening Due to Postural Yoga». *British Journal of Ophthalmology* 91 (1): 1413-1414, www.ncbi.nlm.nih.gov/pmc/articles/PMC2000997/.

Birch, Beryl Bender. 1995. *Power Yoga: The Total Strength and Flexibility Workout*. Nueva York: Fireside.

————. 2000. *Beyond Power Yoga: 8 Levels of Practice for Body and Soul*. Nueva York: Fireside.

Bouanchaud, Bernard. 1999. *The Essence of Yoga: Reflections on the Yoga Sutras of Patanjali*. Nueva York: Sterling.

Briggs, Tony. 2001. «The Gift of Assisting». *Yoga Journal*, www.yogajournal.com/for_teachers/1024.

Broad, William J. 2013. *The Science of Yoga: The Risks and the Rewards*. Nueva York: Simon and Schuster.

Bruner, Jerome. 1960. *The Process of Education*. Boston: Harvard University Press.

Calais-Germain, Blandine. 1991. *Anatomy of Movement*. Seattle: Eastland.

————. 2003. *The Female Pelvis: Anatomy and Exercises*. Seattle: Eastland.

————. 2005. *Anatomy of Breathing*. Seattle: Eastland.

Campbell, Joseph. 1949. *The Hero with a Thousand Faces*. Nueva York: Pantheon.

Chinmayananda, Swami. 1987. *Glory of Ganesha*. Bombay: Central Chinmaya Mission Trust.

Choudhury, Bikram. 2000. *Bikram's Beginning Yoga Class*. Nueva York: Penguin Putnam.

Clennell, Bobby. 2007. *The Woman's Yoga Book: Asana and Pranayama for All Phases of the Menstrual Cycle*. Berkeley, CA: Rodmell.

Cole, Roger. 2005. «With a Twist». *Yoga Journal* (noviembre de 2005).

————. 2006. «Protect the Knees in Lotus and Related Postures». *Yoga Journal*, www.yogajournal.com/for_teachers/978.

Cope, Stephen. 1999. *Yoga and the Quest for the True Self*. Nueva York: Bantam.

————. 2006. *The Wisdom of Yoga: A Seeker's Guide to Extraordinary Living*. Nueva York: Bantam-Bell.

————. 2012. *The Great Work of Your Life: A Guide for the Journey to Your True Calling*. Nueva York: Bantam.

Csikszentmihalki, Mihaly. 1990. *Flow: The Psychology of Optimal Experience*. Nueva York: Harper and Row.

————. 1997. *Creativity: Flow and the Psychology of Discovery and Invention*. Nueva York: Harper Collins.

Desikachar, T. K. V. 1995. *The Heart of Yoga: Developing a Personal Practice*. Rochester, VT: Inner Traditions.

————. 1998. *Health, Healing, and Beyond: Yoga and the Living Tradition of Krishnamacharya*. Nueva York: Aperture.

Devereux, Godfrey. 1998. *Dynamic Yoga: The Ultimate Workout That Chills Your Mind as It Charges Your Body*. Nueva York: Thorsons.

Devi, Indra. 1960. *Yoga and You: A Complete 6 Weeks' Course for Home Practice*. Preston, Reino Unido: A. Thomas & Co.

Dewey, John y Jo Ann Boydston. 2008a. *The Later Works, 1925-1953*. Carbondale, IL: Southern Illinois University Press.

————. 2008b. *The Middle Works, 1899-1924*. Carbondale, IL: Southern Illinois University Press.

Diogenes Laertius. 2000. *Lives of Eminent Philosophers*, vol. 1. Boston: Loeb Classical Library.

Diversity Council. 2008. *Cross-Cultural Communication: Translating Nonverbal Cues*, www.diversity-council.org/toolkit/Resources_TipSheet_NonverbalCrossCulturalCOmmunication.pdf.

Durkheim, Émile. 1912. *The Elementary Forms of the Religious Life*. Londres: G. Allen and Unwin.

Eliade, Mircea. 1969. *Yoga: Immortality and Freedom*. Nueva York: Pantheon.

Emerson, David y Elizabeth Hopper. 2011. *Overcoming Trauma through Yoga*. Berkeley, CA: North Atlantic Books.

Espinoza, Fernando. 2005. «An Analysis of the Historical Development of Ideas about Motion and Its Implications for Teaching». *Physical Education* 40 (2).

Farhi, Donna. 1996. *The Breathing Book: Good Health and Vitality through Essential Breath Work*. Nueva York: Henry Holt.

————. 2006. *Teaching yoga: Exploring the Teacher-Student Relationship*. Berkeley, CA: Rodmell Press.

Feuerstein, Georg. 2001. *The Yoga Tradition: Its History, Literature, Philosophy and Practice*. Prescott, AZ: Hohm Press.

Field, Tiffany. 2001. *Touch*. Cambridge, MA: MIT Press.

————. 2003. *Touch Therapy*. Filadelfia: Churchill Livingstone.

Field, Tiffany, María Hernandez-Reif, Sybil Hart, Olga Quintino, Levelle A. Drose y Tory Field. 1997. «Effects of Sexual Abuse Are Lessened by Massage Therapy». *Journal of Bodywork and Movement Therapies* 1: (2), 65-69.

Finger, Alan. 2005. *Chakra Yoga: Balancing Energy for Physical, Spiritual, and Mental Well-Being*. Boston: Shambhala.

Fishman, Loren y Ellen Saltonstall. 2008. *Yoga for Arthritis*. Nueva York: W. W. Norton.

————. 2010. *Yoga for Osteoporosis*. Nueva York: W. W. Norton.

Floyd, R. T. 2006. *Manual of Structural Kinesiology*, 17.ª ed. Nueva York: McGraw-Hill.

Frawley, David. 1999. *Yoga and Ayurveda: Self-Healing and Self-Realization*. Twin Lakes, WI: Lotus.

Freedman, Françoise Barbira. 2004. *Yoga for Pregnancy, Birth and Beyond*. Nueva York: Dorling Kindersley.

Freeman, Richard. 2012. *The Mirror of Yoga: Awakening the Intelligence of Body and Mind*. Boston: Shambhala.

Freire, Paulo. 1970. *Pedagogy of the Oppressed*. Nueva York: Herder and Herder.

French, Roger Kenneth. 2003. *Medicine before Science: The Rational and Learned Doctor from the Middle Ages to the Enlightenment*. Cambridge, Reino Unido: Cambridge University Press.

Friend, John. 2006. *Anusara Yoga Teacher Training Manual*, 9.ª ed. Woodlands, TX: Anusara.

Gambhirananda, Swami. 1989. *Taittiriya Upanishad*. Calcuta: Advaita Ashram.

Gannon, Sharon y David Life. 2013. *Yoga Assisting: A Complete Visual and Inspirational Guide to Yoga Asana Assists*. Autopublicación: Premier Digital Publishing.

Gardner, Howard. 1993. *Frames of Mind: The Theory of Multiple Intelligences*. Nueva York: Basic.

Gaskin, Ina May. 2003. *Ina May's Guide to Childbirth*. Nueva York: Bantam.

Gates, Janice. 2006. *Yogini: The Power of Women in Yoga*. San Rafael, CA: Mandala.

Geertz, Clifford. 1973. *The Interpretation of Cultures*. Nueva York: Basic.

Grimes, John. 1996. *A Concise Dictionary of Indian Philosophy: Sanskrit Terms Defined in English*. Nueva York: SUNY Press.

Gudmestad, Julie. 2003. «Let's Twist Again». *Yoga Journal* (enero-febrero de 2003).

Hanna, Thomas. 2004. *Somatics: Reawakening the Mind's Control of Movement, Flexibility, and Health*. Cambridge, MA: Da Capo Press.

Haraway, Donna. 2008. *When Species Meet*. Minneapolis: University of Minneapolis Press.

Hardy, L., R. Lye y A. Heathcote. 1983. «Active Versus Passive Warm-Up Regimes and Flexibility». *Research Papers in Physical Education* 1: (5), 23-30.

Hertenstein, Matthew, ed. 2011. *The Handbook of Touch: Neuroscience, Behavioral, and Health Perspectives*. Nueva York: Springer.

Hirschi, Gertrud. 2000. *Mudras: Yoga in Your Hands*. Boston: Weiser.

Hittleman, Richard. 1982. *Richard Hittleman's Yoga: 28-Day Exercise Plan*. Nueva York: Bantam.

Holleman, Dona y Orit Sen-Gupta. 1999. *Dancing the Body Light: The Future of Yoga*. Ámsterdam: Pandion.

Horton, Carol y Roseanne Harvey, eds. 2012. *21st-Century Yoga: Culture, Politics, and Practice*. Chicago: Kleio.

Iyengar, B. K. S. 1966. *Light on Yoga*. Nueva York: Schockten.

————. 1985. *Light on Pranayama: The Yogic Art of Breathing*. Nueva York: Crossroad.

————. 1988. *The Tree of Yoga*. Boston: Shambhala.

————. 2001. *Yoga: The Path to Holistic Health*. Londres: Dorling Kindersley.

————. 2009. *Yoga Wisdom and Practice*. Londres: Dorling Kindersley.

Iyengar, Geeta S. 1995. *Yoga: A Gem for Women*. Spokane: Timeless.

James, William. 1890. *The Principles of Psychology*. Nueva York: H. Holt and Co.

————. 1976. *Essays in Radical Empiricism*. Cambridge, MA: Harvard University Press.

Johari, Harish. 1987. *Chakras: Energy Centers of Transformation*. Rochester, VT: Destiny.

Johnson, Don Hanlon, ed. 1995. *Bone, Breath, and Gesture: Practices of Embodiment*. Berkeley, CA: North Atlantic Books.

Johnson, Mark. 1989. *The Meaning of the Body: Aesthetics of Human Understanding*. Chicago: University of Chicago Press.

———. 1995. *The Body in the Mind: The Bodily Basis of Meaning, Imagination, and Reason*. Chicago: University of Chicago Press.

Jois, Sri K. Pattabhi. 2002. *Yoga Mala*. Nueva York: North Point.

Jung, Carl. 1953. «Yoga and the West». *The Collected Works of Carl Jung*, vol. 1., editado por Herbert Read, Michael Fordham y Gerard Adler. Nueva York: Bollingen.

Kaminoff, Leslie y Amy Matthews. 2011. *Yoga Anatomy*, 2.ª ed. Champaign, IL: Human Kinetics.

Kapit, Wynn y Lawrence Elson. 2001. *The Anatomy Coloring Book*. San Francisco: Benjamin Cummings.

Kapur, Kamla K. 2007. *Ganesha Goes to Lunch: Classics from Mystic India*. San Rafael, CA: Mandala.

Keedwell, Paul. 2008. *How Sadness Survived: The Evolutionary Basis of Depression*. Oxford, UK: Radcliffe.

Kempton, Sally. 2013. *Awakening Shakti: The Transformative Power of the Goddess in Yoga*. Boulder, CO: Sounds True.

Kissiah, Gary. 2011. *The Yoga Sutras of Patanjali: Illuminations through Image, Commentary, and Design*. Los Gatos, CA: Lilalabs.

Kraftsow, Gary. 1999. *Yoga for Wellness: Healing with the Timeless Teachings of Viniyoga*. Nueva York: Penguin.

Kramer, Joel. 1977. «A New Look at Yoga: Playing the Edge of Mind and Body». *Yoga Journal* (enero de 1977).

———. 1980. «Yoga as Self-Transformation». *Yoga Journal* (mayo-junio de 1980).

Kramer, Joel y Diana Alstad. 1993. *The Guru Papers*. Berkeley, CA: North Atlantic Books.

———. 2009. *The Passionate Mind Revisited: Expanding Personal and Social Awareness*. Berkeley, CA: North Atlantic Books.

Krishnamurti, Jiddu. 1987. *The Awakening of Intelligence*. Nueva York: HarperCollins.

Krucoff, Carol. 2003. «Insight from Injury». *Yoga Journal*, www.yogajournal.com/lifestyle/908.

Lad, Vasant. 1984. *Ayurveda: The Science of Self-Healing*. Twin Lakes, WI: Lotus.

Lakoff, George y Mark Johnson. 1999. *Philosophy in the Flesh: The Embodied Mind and Its Challenge to Western Thought*. Nueva York: Basic.

Lappa, Andrey. 2013. «Andrey Lappa Bio», www.universal-yoga.com/?id=14501.

Lasater, Judith. 1995. *Relax and Renew: Restful Yoga for Stressful Times*. Berkeley, CA: Rodmell.

———. 2000. *Living Your Yoga: Finding the Spiritual in Everyday Life*. Berkeley, CA: Rodmell.

———. 2009. *Yoga Body: Anatomy, Kinesiology, and Asana*. Berkeley, CA: Rodmell.

Levine, Peter. 2010. *In an Unspoken Voice: How the Body Releases Trauma and Restores Goodness*. Berkeley, CA: North Atlantic Books.

Long, Ray. 2009. *The Key Muscles of Yoga: Scientific Keys*, vol. I. Plattsburgh, NY: Bandha Yoga.

———. 2010. *The Key Poses of Yoga: Scientific Keys*, vol. II. Plattsburgh, NY: Bandha Yoga.

Lorr, Benjamin. 2012. *Hell-Bent: Obsession, pain, and the Search for Something Like Transcendence in Competitive Yoga*. Nueva York: St. Martin's Press.

Lowitz, Leza A. 2004. *Sacred Sanskrit Words*. Berkeley, CA: Stone Bridge.

Macnaughton, Ian. 2004. *Body, Breath, and Consciousness: A Somatics Anthology*. Berkeley, CA: North Atlantic Books.

Maehle, Gregor. 2006. *Ashtanga Yoga: Practice and Philosophy*. Novato, CA: New World Library.

Major, Brenda, Anne Marie Schmidlin y Lynne Williams. 1990. «Gender Patterns in Social Touch: The Impact of Setting and Age». *Journal of Personality and Social Psychology* 58: (4), 634-643.

Mallinson, James, trad. 2004. *The Gheranda Samhita*. Woodstock, NY: YogaVidya.com.

Manchester, Frederick. 2002. *The Upanishads: Breath of the Eternal*. Nueva York: Signet Classics.

McCall, Timothy, 2007. *Yoga as Medicine: The Yogic Prescription for Health and Healing*. Nueva York: Bantam Dell.

Mead, George Herbert. 1934. *Mind, Self, and Society: From the Standpoint of a Social Behaviorist*. Chicago: University of Chicago Press.

Mead, Margaret. 1935. *Sex and Temperament in Three Primitive Societies*. Nueva York: Harper.

Merleau-Ponty, Maurice. 1958. *Phenomenology of Perception*. Londres: Routledge.

Miller, Elise Browning. 2003. *Yoga for Scoliosis*. Menlo Park, CA: autopublicación.

Mittelmark, Raul Artal, Robert A. Wiswell y Barbara L. Drinkwater, eds. 1991. *Exercise in Pregnancy*, 2.ª ed. Baltimore: Williams & Wilkins.

Mohan, A. G. 1993. *Yoga for Body, Breath, and Mind: A Guide to Personal Reintegration*. Portland, OR: Rudra.

Mohan, A. G. e Indra Mohan. 2004. *Yoga Therapy: A Guide to the Therapeutic Use of Yoga and Ayurveda for Health and Fitness*. Boston: Shambhala.

Montagu, Ashley. 1986. *Touching: The Human Significance of Skin*. Nueva York: William Morrow.

Moore, Keith L. y Arthur F. Dalley. 1999. *Clinically Oriented Anatomy*, 4.ª ed. Baltimore: Lippincott Williams & Wilkins.

Muktibodhananda Saraswati. 1985. *Hatha Yoga Pradipika: The Light on Hatha Yoga*. Munger, India: Bihar School of Yoga.

Myers, Esther. 2002. *Hands-On Assisting: A Guide for Yoga Teachers*. Toronto: Explorations in Yoga.

Netter, Frank H. 1997. *Atlas of Human Anatomy*, 2.ª ed. East Hanover, NJ: Novartis.

Pappas, Stephanie. 2006. *Yoga Posture Adjustments and Assisting: An Insightful Guide for Yoga Teachers and Students*. Somerset, NJ: Trafford.

Prabhavananda, Swami y Christopher Isherwood, trads. 1944. *Bhagavad Gita*. Los Ángeles: The Vedanta Society.

Preece, Rob. 2010. *The Wisdom of Imperfection: The Challenge of Individuation in Buddhist Life*. Ithaca, NY: Snow Lion.

Ray, Kali. 2013. «Yogini Kaliji, Founder of TriYoga», www.triyoga.com/Kali_Ray/kali_ray_founder_of_triyoga.php.

Rea, Shiva. 1997. *Hatha Yoga as a Practice of Embodiment*. Tesis doctoral, Universidad de California, Los Ángeles, Departamento de Arte y Culturas (Baile) del Mundo.

————. 2013. *Tending the Heart Fire: Living in the Flow with the Pulse of Life*. Boulder, CO: Sounds True.

Remski, Matthew. 2012. *Threads of Yoga: A Remix of Patanjali's Sutras with Commentary and Reverie*. Autopublicación.

Rosen, Richard. 2002. *The Yoga of Breath: A Step-by-Step Guide to Pranayama*. Boston: Shambhala.

————. 2006. *Pranayama Beyond the Fundamentals: An In-Depth Guide to Yogic Breathing*. Boston: Shambhala.

————. 2012. *Original Yoga: Rediscovering Original Practices of Hatha Yoga*. Boston: Shambhala.

Satchidananda, Swami. 1970. *Integral Hatha Yoga*. Austin: Holt, Rinehart and Winston.

————, trad. 1978. *The Yoga Sutras of Patanjali*. Buckingham, VA: Integral Yoga.

Scaravelli, Vanda. 1991. *Awakening the Spine: The Stress-Free New Yoga That Works with the Body to Restore Health, Vitality and Energy*. Nueva York: HarperCollins.

Schanberg, Saul. 1995. «Genetic Basis for Touch Effects». En *Touch in Early Development*, T. Field, ed. Mahwah, NJ: Lawrence Erlbaum Associates, 211-229.

Schatz, Mary Pullig. 2002. «A Woman's Balance: Inversions and Menstruation», www.iyengar.ch/Deutsch/text_menstruation.htm.

Schiffmann, Erich. 1996. *Yoga: The Spirit and Practice of Moving into Stillness*. Nueva York: Pocket.

Shrier, Ian y Kav Gossal. 2000. «The Myths and Truths of Stretching: Individualized Recommendations for Healthy Muscles». *Physician and Sportsmedicine* 28: (8).

Shusterman, Richard. 2008. *Body Consciousness: A Philosophy of Mindfulness and Somaesthetics*. Nueva York: Cambridge University Press.

————. 2012. *Thinking Through the Body: Essays in Somaesthetics*. Nueva York: Cambridge University Press.

Singer, Charles A. 1957. *A Short History of Anatomy and Physiology from the Greeks to Harvey*. Nueva York: Dover.

Singleton, Mark. 2010. *Yoga Body: The Origins of Modern Postural Practice*. Nueva York: Oxford University Press.

Sjoman, N. E. 1996. *The Yoga Tradition of the Mysore Palace*. Nueva Delhi: Abhinav.

Stenhouse, Janita. 2001. *Sun Yoga: The Book of Surya Namaskar*. St-Christophe, Francia: Innerspace.

Stephens, Mark. 2010. *Teaching Yoga: Essential Foundations and Techniques*. Berkeley, CA: North Atlantic Books.

————. 2011a. «Art of Asana: Effort and Ease in Handstand». *Yoga International*, 113.

————. 2011b. «Art of Asana: Divine Expression - the Path to Natarajasana». *Yoga International*, 114.

————. 2012a. «How Yoga Will Not Wreck Your Body». *Elephant Journal*, www.elephantjournal.com/2012/01/how-yoga-will-not-wreck-your-body-mark-stephens/.

————. 2012b. *Yoga Sequencing: Designing Transformative Yoga Classes*. Berkeley, CA: North Atlantic Books.

Stryker, Rod. 2011. *The Four Desires: Creating a Life of Purpose, Happiness, Prosperity, and Freedom*. Nueva York: Delacorte.

Swatmarama, Swami. 2004. *Hatha Yoga Pradipika*. Woodstock, NY: YogaVidya.com.

Swenson, David. 1999. *Ashtanga Yoga: The Practice Manual*. Austin: Ashtanga Yoga Productions.

Tirtha, Swami Sada Shiva. 2006. *The Ayurvedic Encyclopedia*. Coconut Creek, FL: Educa.

Todd, Mabel. 1937. *The Thinking Body: A Study of the Balancing Forces of Dynamic Man*. Gouldsboro, ME: Gestalt Journal Press.

Varene, Jean. 1977. *Yoga and the Hindu Tradition*. Chicago: University of Chicago Press.

Vasu, Rai B. Chandra, trad. 2004. *The Siva Samhita*. Nueva Delhi: Munshiram Manoharial.

Vaughan, Kathleen. 1951. *Exercises before Childbirth*. Londres: Faber.

Weintraub, Amy. 2004. *Yoga for Depression: A Compassionate Guide to Relieve Suffering through Yoga*. Nueva York: Broadway.

White, David Gordon. 1996. *The Alchemical Body: Siddha Traditions in Medieval India*. Chicago: University of Chicago Press.

————, ed. 2000. *Tantra in Practice*. Princeton, NJ: Princeton University Press.

————. 2003. *Kiss of the Yogini: «Tantric Sex» in Its South Asian Contexts*. Chicago: University of Chicago Press.

————. 2009. *Sinister Yogis*. Chicago: University of Chicago Press.

————, ed. 2011. *Yoga in Practice*. Princeton, NJ: Princeton University Press.

White, Ganga. 2007. *Yoga beyond Belief: Insights to Awaken and Deepen Your Practice*. Berkeley, CA: North Atlantic Books.

Woolery, Allison, H. Myers, B. Sternlieb y L. Zelter. 2004. «A Yoga Intervention for Young Adults with Elevated Symptoms of Depression». *Alternative Therapies in Health and Medicine* 10: (2), 60-63.

Yogananda, Paramhansa. 1946. *Autobiography of a Yogi*. Los Ángeles: Self-Realization Fellowship.

Índice temático

Sobre el autor

Mark Stephens, reconocido instructor de yoga, autor y productor de medios de comunicación, que ha formado a más de mil doscientos profesores de esta disciplina, dirige entrenamientos, talleres, retiros y clases por todo el mundo. Stephens, que practica el yoga desde 1991 y se dedica a la enseñanza desde 1996, ha explorado diferentes enfoques complementarios a lo largo de su senda como estudiante y maestro, entre ellos el Ashtanga Vinyasa, el Iyengar, el Vinyasa Flow, el yoga terapéutico, el tantra, la anatomía funcional yóguica y la kinesiología, la filosofía yóguica tradicional y las filosofías modernas del ser y la conciencia. Actualmente vive en Santa Cruz (California), donde imparte clases y dirige el programa de formación de profesores de Santa Cruz Yoga.

Índice